肿瘤患者静脉血栓防治

主　　编　路　潜

编委名单　（按姓名汉语拼音排序）

谌永毅　黄　聪　靳　帅　刘翔宇

路　潜　罗小云　潘国风　秦　丹

饶本强　石汉平　王玉花　谢彦云

杨　萍　杨振鹏　张福先

秘　　书　靳　帅

编委单位　北京大学

首都医科大学附属北京世纪坛医院

湖南省肿瘤医院

北京大学医学出版社

ZHONGLIU HUANZHE JINGMAI XUESHUAN FANGZHI

图书在版编目（CIP）数据

肿瘤患者静脉血栓防治 / 路潜主编．—北京：北京大学医学出版社，2021. 6

ISBN 978-7-5659-2415-6

Ⅰ．①肿…　Ⅱ．①路…　Ⅲ．①肿瘤 – 静脉疾病 – 血栓栓塞 – 防治　Ⅳ．① R73 ② R543.6

中国版本图书馆 CIP 数据核字（2021）第 093697 号

肿瘤患者静脉血栓防治

主　　编： 路　潜

出版发行： 北京大学医学出版社

地　　址：（100191）北京市海淀区学院路 38 号　北京大学医学部院内

电　　话： 发行部 010-82802230；图书邮购 010-82802495

网　　址： http：//www.pumpress.com.cn

E-mail： booksale@bjmu.edu.cn

印　　刷： 中煤（北京）印务有限公司

经　　销： 新华书店

策划编辑： 董采萱

责任编辑： 靳　奕　　**责任校对：** 靳新强　　**责任印制：** 李　啸

开　　本： 787 mm × 1092 mm　1/16　　**印张：** 14.5　　**字数：** 366 千字

版　　次： 2021 年 6 月第 1 版　2021 年 6 月第 1 次印刷

书　　号： ISBN　978-7-5659-2415-6

定　　价： 80.00 元

序　一

静脉血栓栓塞症（venous thromboembolism，VTE）是临床常见的静脉血管疾病，通常包括深静脉血栓形成（deep vein thrombosis，DVT）和肺血栓栓塞症（palmonary thromboembolism）。VTE 是肿瘤患者常见的并发症之一，其 VTE 的发生率显著高于普通人群或非肿瘤患者，一般称为肿瘤相关性静脉血栓栓塞症（cancer-associated venous thromboembolism，CA-VTE）。CA-VTE 与非肿瘤患者的静脉血栓疾病相比，发生机制更独特且更复杂。因为肿瘤患者本身即存在高凝状态，肿瘤的侵袭性、转移性和抗肿瘤治疗进一步增加了血栓发生风险，组织因子阳性微粒、可溶性 P- 选择素、白细胞、血小板、血浆游离 DNA 等诸多生物标志物也在血栓形成过程中发挥着独特作用。CA-VTE 的危险因素复杂，一般分为 3 种：个体相关因素（如年龄、性别等）、肿瘤相关因素（如肿瘤类型、肿瘤分期、肿瘤合并症等）、治疗相关因素（手术、化疗、放疗、中心静脉置管等）。近年来，国内外众多研究机构和团队对 CA-VTE 的风险评估、诊断流程、预防措施、治疗和护理方案，以及中医特色相关理论进行了不断的探索和研究，取得了一系列新发现和新进展，同时也发现了一些矛盾之处。

为了反映 CA-VTE 的最新研究成果，更好地指导其临床预防和治疗，北京大学护理学院路潜教授、首都医科大学附属北京世纪坛医院饶本强教授、湖南省肿瘤医院谌永毅教授、首都医科大学附属北京世纪坛医院张福先教授、首都医科大学附属北京世纪坛医院罗小云教授及他们团队的众多专家学者，急患者所急，痛患者所痛，不辞劳苦，呕心沥血，编写了专著《肿瘤患者静脉血栓防治》，可喜、可贺、可敬。

《肿瘤患者静脉血栓防治》是一部聚焦肿瘤患者静脉血栓的相关知识、理论、临床实践经验、国内外研究新进展等方面的专业书籍，是国家重点研发计划项目《恶性肿瘤姑息治疗和护理关键技术研究》（项目编号 2017YFC1309200）子课题《肿瘤护理关键技术》（课题编号 2017YFC1309204）的重要研究成果。相信本书将会极大地推动 CA-VTE 的基础研究，促进 CA-VTE 的临床治疗，最终使我们的患者受益。在此，特向广大读者推荐这部著作。

国家重点研发计划项目首席科学家
首都医科大学肿瘤学系主任
中国抗癌协会学术部部长
石汉平
2020 年 12 月 2 日于北京

序 二

关于肿瘤与静脉血栓栓塞症（venous thromboembolism，VTE）关系的研究由来已久。早在1865年，法国医师Trousseau首先描述了肿瘤与VTE的关系；1823—1842年，Bouillard等学者首次对肿瘤患者中的深静脉血栓形成（deep vein thrombosis，DVT）进行了描述。近年来，国内外多项研究表明，肿瘤患者的静脉血栓栓塞症的发生率和发生风险要高于非肿瘤患者。肿瘤相关性静脉血栓栓塞症是发生率和致死率均位于前列的肿瘤并发症之一。肿瘤患者发生VTE后，进行的抗凝治疗会增加患者的出血风险，住院天数需延长2～3倍，治疗费用也要增加40%～50%，而且发生肺动脉栓塞（pulmonary embolism，PE），尤其是致死性肺动脉栓塞的风险大大增加，同时还会延误抗肿瘤治疗，导致不良预后。肿瘤相关性静脉血栓栓塞症的发病机制复杂；凝血途径、生物标志物和风险因素众多；大量患者和病例在发病早期病情隐匿，病程进展缓慢，不易早期诊断和明确。由于存在这些难题相关研究备受国内外学者关注。肿瘤相关性静脉血栓栓塞症的预防和治疗观点在不同国家和地区，甚至不同医疗机构之间存在较大差异。国内外进行了多项相关随机对照试验（RCT）研究，尤其关注新型口服抗凝药物的临床有效性和安全性，但研究结论差异较大。

北京大学护理学院路潜教授联合国内多位著名学者、教授和临床医学专家共同编写了这部著作，内容囊括了流行病学、病理生理机制、特色凝血因子和通路、风险因素和风险评估工具、诊断流程、治疗方法、预防措施、护理方案，以及中医特色知识理论等一系列相关内容，系统梳理了国内外最新研究进展和临床实践经验，为读者提供了专业、系统、可靠的学习资料。

首都医科大学附属北京世纪坛医院血管外科副主任

罗小云

2020年12月3日于北京

前 言

静脉血栓栓塞症是临床常见疾病之一，而肿瘤患者静脉血栓栓塞症的发生风险高于非肿瘤患者。肿瘤患者合并静脉血栓栓塞症后，抗肿瘤治疗被延误，住院时间延长，治疗费用增加，死亡风险也会显著升高。近年来，我国肿瘤患者人数显著增加，肿瘤相关性静脉血栓栓塞症（CA-VTE）的发生率逐年上升，极大地增加了我国的医疗负担。因此，积极预防和诊治 CA-VTE 十分必要。CA-VTE 的病因特殊且复杂，危险因素众多，在进行预防和诊治的过程中还应兼顾抗肿瘤治疗，保证患者预后，所以在 CA-VTE 的治疗过程中，我们还面临着许多难题。而目前，临床工作者对于 CA-VTE 的筛查评估、诊断、治疗和预防等方面知识的掌握仍比较零散，缺乏系统性梳理。为此，特邀我国多位具有丰富专业经验的临床医生、护士、专家、学者及其团队共同完成了《肿瘤患者静脉血栓防治》的编写。

全书共 10 章，从 CA-VTE 的流行病学、病理生理、重要分子机制、风险评估工具、诊断与治疗、预防与护理，以及中医特色治疗等多个角度，系统且详细地梳理了国内外最新研究进展、学术观点、临床诊治和护理实践经验。本书在现有同类专著对知识介绍的基础上，聚焦肿瘤患者的静脉血栓栓塞症，立足于肿瘤患者血栓发生风险高、血栓发生机制特殊、抗栓治疗需兼顾抗肿瘤治疗等特点，对肿瘤相关性静脉血栓栓塞症展开了系统介绍。而且，本书首次用 3 个章节的篇幅，基于对国内外最新研究成果的全面回顾，系统、详细地介绍了 CA-VTE 的特殊分子机制、风险评估工具和中医特色治疗，填补了国内相关专著的空白，为广大临床医生、护士，尤其是肿瘤科、血液科相关医护人员、教学科研人员、在校医学生提供了便利且可靠的学习参考资料。

作为一名大学教师和研究者，同时也是具有多年临床工作经验的护士，能够邀请国内多位具有丰富专业经验的临床医生、护士、专家、学者及其团队共同编写这部专著，我感到十分荣幸。在编写的过程中，我也深刻地认识到，肿瘤相关性静脉血栓栓塞症是一个值得不断探索的医学研究方向。我们将持续关注国内外最新的研究进展和研究结论，以便在本书再版时修改完善，进一步提高其质量。真诚地希望广大读者、专家提出宝贵的批评意见和修改建议。

北京大学护理学院

路 潜

2020 年 12 月 4 日于北京

目 录

第一章

绪论

一、基本概念

静脉血栓栓塞症（venous thromboembolism，VTE）：包括深静脉血栓形成（deep venous thrombosis，DVT）和肺动脉栓塞症（pulmonary embolism，PE；又称肺血栓栓塞症，pulmonary thromboembolism，PTE）在内的一组血栓栓塞性疾病，是遗传性和获得性等多种危险因素共同作用的全身性疾病，是住院患者的常见并发症和重要死亡原因之一。

深静脉血栓形成（DVT）：是指血液在深静脉内异常凝结，导致静脉回流障碍的疾病。好发于下肢深静脉，可无症状或有局部疼痛、压痛和远端肢体水肿。发生于腘静脉以上的近端 DVT 是肺动脉栓塞栓子的重要来源。

肺血栓栓塞症：是指来自静脉系统或右心的血栓阻塞肺动脉或其分支所致疾病，可导致呼吸循环功能障碍，常表现为呼吸困难、胸闷、胸痛，严重时可发生低血压、休克甚至猝死。

肿瘤相关性血栓（cancer associated thrombosis，CAT）：即肿瘤相关性静脉血栓栓塞症（cancer associated-venous thromboembolism，CA-VTE），包括 CA-DVT 和 CA-PE。

机械预防（mechanical prophylaxis，MP）：指用物理原理、技术，对住院患者静脉血栓栓塞症实施的预防措施。主要包括但不仅限于足底静脉泵（venous foot pumps，VFP）、间歇性气囊加压装置（intermittent pneumatic compression，IPC）及梯度压力弹力袜（graduated compression stockings，GCS）等。

药物预防（anticoagulant prophylaxis，AP）：使用药学原理技术，对住院患者静脉血栓栓塞症实施的预防措施。主要包括但不仅限于口服抗凝药（华法林、Xa 因子抑制剂等）和注射类药物（低分子肝素、肝素等）。

联合预防（combination prophylaxis，CP）：静脉血栓栓塞症住院患者在单独使用物理预防或者药物预防效果不佳的情况下，应当实施物理技术和药学治疗联合使用的预防措施。

二、CA-VTE 的危害和特征

根据 2018 年 *World Cancer Report*（《世界癌症报告》），2018 年，世界约有 960 万人因肿瘤丧生 [1]。在肿瘤死亡原因中，肿瘤的转移和扩散为第一位，而 CA-VTE 则为第二位，20% ~ 40% 的肿瘤患者死亡终端事件与 CA-VTE 有关 [2]。按此计算，2018 年全年有 192 万 ~ 384 万肿瘤患者直接死于 CA-VTE。CA-VTE 是一种严重威胁人类健康的肿瘤并发症。

CA-VTE 具有以下几个特征：

1．发病隐蔽　60% 的肿瘤并发 CA-VTE 患者的表现为无症状，容易漏诊，且 CA-VTE 相关死亡中，只有 7% 的患者在生前被诊断，高达 59% 的患者经证实生前未诊断 CA-PE。一项研究发现约 30% 的胰腺癌死亡患者在尸检时发现体内存在 CA-VTE [3]。

2．高发病率和高死亡率　与正常人群相比，恶性肿瘤患者 CA-VTE 发生风险增加 4 ~ 7 倍，恶性肿瘤合并 CA-VTE 发生率高达 35% ~ 40%。一些易并发 CA-VTE 的肿瘤，如胰腺癌，CA-VTE 的发生率甚至超过 50%。恶性肿瘤患者诊断 CA-VTE 后 6 个月内死亡率高达 40%，其 1 年生存率为 12%，仅为未发生 CA-VTE 的肿瘤患者的 1/3 [4-5]。

3．预防和治疗有效　有多种模型能够预测 CA-VTE 的发生风险，给予及时有效的干预，可以预防 CA-VTE 的发生。

4．高复发率　CA-VTE 与肿瘤转移并非是两个独立事件，而是相互促进、发展的两个病理过程，肿瘤负荷、肿瘤侵袭和转移都是 CA-VTE 复发的重要因素。探讨肿瘤转移和 CA-VTE 的共同分子机制，并研发相应措施进行预防和治疗具有重大的社会意义和临床实用价值。

5．抗肿瘤治疗增加 CA-VTE 发生风险　观察发现进行肿瘤治疗措施，如化疗、抗血管增生治疗、手术、中心静脉插管及放疗等，CA-VTE 发生率更高。这让我们形成了癌症是一种血栓性疾病的假设。

三、CA-VTE 的发生机制

CA-VTE 的发生与肿瘤类型密切相关，与高 CA-VTE 发生率相关的肿瘤包括卵巢癌、脑瘤、胰腺癌、淋巴瘤等。肿瘤位置、分期、确诊时长、合并症及患者所接受的肿瘤的治疗手段等均会影响 CA-VTE 发生率。一些临床合并因素，如脓毒症、弥散性血管内凝血（disseminated intravascular coagulation，DIC）、患者高龄、血小板或红细胞增多、长期卧床等均可能促进肿瘤患者患 CA-VTE。

新近研究进展认为，CA-VTE 是肿瘤生物学行为之一，与肿瘤生长、侵袭和转移有密切关系，肿瘤本身才是肿瘤患者患 CA-VTE 的根本原因。参与 CA-VTE 发生机制的因子包括以下几个：

1．组织因子（tissue factor，TF）　代谢重编程、缺氧等因素驱动肿瘤组织因子

（TF）等凝血因子表达增强。TF 是外源性凝血因子，其高表达为癌细胞“武装”了一个完整的、可独立操作的促凝系统，通过和血管内配体 FⅦ结合形成微血栓包绕在癌细胞表面，保护着癌细胞在血管内缓慢移动，进而诱发 CA-VTE 发生[6]。

2．癌性促凝物质（cancer procoagulant，CP） CP 是癌细胞来源和释放入血的各种膜性胞外囊泡和无膜细胞外颗粒，包括癌蛋白、组织因子阳性微粒（tissue factor positive microparticle，TF^+ MPs）、促癌细胞转移的整合素和癌基因组 DNA 等。CP 承载了癌细胞部分生物学功能，甚至包含活的癌细胞，也是外周血凝结和肿瘤转移核心因素，进展期肿瘤的 CP 释放入血增多是 CA-VTE 高发的重要原因[7]。

3．P- 选择素 在恶性肿瘤患者中，一些正常细胞可能在激活凝血机制和最终的纤维蛋白沉积中发挥重要作用，如细胞黏附分子——可溶性 P- 选择素，其水平升高与肿瘤患者 CA-VTE 风险增加相关。

4．单核细胞 单核细胞可以被肿瘤特异性抗原、含肿瘤抗原的免疫复合物激活，或者被对抗肿瘤相关抗原的其他免疫细胞分泌的细胞因子间接激活，诱导单核细胞产生 TF 和其他直接激活凝血因子Ⅹ（FⅩ）的物质。

5．血小板 异常克隆或肿瘤 - 血小板相互作用导致的血小板反应性增加可促进外周血高凝状态。血小板的促进聚集还可能导致血管内膜下血肿形成，从而激活凝血。

6．内皮细胞 晚期肿瘤患者，尤其是肿瘤恶病质患者，促炎性细胞因子和肽类物质分泌增多，如肿瘤坏死因子（TNF）和白介素 -1（IL-1）均可增加白细胞黏附分子、血小板活化因子和 TF 的表达，显著增强血管内皮细胞的促凝活性，并抑制其抗凝性。

7．中性粒细胞 中性粒细胞在死亡前产生一种网状结构，称为中性粒细胞胞外陷阱（neutrophil extracellular traps，NETs），其以解聚的染色质为骨架，附着各种细胞蛋白。NET 可在多种炎症性疾病和肿瘤患者中产生，可促进 CA-VTE 的发生。

近年来，肿瘤学家逐渐认为 CA-VTE 是肿瘤发生、发展的一种生物学标志物，靶向 CA-VTE 治疗也成为临床的一种治疗方法，如以 TF 为靶点的治疗就已经在基础研究和临床试验中取得较好效果。随着 CA-VTE 研究的进展，未来有更多有效的靶向 CA-VTE 治疗方法在临床应用。

四、医院内 CA-VTE 预防的基本原则

早期预防，早期及时、规范诊治，对于改善 CA-VTE 患者预后、降低疾病死亡率至关重要。CA-VTE 预防措施有基础预防、机械预防和药物预防 3 种。基础预防包括：①保持营养均衡和内环境稳定，预防血液浓缩；②改善生活方式，如戒烟戒酒，控制血压、血糖、血脂；③规范静脉穿刺技术，避免损伤静脉壁；④对于清醒患者，指导其踝泵运动及膝关节屈伸运动；⑤对于卧床患者，给予按摩比目鱼肌、腓肠肌及踝关节被动运动。机械预防主要有电动病床、分级加压弹力袜、间歇性气

囊加压装置、足底静脉泵等，其原理为通过促使下肢静脉血流加速而避免血液淤滞。机械预防疗效确切，相对于药物预防来说安全性更高，但是使用过程中仍需严密监测和评估患者的生命体征。药物预防主要包括：①对肿瘤患者进行血栓形成风险评估及宣教，非手术住院患者若无活动障碍或抗凝禁忌证，可考虑预防性使用抗凝药物；若有活动障碍，建议行预防性抗凝。②需手术的肿瘤患者的 CA-VTE 发生率较一般患者高，需做好围术期评分，除行一、二级手术或存在抗凝禁忌证患者，均可考虑围术期抗凝治疗。③对门诊肿瘤患者，可采用 Khorana 评分评估 CA-VTE 风险，对高风险者或既往有 CA-VTE 病史者预防性使用抗凝药物。CA-VTE 发生风险高的患者常需要采用多种预防措施的联合预防。

医院是防治 CA-VTE 的主要场所，CA-VTE 高危科室应参照国家 CA-VTE 防治工作方案，制定适合本科室执行的相关管理制度及防治方案，成立科室 CA-VTE 防治管理小组，并制定应急预案，严格履行科室防治管理小组职责。图 1-1 为首都医科大学附属北京世纪坛医院 CA-VTE 防治管理组织架构，可供参照 [8]。肿瘤专科医院还应成立医院内 CA-VTE 防治快速反应团队（RRT），包括呼吸与危重症医学科、血管外科、急诊科、重症医学科、麻醉科、医学影像科、超声科、医学检验科、药剂科等学科的专业人员。RRT 应针对院内 CA-VTE 防治，制定科室诊疗规范及应急预案，为院内 CA-VTE 防治提供技术保障，确保诊疗通道畅通。

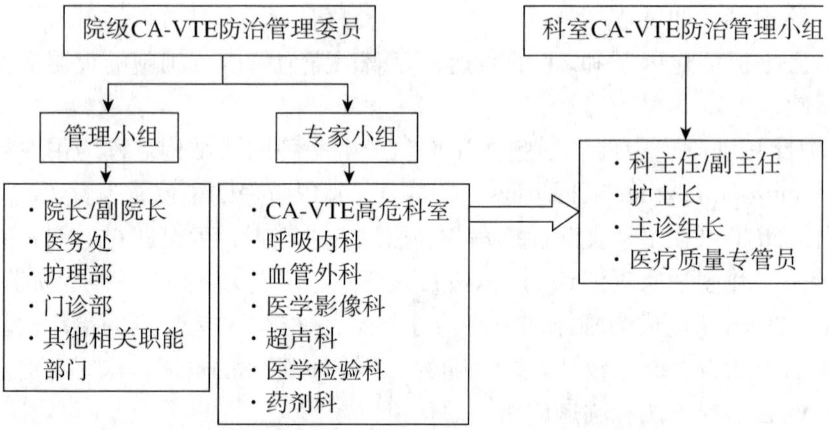

图 1-1　首都医科大学附属北京世纪坛医院 CA-VTE 防治管理组织架构

CA-VTE 防治总体原则是在充分评估 CA-VTE 风险和出血风险的基础上，按照拟定的防治工作流程采用恰当的预防措施（图 1-2）。

1．对每一位住院患者都应该进行 CA-VTE 风险评估，并在整个住院期间动态评估患者风险。

2．对每一位具有 CA-VTE 风险的患者均应进行出血风险评估，并进行动态评估。

3．根据患者的 CA-VTE 风险及出血风险选择个体化预防措施，并根据动态评估结果调整预防策略。

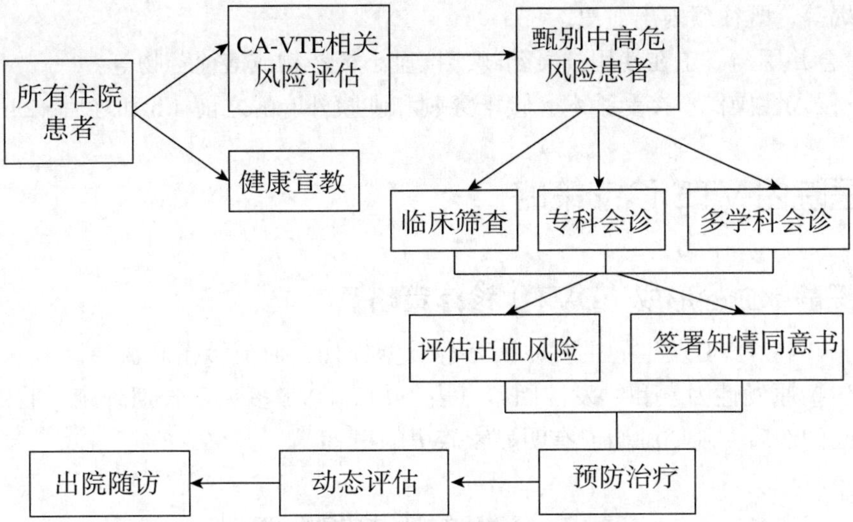

图 1-2 医院内 CA-VTE 防治工作流程

4．预防使用抗凝药物后可能出现出血并发症，用药前应对患者和家属进行充分的告知，签署《抗凝治疗知情同意书》。

5．尽管给予积极预防措施，仍有可能发生 CA-VTE，一旦发生，应采取相应治疗措施。

6．如发生出血，尽快寻找原因，并采取相应治疗措施。

7．CA-VTE 高危患者如存在抗凝禁忌或其他特殊情况，需要及时邀请专科医生会诊。

CA-VTE 风险评估分为初始评估和动态评估。初始评估指在入院 24 h 内，针对所有住院患者（尤其是 CA-VTE 高危科室住院患者），采用适用的评估量表进行 CA-VTE 患病风险及出血风险评估。对于手术科室，包括外科、肿瘤外科、妇科、耳鼻喉科、介入科等科室的住院肿瘤患者，以及内科行各种腔内介入手术的肿瘤患者，推荐采用 Caprini 评估量表进行评估；而非手术科室，包括内科、肿瘤内科、神经内科、神经外科、脑胶质瘤科、急诊科（病房）、重症医学科（ICU）等科室的住院非手术患者，推荐采用 Padua 量表进行评估。动态评估指根据患者的 CA-VTE 患病风险及出血风险进行动态评估，并及时调整预防策略。低风险患者每两周评估一次；中度风险患者至少每周评估一次；高风险及以上患者至少每周评估两次；转科、术后患者 24 h 内评估一次；出现重要病情变化，如分娩、病情恶化等的患者随时评估；出院时患者也需要评估。

鉴于抗凝预防本身会引起潜在的出血并发症，应对所有需要预防的住院患者的出血风险和其他可能影响预防的因素进行评估。包括：

1．患者因素　年龄≥ 75 岁、凝血功能障碍、血小板＜ 50×10^9/L 等。

2．基础疾病　有活动性出血、未控制的高血压、糖尿病、严重的肾衰竭或肝功能衰竭等，既往颅内出血史。

3．合并用药　正在使用抗凝药物、抗血小板药物或溶栓药物等。

4．侵入性操作　接受手术、腰椎穿刺和硬膜外麻醉之前 4 h 和之后 12 h 等。

五、医院内 VTE 诊疗策略

（一）深静脉血栓形成（DVT）诊疗策略

1．病因　DVT 发生的主要原因是静脉壁损伤、血流缓慢和血液高凝状态。危险因素包括原发性因素和继发性因素（表 1-1）。DVT 多见于长期卧床、肢体制动、大手术或创伤后、晚期肿瘤或有明显家族史的患者[9]。

表1-1　深静脉血栓形成的危险因素

原发性因素	
抗凝血酶缺乏	蛋白 C 缺乏
先天性异常纤维蛋白原血症	Ⅴ因子 Leiden 突变（活化蛋白 C 抵抗）
高同型半胱氨酸血症	纤溶酶原缺乏
抗心磷脂抗体阳性	异常纤溶酶原血症
纤溶酶原激活物抑制物过多	蛋白 S 缺乏
凝血酶原 *20210A* 基因变异	FⅫ缺乏
继发性因素	
髂静脉压迫综合征	血小板异常
损伤、骨折	手术与制动
脑卒中、瘫痪或长期卧床	长期使用雌激素
高龄	恶性肿瘤
中心静脉插管	肥胖
下肢静脉功能不全	心肺功能不全
吸烟	长时间乘坐交通工具
妊娠、产后	口服避孕药
克罗恩病	狼疮抗凝物阳性
肾病综合征	有人工血管或血管腔内移植物
血液高凝状态（红细胞增多症，巨球蛋白血症、骨髓增生异常综合征）	静脉血栓栓塞症病史 重症感染

2．临床表现

（1）症状：患肢肿胀、疼痛，活动后加重，抬高肢体可好转。静脉血栓形成部位经常有压痛。偶有发热、心率加快。

（2）体征：血栓远端肢体或全肢体肿胀，皮肤呈青紫色，皮温降低。如果累及动脉，可出现远端动脉搏动减弱或消失。发病 1 ～ 2 周后，患肢可出现浅静脉显露或扩张。血栓发生在小腿肌肉静脉丛时，可出现血栓部位压痛，Homans 征和 Neuhof 征阳性。

1）Homans 征：患肢伸直，踝关节背屈时，由于腓肠肌和比目鱼肌被动牵拉而刺激小腿肌肉内病变的静脉，引起小腿肌肉深部疼痛。

2）Neuhof 征（即腓肠肌压迫试验）：刺激小腿肌肉内病变的静脉，引起小腿肌肉深部疼痛。

严重的下肢 DVT 患者可出现股白肿甚至股青肿。股白肿表现为全下肢明显肿胀、剧痛，股三角区、腘窝、小腿后方均有压痛、皮肤苍白，伴体温升高和心率加快。股青肿是下肢 DVT 最严重的情况，由于髂静脉和股静脉及其侧支全部被血栓堵塞，静脉回流严重受阻，组织张力极高，导致下肢动脉痉挛 - 肢体缺血。临床表现为患肢剧痛，皮肤发亮呈青紫色、皮温低伴有水疱，足背动脉搏动消失，全身反应强烈，体温升高。如不及时处理，可发生休克和静脉性坏疽。静脉血栓一旦脱落，可随血流进入并堵塞肺动脉，引起 PE 的临床表现。急性期血栓脱落可引起肺动脉栓塞症的表现。后期血栓机化，常遗留静脉功能不全，出现浅静脉曲张、色素沉着、溃疡、肿胀等，称为血栓后综合征（post-thrombotic syndrome，PTS）。PTS 发生率为 20% ～ 50%。

3．辅助检查

DVT 不能仅凭临床表现做出诊断，还需要辅助检查加以证实。

（1）血浆 D- 二聚体水平测定：D- 二聚体是反映凝血机制激活及继发性纤维蛋白溶解的特异性分子标志物，诊断急性 DVT 的灵敏度较高（＞ 99%），D- 二聚体水平＞ 500 μg/L（ELISA 法）有重要参考价值。它可用于急性 VTE 的筛查、特殊情况下 DVT 的诊断、疗效评估、VTE 复发的危险程度评估 [10]。

（2）多普勒超声检查：多普勒超声检查灵敏度、准确性均较高，是 DVT 诊断的首选方法，适用于患者的筛查和监测 [11]。在超声检查前，按照 DVT 诊断的临床特征评分，可将患有 DVT 的临床可能性分为高、中、低度（表 1-2）。如连续两次超声检查均为阴性，低度可能的患者可以排除诊断；高、中度可能的患者，建议行血管造影等影像学检查。

（3）螺旋 CT 静脉成像：螺旋 CT 静脉成像准确性较高，可同时检查腹部、盆腔和下肢深静脉情况。

（4）MRI 静脉成像：MRI 静脉成像能准确显示髂静脉、股静脉、腘静脉血栓，但不能满意地显示小腿静脉血栓。MRI 静脉成像无需使用造影剂，是无创检查。

（5）静脉造影：静脉造影的准确性高，不仅可以有效判断有无血栓，血栓部位、范围、形成时间和侧支循环情况，而且常被用来鉴定其他方法的诊断价值。

4．DVT 综合评估和诊断流程

DVT 综合评估和诊断流程见图 1-3。

表1-2 下肢静脉血栓形成（DVT）诊断的临床评分（Wells评分）

临床特征	分值
肿瘤	1
瘫痪或近期下肢石膏固定	1
近期卧床＞3 天或近 4 周内大手术	1
沿深静脉走行的局部压痛	1
全下肢水肿	1
与健侧相比，小腿周径增大＞3 cm	1
DVT 病史	1
凹陷性水肿（症状侧下肢）	
浅静脉侧支循环（非静脉曲张）	1
与下肢 DVT 相近或类似的诊断	–2

注：总分为各项之和。临床可能性评价：≤ 0 分为低度，1 ～ 2 分为中度，≥ 3 分为高度。若双侧下肢均有症状，以症状严重的一侧为准。

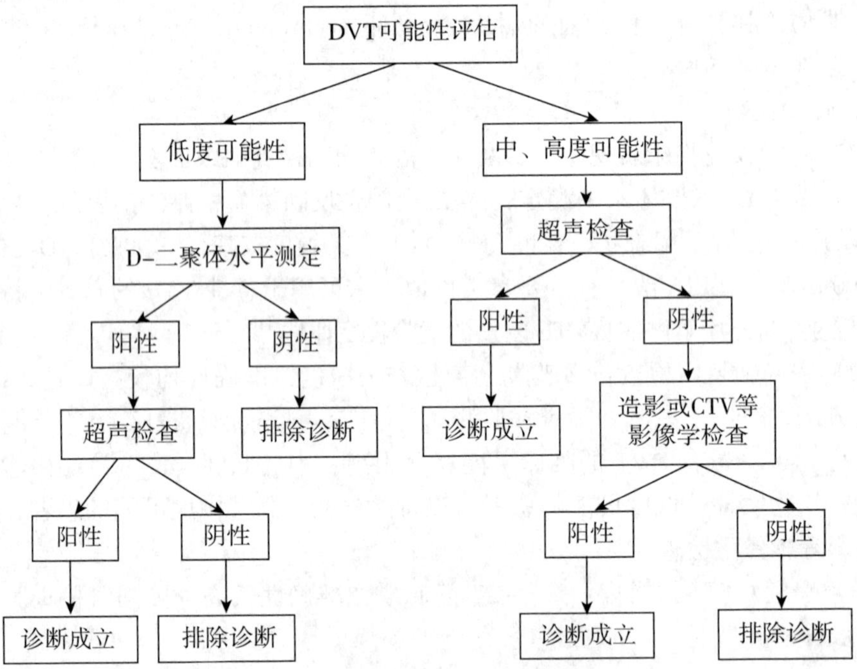

图 1-3 DVT 综合评估和诊断流程

CTV，CT 静脉造影术。

（二）肺动脉栓塞症（PE）诊疗策略

1．临床表现　呼吸困难及气促是最常见的症状，主要表现为活动时呼吸困难；胸痛，包括胸膜炎性胸痛或心绞痛样疼痛；约有 11% ～ 20% 的患者会发生晕厥。其他临床表现还包括咯血，多为痰中带血或血痰；心悸；咳嗽；烦躁不安、惊恐，甚至濒死感；另有部分患者出现不明原因的低血压或休克。

2．辅助检查　下列辅助检查出现异常征象时需要疑诊 PE。

（1）血浆 D- 二聚体水平测定：临床上出现不能解释的异常升高的 D- 二聚体测定值，尤其是在疾病缓解期或手术 5 天后出现。

（2）血气分析：出现不能解释的低氧血症。

（3）胸部 X 线平片：区域性肺血管纹理变细、稀疏或消失，肺野透亮度增加，肺野局部浸润性阴影，尖端指向肺门的楔形阴影，肺不张或膨胀不全，右下肺动脉干增宽或伴截断征，肺动脉段膨隆以及右心室扩大征，患侧横膈抬高，少至中量胸腔积液征。

（4）超声心动图：右心室负荷增大，如右心室扩大；右心室壁运动幅度减低；吸气时下腔静脉不萎陷；三尖瓣反流压差＞ 30 mmHg。

3．PE 临床诊断的可能性评估　PE 的 Wells 评分见表 1-3。

表1-3　PE的Wells评分

临床特征	原始版	简化版
PE 或 DVT 病史	1.5	1
4 周内制动或手术	1.5	1
心率≥ 100 次 / 分	1.5	1
咯血	1	1
活动性肿瘤	1	1
DVT 症状或体征	3	1
PE 较其他诊断更可能	3	1
临床特征	**原始版**	**简化版**
三分类		
低度	0 ~ 1	—
中度	2 ~ 6	—
高度	≥ 7	—
二分类		
PTE 可能性低	0 ~ 4	0 ~ 1
PTE 可能性高	≥ 5	≥ 2

4．诊疗流程　PE 患者分为高危和非高危两种，诊疗流程见图 1-4 和图 1-5。

六、出血不良事件管理

所有抗凝治疗均伴随出血风险，因此用药过程中应严密监测出血的可能性。做到早发现、早处理，防止出现产后出血的并发症。但是预防性抗凝治疗总体安全

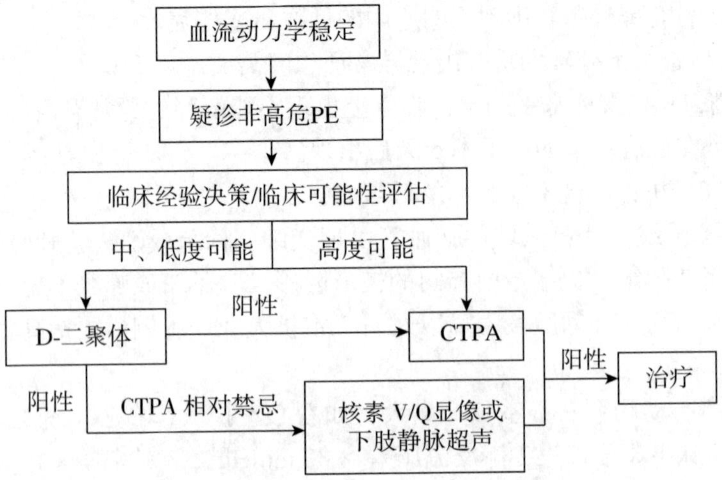

图 1-4 疑诊非高危 PE 患者的诊疗流程
CTPA，计算机断层摄影肺血管造影。

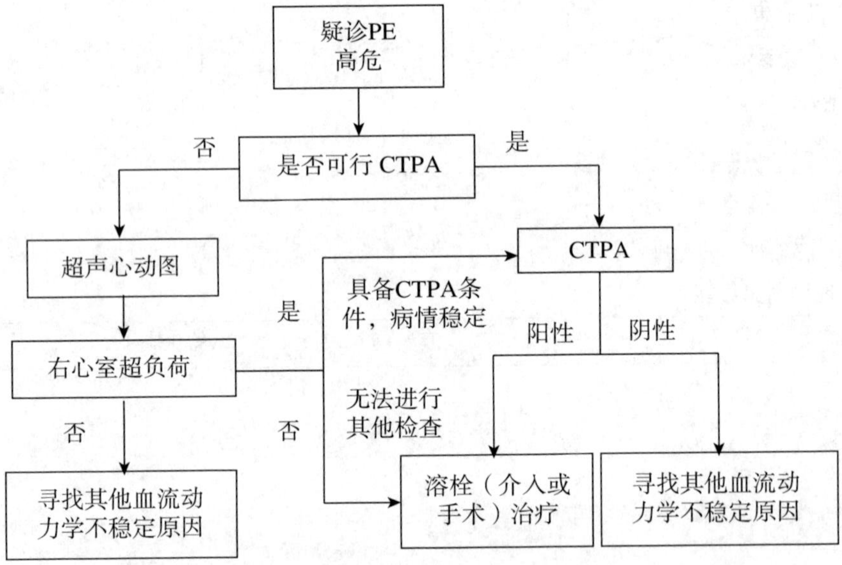

图 1-5 疑诊高危 PE 患者的诊疗流程
CTPA，计算机断层摄影肺血管造影。

性好，出现严重出血并发症的概率很低。CA-VTE 抗凝治疗引起的活动性出血分为大出血、临床相关非大出血和小出血。大出血的特点有：①往往是致死性出血；②为某些重要部位或器官的出血，如颅内、脊柱内、腹膜后、关节内、心包等，以及出血会引起骨筋膜室综合征；③出血导致血流动力学不稳定，和（或）在 24 ~ 48 h 内引起血红蛋白水平下降 20 g/L 以上，或需要输注至少 2 个单位全血或红细胞；④手术部位出血需要再次进行切开、关节镜或血管内介入等；或关节腔内出血致活动或伤口恢复推迟，使住院时间延长或伤口加深。临床相关非大出血的特点有：①自发性皮肤出血面积＞25 cm^2；②自发性鼻出血时间＞5 min；③持续 24 h 肉眼血尿；④便血（厕纸可见出血点）；⑤牙龈出血时间＞5 min；⑥因出血住院治疗；⑦出血需要输血，但少于 2 个单位；⑧观察者认为影响临床治疗。

急性 CA-VTE 合并活动性出血，建议评估出血严重程度，并采取不同处理策略。①评估为小出血，建议在抗栓治疗的同时积极进行局部处理。②如活动性出血为大出血或临床相关非大出血，建议暂停抗凝治疗，并积极寻找出血原因，同时对出血原因进行治疗。③如活动性出血难以自行止血，可选用相应的拮抗药物，如普通肝素相关出血可用鱼精蛋白，华法林相关出血可用维生素 K 等拮抗治疗；也可以采用选用一般止血药物、输注新鲜血浆、凝血酶原复合物或进行血浆置换等；或局部加压包扎，甚至外科干预等。

对管理的建议包括：①提高 CA-VTE 相关不良事件防范意识，对每一个 CA-VTE 患者做好危险因素评估，并根据危险分层及临床评分给予积极治疗。②严格执行 CA-VTE 不良事件报告管理制度，及时了解 CA-VTE 相关医疗纠纷、事故和隐患，便于分析原因，及时处理，从而制定行之有效的控制措施。③科室应成立不良事件管理小组，制定科室 CA-VTE 防治应急预案，安排专人负责科室不良事件的处理、统计分析工作。④对在 CA-VTE 诊治过程中出现的不良事件及时进行病例讨论，查找原因及存在问题，总结经验教训。

七、医院内 CA-VTE 患者的出院随访

CA-VTE 高危者与确诊患者持续存在血栓复发的可能性，一般在出院后需继续应用抗凝药物。由于患者出院后缺乏专业的医疗照护，容易出现抗凝药物用量不足，存在血栓形成高危因素导致的血栓复发，抗凝药物过量、但缺少监测导致出血等不良事件。因此，应继续对患者进行随访，及时进行预防措施干预和药物调整，可显著降低血栓复发、出血等不良事件的发生，改善患者预后与生活质量。

CA-VTE 患者出院时由主管医生发放《肿瘤相关性静脉血栓栓塞症随访告知书》，交代随访时间和注意事项。治疗科室应成立 CA-VTE 随访小组或责任人，负责提取 CA-VTE 患者基本资料、填写《肿瘤相关性静脉血栓栓塞症病例随访表》基本信息和跟踪患者随访过程，并整理所有随访信息及数据录入 CA-VTE 数据库。随访内容包括：

1．患者是否失访，是否死亡，死亡时间与原因。

2．CA-VTE 相关症状、体征转归情况（好转、无变化、加重或复发）。

3．目前应用 CA-VTE 治疗药物情况，如剂量、频次、总治疗时长。

4．是否存在 CA-VTE 治疗相关并发症，如出血要写明出血原因、部位等。

5．实验室检查，如血常规、凝血功能测定、D- 二聚体水平测定、血气分析等检查；辅助检查，如双下肢静脉超声、心脏超声、CT 肺血管造影术（CTPA）等。

八、医院内 CA-VTE 的防治评价指标

参考 2018 年国家卫生健康委员会（卫健委）发布的《中国血栓性疾病防治指南》[12] 及首都医科大学附属北京世纪坛医院《院内静脉血栓栓塞症防治工作手册》[8]，医院内 CA-VTE 防治评价指标主要有 CA-VTE 风险初始评估率、CA-VTE 风险动态评估率、出血风险评估率、健康宣教率、CA-VTE 预防实施率、住院患者症状性 DVT 发生率、住院患者症状性 PE 发生率和致死性 PE 发生率 8 项指标。CA-VTE 风险评估率、出血风险评估率、健康宣教率和 CA-VTE 预防实施率应达到 100%，住院患者 DVT、症状性 PE 和致死性 PE 发生率均为防治效果动态监测指标，体现医院 CA-VTE 的总体防治效果。

（首都医科大学附属北京世纪坛医院　石汉平　饶本强）

参考文献

[1] Bray F，Ferlay J，Soerjomataram I，et al. Global cancer statistics 2018：GLOBOCAN estimates of incidence and mortality worldwide for 36 cancers in 185 countries [J]. CA：a Cancer Journal for Clinicians，2018，68（6）：394-424.

[2] Fernandes CJ，Morinaga LTK，Alves JLJ，et al. Cancer-associated thrombosis：the when，how and why [J]. European Respiratory Review，2019，28（151）：1-11.

[3] Epstein AS，Soff GA，Capanu M，et al. Analysis of incidence and clinical outcomes in patients with thromboembolic events and invasive exocrine pancreatic cancer [J]. Cancer，2012，118（12）：3053-3061.

[4] Petterson TM，Marks RS，Ashrani AA，et al. Risk of site-specific cancer in incident venous thromboembolism：a population-based study [J]. Thrombosis Research，2015，135（3）：472-478.

[5] Khorana AA，Francis CW，Culakova E，et al. Thromboembolism is a leading cause of death in cancer patients receiving outpatient chemotherapy [J]. Journal of Thrombosis and Haemostasis，2007，5（3）：632-634.

[6] Grover SP，Mackman N. Tissue factor：an essential mediator of hemostasis and trigger of thrombosis [J]. Arteriosclerosis Thrombosis and Vascular Biology，2018，38（4）：709-725.

[7] Kee NL，Krause J，Blatch GL，et al. The proteolytic profile of human cancer procoagulant suggests that it promotes cancer metastasis at the level of activation rather than degradation [J]. The Protein Journal，2015，34（5）：338-348.

[8] 首都医科大学附属北京世纪坛医院. 院内静脉血栓栓塞症（VTE）防治工作手册 [Z]. 北京：首都医科大学附属北京世纪坛医院，2019.

[9] 武贝，陈国平，顾建平. 恶性肿瘤相关静脉血栓栓塞症及治疗进展. 中华介入放射学电子杂志，2019，7（4）：322-329.

[10] 万芳，段宝英，高溧鲜. D- 二聚体、TEG 联合检测对恶性肿瘤患者发生 VTE 风险的临床观察. 甘肃医药，2020，39（01）：67-74.

[11] 刘瑶. 彩色多普勒超声诊断下肢深静脉血栓的临床应用. 中国医药指南，2020，18（22）：56-57.

[12]《中国血栓性疾病防治指南》专家委员会. 中国血栓性疾病防治指南 [J]. 中华医学杂志，2018，98（36）：2861-2888.

第二章

肿瘤相关性血栓的流行病学

肿瘤相关性血栓即肿瘤相关性静脉血栓栓塞症（cancer associated-venous thromboembolism，CA-VTE）。CA-VTE 通常包括深静脉血栓形成（deep vein thrombosis，DVT）和肺动脉栓塞症（pulmonary embolism，PE）[1]。本章主要对以下内容进行阐述：从时间、地区和（或）人种、性别、年龄、肿瘤类型等方面介绍 CA-VTE 的发生率；系统回顾 CA-VTE 的危险因素，包括个体相关因素、肿瘤相关因素和治疗相关因素；对 CA-VTE 的出血风险、复发率、死亡率等预后影响进行阐述。

第一节　发 生 率

一、时间分布

关于 CA-VTE 的研究已有 2 个多世纪。1865 年，法国医师 Trousseau 首先描述了肿瘤与 VTE 的关系[2]；1823—1842 年，Bouillard 等[3] 学者首次对肿瘤患者中的 DVT 进行了介绍。Stein 等[4] 于 2006 年在美国开展了一项大样本研究，从国家医院出院调查数据库（National Hospital Discharge Survey，NHDS）调取了共 20 年（1979—1999 年）的 VTE 相关数据，其中包括肿瘤患者和非肿瘤患者。该研究发现：① 1979—1999 年，所有肿瘤患者 VTE 的发生率约为 2%（827 000/40 787 000），非肿瘤患者约为 1%（6 854 000 /662 309 000），肿瘤患者 DVT（1.6% vs. 0.8%）和 PE（0.6% vs. 0.3%）的发生率同样均为非肿瘤患者的 2 倍；② 1989—1999 年，肿瘤患者 VTE 的发生率急剧增加（图 2-1），DVT 的增加程度高于 PE（图 2-2 和图 2-3），肿瘤患者的增加程度高于非肿瘤患者。VTE 发生率的增加可能与诊断技术进步、对肿瘤与 VTE 关系的理解更加深入，以及对 CA-VTE 更加重视有关。

Khorana 等[5] 基于美国大学卫生系统联盟数据库（University Health System

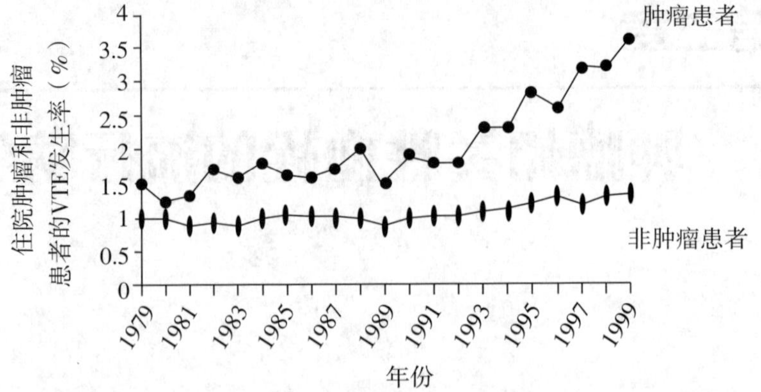

图 2-1　肿瘤患者与非肿瘤患者的 VTE 发生率变化趋势（1979—1999 年）[4]

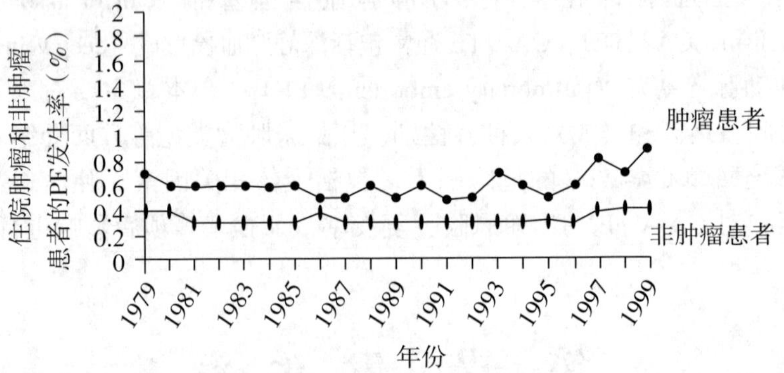

图 2-2　肿瘤患者与非肿瘤患者的 PE 发生率变化趋势（1979—1999 年）[4]

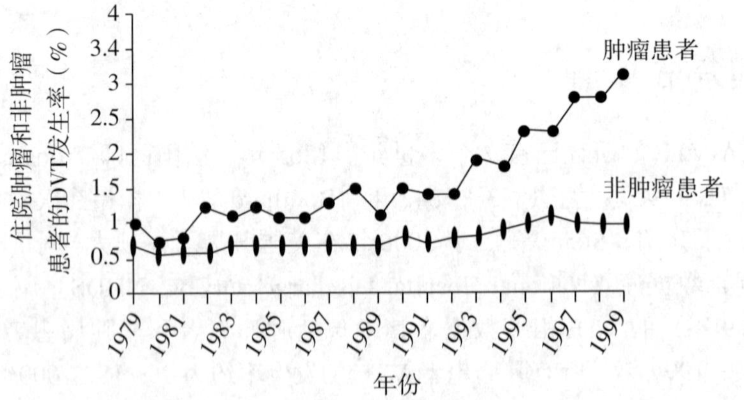

图 2-3　肿瘤患者与非肿瘤患者的 DVT 发生率变化趋势（1979—1999 年）[4]

Consortium，UHSC）开展了一项多中心队列研究，分析了美国 115 个医疗机构 1995—2002 年的连续 66 106 例（共 88 074 次住院）中性粒细胞减少肿瘤患者的数据，其中 5.69%（838/66 106）的患者在其首次住院期间发生 VTE。该研究还发现，从 1995 年至 2002 年，CA-VTE 的发生率增加了约 36%（图 2-4，$P < 0.001$）。

Khorana 等 [6] 在补充了 2003 年数据的基础上，再次分析了 1 015 598 例肿瘤患者的 VTE 发生率，发现 VTE、DVT 和 PE 的发生率分别为 4.1%、3.4% 和 1.1%；从 1995 年至 2003 年，CA-VTE 的发生率增加了约 27%（图 2-5，$P < 0.001$），CA-PE 的发生率几乎增加了一倍（从 0.8% 到 1.5%），肿瘤化疗患者 VTE 的发生率增加了约 47%（图 2-5，$P < 0.001$）。

Horsted 等 [7] 对 Medline 和 Embase 2 个数据库 1966—2011 年共 38 项队列研究进行了 meta 分析，VTE 发生一般风险（average-risk）的肿瘤患者的 VTE 发生率大约为 13/1 000 人年（95%CI 为 7/1 000 人年～ 23/1 000 人年），高风险（远处转移或高

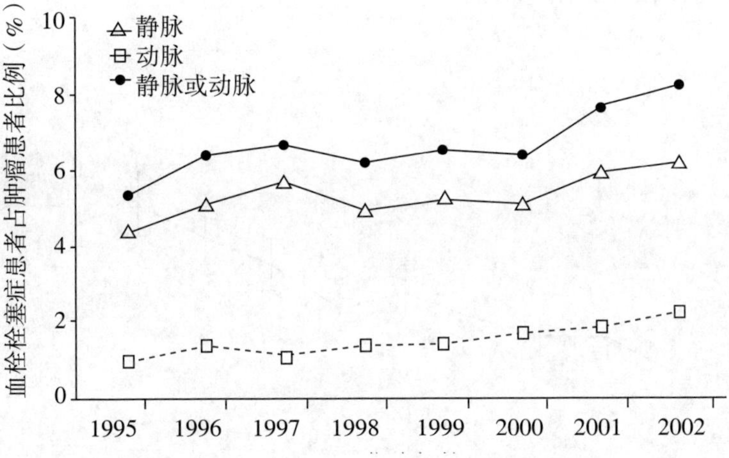

图 2-4　肿瘤患者的血栓栓塞症发生率变化趋势（1995—2002 年）[5]

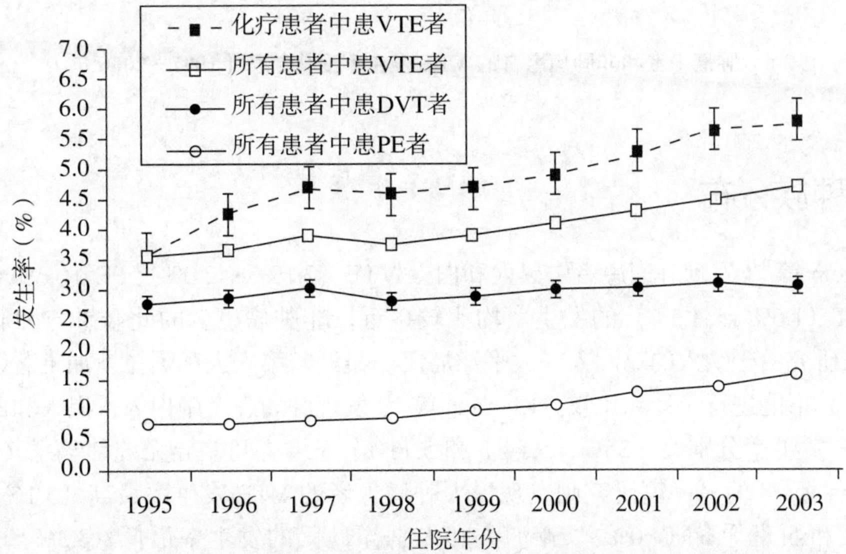

图 2-5　肿瘤患者的 VTE 发生率变化趋势（1995—2003 年）[6]

危治疗措施）、极高风险（脑瘤）患者则分别为 68/1 000 人年（95%CI 为 48/1 000 人年～96/1 000 人年）和 200/1 000 人年（95%CI 为 162/1 000 人年～247/1 000 人年）。整体来看，肿瘤患者 CA-VTE 的发生率每年大约为 1%。Walker 等 [8] 使用英国 4 个大型数据库的病案开展了一项队列研究，从 1997 年随访至 2006 年，共纳入了 83 203 例肿瘤患者和 577 207 例非肿瘤患者，两者的 VTE 整体发生率分别为 13.9/1 000 人年（95%CI 为 13.4/1 000 人年～14.4/1 000 人年）和 3.0/1 000 人年（95%CI 为 2.9/1 000 人年～3.1/1 000 人年），肿瘤患者的 VTE 发生率从 1997 年的 10.3/1 000 人年（95%CI 为 7.8/1 000 人年～13.8/1 000 人年）增长到 2006 年的 19.0/1 000 人年（95%CI 为 18/1 000 人年～21/1 000 人年），而非肿瘤患者的 VTE 发生率没有随时间变化（图 2-6）。

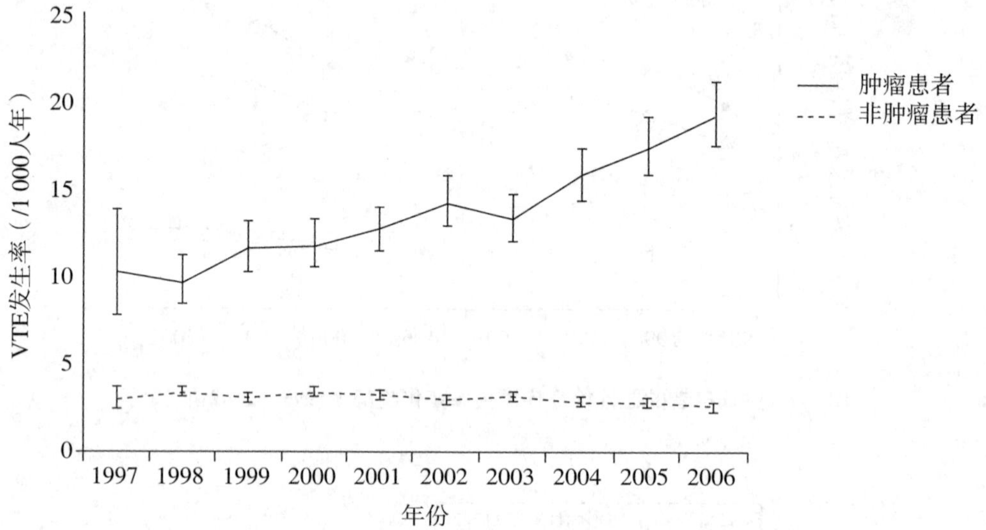

图 2-6 肿瘤患者和非肿瘤患者的 VTE 发生率变化趋势（1997—2006 年）[8]

二、种族分布

Stein 等 [4] 发现肿瘤患者中黑人和白人 VTE（2.1% vs. 2.0%）、PE（0.6% vs. 0.7%）和 DVT（1.6% vs. 1.5%）的发生率均比较接近，非肿瘤患者的此结果与肿瘤患者相似。该研究由于纳入的亚洲人、太平洋岛民、美洲印第安人和阿拉斯加土著人样本量较小，故不能进行统计和比较。Khorana 等 [5] 发现肿瘤患者中白人、黑人和西班牙裔的 VTE 发生率分别为 5.35%、5.54% 和 5.11%，3 组之间差异无统计学意义；但是，Khorana 等 [6] 的另一篇研究则发现黑人肿瘤患者的 VTE 发生率最高（5.1%），其次是白人和西班牙裔（4.0%），亚洲人和太平洋岛民的发生率最低（3.3%），而且不同人种间的 VTE 发生率差异有统计学意义（$P < 0.001$）。黑人肿瘤患者的 VTE 高

发生率可能与血液中FⅧ水平较高和接受预防措施较少有关，但上述原因尚未在肿瘤患者中进行专门研究[6]。Chew等[9]的研究基于加州出院患者数据库（California Patient Discharge Data Set，CPDDS）纳入了235 149例肿瘤患者（1993—1995年），其中高加索人（白人）、非洲裔美国人、西班牙裔、亚裔和太平洋岛民和其他人种的占比分别为76.6%、6.2%、9.8%、6.0%和1.3%，不同人种之间的VTE发生率差异无统计学意义（$P > 0.05$）。

三、性别分布

同样地，Stein等[4]发现肿瘤患者中男性和女性VTE（2.1% vs. 2.0%）、PE（0.6% vs. 0.7%）和DVT（1.6% vs. 1.5%）的发生率也比较接近，非肿瘤患者的此结果与肿瘤患者相似。在Khorana等[5]的一篇研究中，男性和女性肿瘤患者的VTE发生率分别为5.46%和5.27%，差异无显著性。在Khorana等[6]的另一篇研究中，男性和女性肿瘤患者的VTE发生率分别为4.3%和4.0%，差异有统计学意义（$P < 0.001$）。而在Chew等[9]的研究中，男性和女性患者VTE的发生率没有显著差异（$P > 0.05$）。Vergati等[10]在罗马大学Tor Vergata医院肿瘤科开展了一项回顾性队列研究，纳入了486例接受化疗的肿瘤患者（2006—2012年），该研究中男性和女性肿瘤患者VTE的发生率分别为7.0%和6.0%，没有显著性差异（$P > 0.05$）。

四、年龄分布

Stein等[4]统计了40～59岁、60～79岁肿瘤患者VTE（1.9% vs. 2.0%）、PE（0.6% vs. 0.7%）和DVT（1.8% vs. 1.7%）的发生率，发现40～59岁肿瘤患者VTE、PE和DVT的发生率要比非肿瘤患者高出约46%～80%，而60～79岁肿瘤患者比非肿瘤患者高出约18%～42%。40～59岁肿瘤患者与60～79岁肿瘤患者的VTE、PE和DVT发生率没有显著差异。在Khorana等[5]的一篇研究中，＜65岁和≥65岁肿瘤患者的VTE发生率分别为5.08%和6.18%，且差异有统计学意义（$P < 0.001$）；在Khorana等[6]的另一篇研究中，≥65岁肿瘤患者的VTE发生率同样显著高于＜65岁的肿瘤患者（$P < 0.001$）。Vergati等[10]在其研究中比较了≤70岁和＞70岁肿瘤患者的VTE发生率，分别为5.0%和11.0%，具有显著性差异（$P < 0.05$）。

Piovesan等[11]对儿科肿瘤患者VTE的流行病学进行了全面综述，共纳入了47项研究（25项前瞻性研究、14项回顾性研究、7篇综述和1项meta分析）。在儿科肿瘤患者人群中，有症状VTE的发生率大约为2.1%～16%，而无症状VTE的发生率大约为40%。儿科肿瘤VTE患者中，上肢和下肢DVT占比43%～50%，PE占比2%～20%。中位年龄13.5岁的儿科肿瘤患者的VTE发生率高于中位年龄9.2岁的儿科肿瘤患者。儿科肿瘤患者年龄越大，VTE发生率越高。

五、肿瘤类型分布

Levitan 等[12]对超过 120 万美国 Medicare 医保数据库中首次因为肿瘤住院的患者（多数患者≥ 65 岁）进行了研究，报告了 18 种不同肿瘤类型患者的 VTE（DVT/PE）发生率（表 2-1），肾癌、胃癌、淋巴癌、胰腺癌、脑瘤和卵巢癌患者的 VTE 发生率较高，头颈部肿瘤、膀胱癌、乳腺癌、食管癌、子宫癌和宫颈癌的发生率较低。

表2-1　不同肿瘤类型的VTE发生率（/万）[12]

肿瘤类型	VTE发生率（/万）	肿瘤类型	VTE发生率（/万）	肿瘤类型	VTE发生率（/万）
头颈部肿瘤	16	前列腺癌	55	肾癌	84
膀胱癌	22	肺癌	61	胃癌	85
乳腺癌	22	直肠癌	62	淋巴癌	98
食管癌	43	肝癌	69	胰腺癌	110
子宫癌	44	结肠癌	74	脑瘤	117
宫颈癌	49	白血病	81	卵巢癌	120

Stein 等[4]报告了 19 种肿瘤患者的 VTE、PE 和 DVT 发生率，包括胰腺癌、脑瘤、多发性骨髓瘤、胃癌、淋巴瘤、子宫癌、肺癌、食管癌、前列腺癌、直肠癌、肾癌、结肠癌、卵巢癌、肝癌、白血病、乳腺癌（女）、宫颈癌、膀胱癌和口唇 / 口腔 / 口咽癌，其中胰腺癌的 VTE、PE 和 DVT 发生率最高，分别为 4.3%（51 000/1 176 000）、1.2%（14 000/1 176 000）和 3.5%（41 000/1 176 000）；口唇 / 口腔 / 口咽癌的 VTE 发生率最低，为不足 0.6%（5 000/849 000）。

Khorana 等[5]报告了 23 种肿瘤患者的 VTE 发生率，包括白血病、非霍奇金淋巴瘤、乳腺癌、肺癌、多发性骨髓瘤、霍奇金淋巴瘤、卵巢癌、头颈部肿瘤、肉瘤、子宫内膜癌 / 宫颈癌、结肠癌、其他腹部肿瘤、脑瘤、食管癌、直肠癌、胃癌、睾丸癌、前列腺癌、胰腺癌、膀胱癌、肾癌、合并多种肿瘤和其他肿瘤等，VTE 发生率排在前三位的分别是胰腺癌（12.10%）、脑瘤（9.50%）和子宫内膜癌 / 宫颈癌（8.96%），后三位的分别是头颈部肿瘤（2.74%）、霍奇金淋巴瘤（3.87%）和乳腺癌（3.93%）。在 Khorana 等[6]的另一篇研究中，胰腺癌、其他腹部肿瘤、卵巢癌和肾癌的 VTE 发生率较高，分别为 8.1%、6.6%、5.6% 和 5.6%；头颈部肿瘤、前列腺癌和乳腺癌的 VTE 发生率较低，分别为 1.4%、1.9% 和 2.3%。

Chew 等[9]则报告了 235 149 例肿瘤患者的不同肿瘤类型（胰腺癌、肺癌等共 12 种）、不同进展期（局部肿瘤、局部淋巴结转移、远处转移）、2 年随访的 VTE 累积发生率（图 2-7）。远处转移患者中，胰腺癌组 VTE 发生率最高（5.4%，160/2 933），前列腺癌组最低（1.2%，43/3 515）；局部淋巴结转移患者中，肾癌组 VTE 发生率最

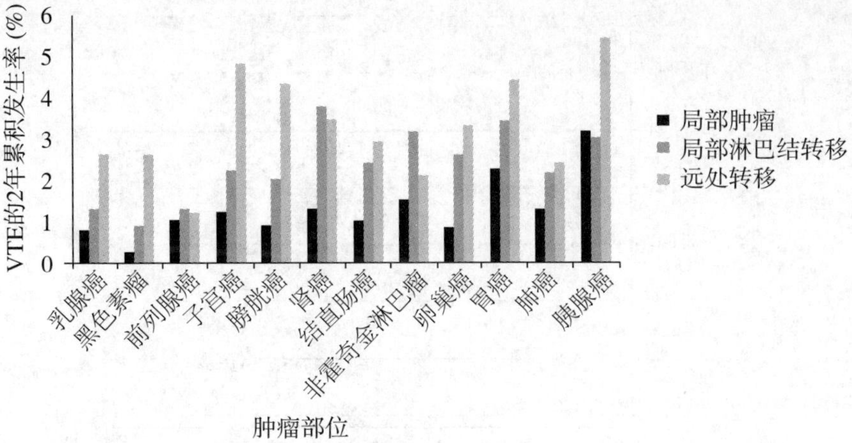

图 2-7　不同类型、不同进展期肿瘤患者的 VTE 2 年累积发生率[9]

高（3.8%，39/1 021），黑色素瘤组最低（0.9%，4/431）；局部肿瘤患者中，胰腺癌组 VTE 发生率最高（3.2%，15/467）。

Vergati 等[10]报告了结直肠癌、胃癌、非小细胞肺癌、肾癌、乳腺癌和前列腺癌患者的 VTE 发生率，分别为 9%（16/172）、4%（1/27）、4%（1/25）、10%（8/82）、9%（1/11）、3%（4/148）和 10%（2/21），但由于样本量较小，参考价值较低。Peippo 等[13]在芬兰图尔库大学医院开展了一项真实世界回顾性队列研究，纳入了 2005—2013 年接受治疗的 495 089 例肿瘤患者，5 452 例（1.1%）患者被诊断出 VTE。该研究共纳入 16 种肿瘤类型，按照 VTE 发生率从高到低排列，分别为间皮瘤（14/207，6.8%）、胃癌（14/207，6.8%）、卵巢癌（53/936，5.7%）、胰腺癌（59/1 080，5.5%）、肺癌（148/2 693，5.5%）、骨髓瘤（45/848，5.3%）、结直肠癌（168/3 727，4.5%）、非霍奇金淋巴瘤（80/1 837，4.4%）、膀胱癌（83/1 941，4.3%）、子宫内膜癌（67/1 645，4.1%）、白血病（46/1 475，3.1%）、乳腺癌（206/7 132，2.9%）、前列腺癌（199/7 310，2.7%）、霍奇金淋巴瘤（11/402，2.7%）、黑色素瘤（46/1 736，2.6%）和睾丸癌（6/345，1.7%）。

Horsted 等[7]对 8 种肿瘤类型患者 VTE 的发生率进行了 meta 分析，包括乳腺癌（8 586 例，4 项研究）、肺癌（7 975 例，7 项研究）、结直肠癌（8 373 例，5 项研究）、前列腺癌（4 457 例，6 项研究）、脑瘤（1 133 例，5 项研究）、骨癌（229 例，2 项研究）、血液肿瘤（4 498 例，9 项研究）和胰腺癌（1671 例，7 项研究）。该研究同样发现，胰腺癌和脑瘤患者的 VTE 发生率最高，分别为 110/1 000 人年和 78/1 000 人年（图 2-8）；而在高风险组（如远处转移）中，两种类型患者的 VTE 发生率分别高达 155/1 000 人年和 200/1 000 人年。前列腺癌患者的 VTE 发生率大约为（8 ~ 19）/1 000 人年。乳腺癌患者的 VTE 发生率最低，大约为 5/1 000 人年；但在高风险组中，乳腺癌患者的 VTE 发生率达到 55/1 000 人年。结直肠癌、肺癌和血液肿瘤患者的 VTE 发生率比较相近。仅有两项研究调查了骨癌患者的 VTE 发生率，

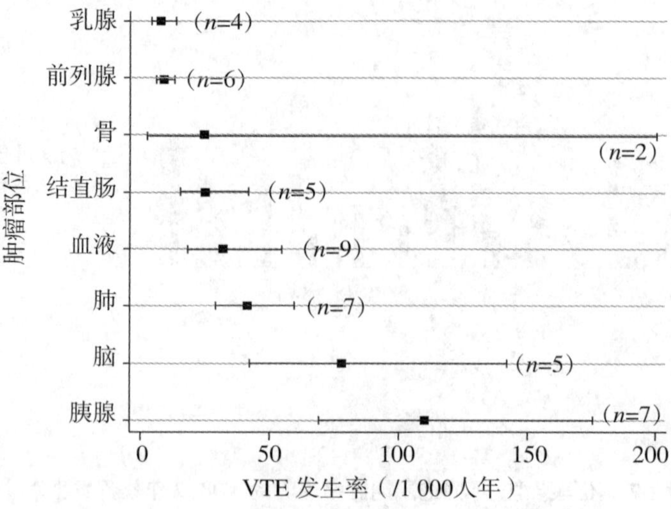

图 2-8 不同研究中不同类型肿瘤患者的 VTE 发生率[7]

注：*n* 代表研究数量

而且呈现出高度的异质性（I^2 = 74.4% ～ 98.8%），在高风险组中两者的异质性同样较高（I^2 = 0 ～ 92.9%）。

Walker 等[8] 报告了 24 种类型肿瘤患者 10 年（1997—2006 年）的 VTE 发生率（图 2-9），包括绝对发生率，以及年龄、性别和年份调整后的相对发生率，胰腺癌、间皮瘤发生率最高，绝对发生率分别为 98/1 000 人年（95%CI 为 80/1 000 人年 ～ 119/1 000 人年）和 66/1 000 人年（95%CI 为 48/1 000 人年 ～ 91/1 000 人年），相对发生率分别为 23/1 000 人年（95%CI 为 19/1 000 人年 ～ 28/1 000 人年）和 17/1 000 人年（95%CI 为 12/1 000 人年 ～ 24/1 000 人年）；甲状腺癌和睾丸癌发生率最低，绝对发生率分别为 3.1/1 000 人年（95%CI 为 1.5/1 000 人年 ～ 6.5/1 000 人年）和 3.1/1 000 人年（95%CI 为 1.6/1 000 人年 ～ 6.2/1 000 人年），相对发生率分别为 1.8/1 000 人年（95%CI 为 0.8/1 000 人年 ～ 3.7/1 000 人年）和 3.3/1 000 人年（95%CI 为 1.7/1 000 人年 ～ 6.7/1000 人年）。此外，该研究还比较了不同类型肿瘤患者不同年份 VTE 的绝对发生率（图 2-10），大多数肿瘤类型患者 2002—2006 年的 VTE 绝对发生率要高于 1997—2001 年，如胰腺癌、间皮瘤、肺癌、肝癌、脑瘤和胃癌等。

此外，Kekre 等[14] 对不同类型血液肿瘤患者（主要包括白血病、淋巴瘤、多发性骨髓瘤和接受造血干细胞移植的血液肿瘤患者）的 VTE 发生率进行了汇总阐述。白血病患者中，379 例急性淋巴细胞白血病患者确诊 6 个月后的 VTE 发生率大约为 10.6%，急性髓系白血病患者确诊 6 个月后的 VTE 发生率大约为 4.2%，急性早幼粒细胞白血病患者确诊 6 个月后的 VTE 发生率大约为 11.0%，慢性淋巴细胞白血病患者确诊 12 个月后的 VTE 发生率大约为 1.5%，慢性髓系白血病患者随确诊 7 个月后的 VTE 发生率大约为 3.0%。淋巴瘤患者中，侵袭性淋巴瘤患者确诊 12 个月后的 VTE 发生率大约为 4.2%，惰性淋巴瘤患者确诊 12 个月后的 VTE 发生率大约为

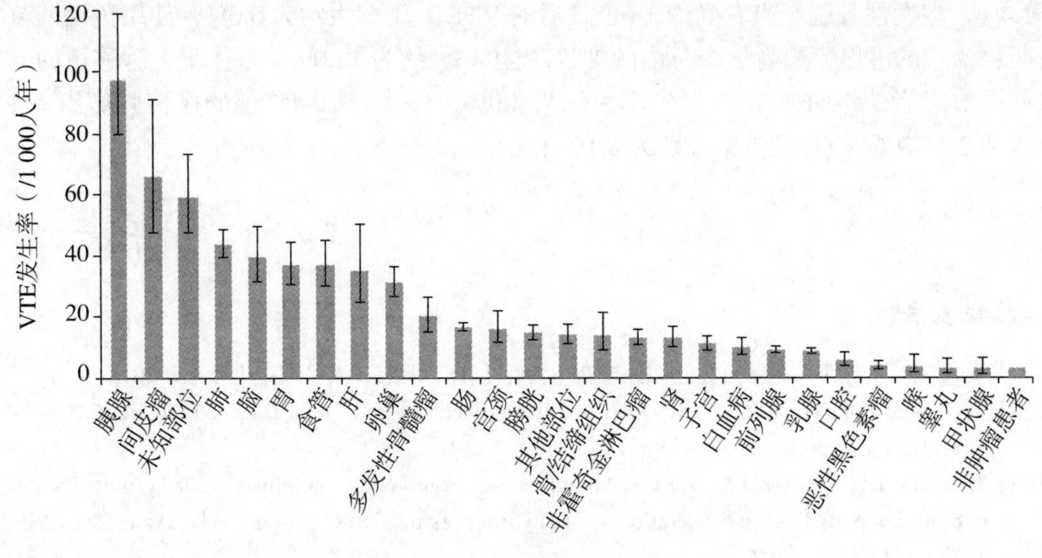

图 2-9　不同类型肿瘤患者的 VTE 绝对发生率[8]

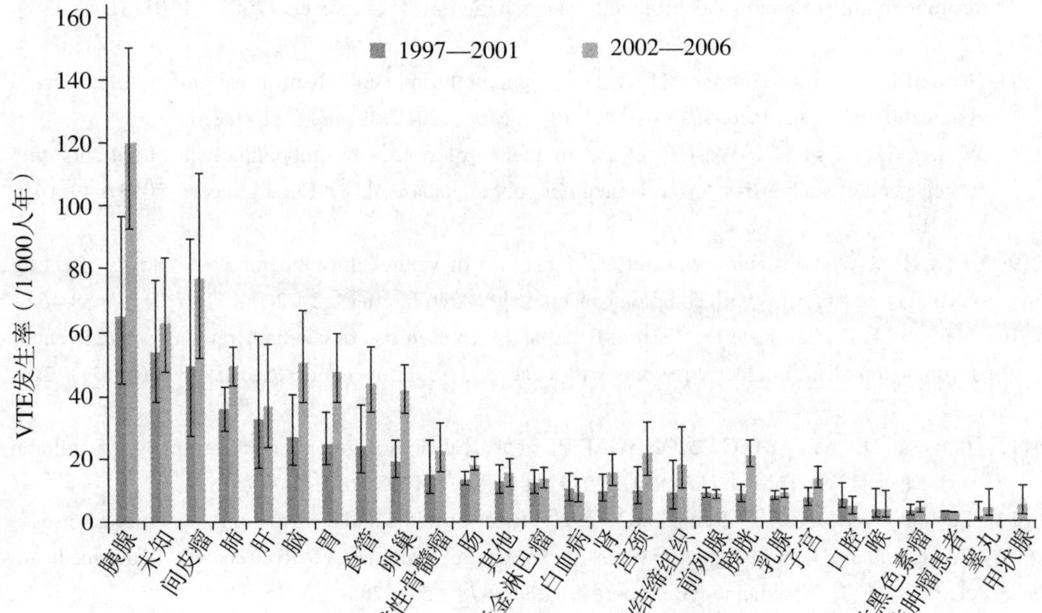

图 2-10　不同类型肿瘤患者的 VTE 绝对发生率不同年份的比较[8]

1.4%，多发性骨髓瘤患者确诊 16 个月后的 VTE 发生率大约为 5.0%，使用免疫调节药物治疗的淋巴瘤患者 3 个月内的 VTE 发生率大约为 12.0%。自体干细胞移植的血液肿瘤患者 3 年内的 VTE 发生率大约为 4.0%，异体干细胞移植的血液肿瘤患者 1 年和 2 年内的 VTE 发生率分别为 5.1% 和 7.1%。

（北京大学　路　潜　靳　帅）

参考文献

[1] 张福先，王深明．静脉血栓栓塞症诊断与治疗［M］．北京：人民卫生出版社，2013.

[2] Trousseau A. Phlegmasia alba dolens［J］. Clinique Medicale de l'Hotel-Dieu de Paris, 1865, 3(94)：654-712.

[3] Bouillard JB，Bouillaud S．De l' Obliteration des veines et de son influence sur la formation des hydropisies partielles：consideration sur la hydropisies passive et general［J］．Arch Gen Med，1823，1（1）：188-204.

[4] Stein PD，Beemath A，Meyers FA，et al．Incidence of venous thromboembolism in patients hospitalized with cancer［J］．Am J Med，2006，119（1）：1-68.

[5] Khorana AA，Francis CW，Culakova E，et al．Thromboembolism in hospitalized neutropenic cancer patients［J］．J Clin Oncol，2006，24（3）：484-490.

[6] Khorana AA，Francis CW，Culakova E，et al．Frequency，risk factors，and trends for venous thromboembolism among hospitalized cancer patients［J］．Cancer，2007，110（10）：2339-2346.

[7] Horsted F，West J，Grainge MJ．Risk of venous thromboembolism in patients with cancer：a systematic review and meta-analysis［J］．PLoS Med，2012，9（7）：e1001275.

[8] Walker AJ，Card TR，West J，et al．Incidence of venous thromboembolism in patients with cancer-a cohort study using linked United Kingdom databases［J］．Eur J Cancer，2013，49（6）：1404-1413.

[9] Chew HK，Wun T，Harvey D，et al．Incidence of venous thromboembolism and its effect on survival among patients with common cancers［J］．Arch Intern Med，2006，166（4）：458-464.

[10] Vergati M，Della-Morte D，Ferroni P，et al．Increased risk of chemotherapy-associated venous thromboembolism in elderly patients with cancer［J］．Rejuvenation Res，2013，16（3）：224-231.

[11] Piovesan D，ATTARD C，MONAGLE P，et al．Epidemiology of venous thrombosis in children with cancer［J］．Thromb Haemost，2014，111（6）：1015-1021.

[12] Levitan N，Dowlati A，Remick SC，et al．Rates of initial and recurrent thromboembolic disease among patients with malignancy versus those without malignancy．Risk analysis using medicare claims data［J］．Medicine（Baltimore），1999，78（5）：285-291.

[13] Peippo MH，Kurki S，Lassila R，et al．Real-world features associated with cancer-related venous thromboembolic events［J］．ESMO Open，2018，3（5）：e000363.

[14] Kekre N，Connors JM．Venous thromboembolism incidence in hematologic malignancies［J］．Blood Rev，2019，33：24-32.

第二节　风险因素

CA-VTE 的风险因素通常被划分为 3 类：个体相关因素、肿瘤相关因素和治疗相关因素（表 2-2）[1-4]，本节根据其是否能够通过干预措施来改变将个体相关因素进一步划分为不可干预因素和可干预因素。

表2-2　CA-VTE发生的风险因素

分类	风险因素
个体相关因素	不可干预：性别、年龄、种族、既往 VTE 史、家族 VTE 史 可干预：卧床与活动、肥胖、下肢静脉曲张
肿瘤相关因素	肿瘤类型、分期、分级、分型、合并症、确诊时间
治疗相关因素	手术、化疗、放疗、靶向治疗、免疫治疗、中心静脉导管置管、输血 / 使用促红细胞生成素类药物

一、个体相关因素

1．性别　不同研究关于性别作为 CA-VTE 风险因素的结论并不一致，较少研究认为女性更容易发生 VTE [5]，而男性更容易发生动脉血栓形成 [6]。Khorana 等 [5] 通过一项回顾性研究，分析了 1995—2003 年美国 133 家医疗中心共 1 015 598 例肿瘤患者的 VTE 风险因素，发现女性患者的 VTE 风险是男性患者的 1.14 倍（HR=1.14，95%CI 为 1.12 ~ 1.16，$P < 0.001$）。而在 Khorana 等 [6] 的另一篇研究中，男性与女性肿瘤患者的 VTE 的发生风险没有显著差异（HR=0.96，95%CI 为 0.90 ~ 1.03，$P > 0.05$），男性比女性更容易发生动脉血栓形成（HR=1.25，95%CI 为 1.10 ~ 1.41，$P < 0.05$）。而 Chew 等 [7] 的研究发现，性别既不是 VTE 的风险预测因素，也不是动脉血栓的风险因素。Angelini 等 [8] 基于美国密歇根州医院医疗安全联盟项目（Michigan Hospital Medicine Safety Consortium，MHMSC）开展了一项多中心（49 家医疗机构）回顾性研究，共纳入了 18 956 例 2012 年 7 月至 2015 年 7 月的住院肿瘤患者，其 VTE 的发生率约为 1.7%（327 例）。该研究发现，在 VTE 患者和无 VTE 患者中女性占比没有显著差异（49.5% vs. 52.75%，P=0.25）。

2．年龄　不同研究关于年龄作为 CA-VTE 风险因素的结论比较一致。在 2 项回顾性队列研究中，≥ 65 岁均被作为 CA-VTE 的风险因素，其风险比分别为 1.08（95%CI 为 1.05 ~ 1.10，$P < 0.001$）[5] 和 1.23（95%CI 为 1.14 ~ 1.33，$P < 0.05$）[6]。相似地，进行手术的肿瘤患者中，60 岁及以上的患者 CA-VTE 风险是 60 岁以下患者的 2.6 倍（OR=2.6，95%CI 为 1.2 ~ 5.7）。在 Vergati 等 [9] 的回顾性研究中，70 岁及以上的化疗患者 CA-VTE 风险是 70 岁以下化疗患者的 2.43 倍（HR=2.43，

95%CI 为 1.16 ～ 5.09，P=0.019）。另一项纳入 7 778 例化疗肿瘤患者的真实世界研究同样发现，年龄（在研究中作为连续变量）是 CA-VTE 的独立风险因素（HR=1.02，95%CI 为 1.01 ～ 1.03，P=0.0011）[10]。无论是否患癌症，患者随着年龄的增加，通常伴随着其他增加血栓栓塞风险的因素，包括运动减少、制动增加和全身性凝血过程的激活等[11]。

3．种族　不同研究关于种族作为 CA-VTE 风险因素的结论并不一致。Khorana 等[5] 在其一项回顾性研究中发现，黑人的 CA-VTE 风险显著高于非西班牙裔白人（HR=1.18，95%CI 为 1.15 ～ 1.22，P ＜ 0.001），亚裔的 CA-VTE 风险显著低于非西班牙裔白人（HR=0.74，95%CI 为 0.68 ～ 0.80，P ＜ 0.001），西班牙裔白人与非西班牙裔白人的 CA-VTE 风险差异不显著（HR=0.96，95%CI 为 0.91 ～ 1.02，P=0.17）。Angelini 等[8] 的研究同样发现，黑人住院肿瘤患者的 CA-VTE 风险是白人的 1.6 倍（OR=1.6，95%CI 为 1.2 ～ 2.1）。但 Khorana 等[6] 的另一项研究未发现白人、黑人、西班牙裔与亚裔之间存在显著的 CA-VTE 风险差异（P ＞ 0.05）。另一项大样本回顾性研究同样未发现白人肿瘤患者和黑人肿瘤患者之间存在显著的 CA-VTE 风险差异（P ＞ 0.05）[12]。在 Chew 等[7] 的研究中，不同人种之间的 CA-VTE 风险差异同样不显著（P ＞ 0.05）。

4．既往 VTE 史和家族 VTE 史　既往 VTE 史和家族 VTE 史是 CA-VTE 风险因素，有 VTE 史的肿瘤患者比无 VTE 史的肿瘤患者 CA-VTE 发生风险增加 2 ～ 7 倍[8,13-15]。而在 Khorana 等[6] 的另一项研究中，有 VTE 史的化疗肿瘤患者与无 VTE 史的化疗肿瘤患者之间的 CA-VTE 风险差异不显著（HR=0.71，95%CI 为 0.50 ～ 1.00）。Zöller 等[16] 在瑞典一项大型的国家级注册研究中分析了家族 VTE 史与 CA-VTE 发生风险的关系，该研究纳入了乳腺癌、肺癌、结肠癌、前列腺癌等 20 种肿瘤类型的患者，经过多因素分析发现，家族 VTE 史是其中 12 种肿瘤患者 CA-VTE 的独立风险因素，如乳腺癌（HR=1.79，95%CI 为 1.59 ～ 2.01，P ＜ 0.001）、肺癌（HR=1.21，95%CI 为 1.05 ～ 1.39，P=0.007）等。

5．卧床与活动减少　卧床与活动减少同样会增加 CA-VTE 的发生风险。活动减少通常用整体状况（performance status）来评价。Khorana 等[17] 的一项大样本前瞻性研究发现，3 003 名化疗肿瘤患者中，在 2.4 个月随访期间有 58 名（1.93%）发生 VTE，整体状况较差的患者 CA-VTE 发生风险更高，与另一篇研究的结论一致[18]。在另一篇大样本研究中，卧床＞ 3 天（HR=4.37，95%CI 为 2.45 ～ 7.78）是肿瘤患者 CA-VTE 的风险因素。有研究表明，卧床与活动减少增加 CA-VTE 的发生风险可能与导致静脉血流淤滞有关[19]。

6．肥胖与 BMI　肥胖或高 BMI 同样是 CA-VTE 的风险因素。在一项真实世界研究中，合并肥胖的肿瘤患者 CA-VTE 的发生风险是不合并肥胖患者的 2.67 倍（RR=2.67，95%CI 为 2.35 ～ 3.03，P ＜ 0.001）[10]。在 Khorana 等[20] 的大样本前瞻性研究中，BMI ≥ 35 kg/m^2 的化疗肿瘤患者 CA-VTE 的发生风险是 BMI ＜ 35 kg/m^2 患者的 2.5 倍（RR=2.5，95%CI 为 1.3 ～ 4.7）。

7．下肢静脉曲张 下肢静脉曲张肿瘤患者的 CA-VTE 发生风险更高[15,21]。Königsbrügge 等[15]基于维也纳血栓研究项目（Vienna Cancer and Thrombosis Study，VCTS）开展了一项前瞻性队列研究，共纳入 1 270 例肿瘤患者，中位随访时间为 590 天。该研究发现，下肢静脉曲张肿瘤患者 VTE 的发生风险是无下肢静脉曲张肿瘤患者的 2.10 倍（HR=2.10，95% 为 1.29 ～ 3.41）。

二、肿瘤相关因素

1．肿瘤类型 关于不同肿瘤类型与 CA-VTE 发生风险的研究较多，结论比较相近，不同肿瘤类型的 CA-VTE 发生风险不同，这提示我们不同肿瘤类型的 CA-VTE 发生机制可能不同，常见的高危肿瘤类型有胰腺癌、子宫癌、肺癌、胃癌、肾癌和脑瘤等。一项系统综述[22]发现，胰腺癌的 CA-VTE 发生风险最高（IRR=15.56，95%CI 为 10.50 ～ 23.06），其次为血液肿瘤（IRR=12.65，95%CI 为 10.04 ～ 15.94）和脑瘤（IRR=10.4，95%CI 为 5.98 ～ 18.08）。在另一项研究中，CA-VTE 发生风险最高的是胰腺癌、肺癌和胃肠道肿瘤。需要注意的是，女性患者中卵巢癌、乳腺癌和肺癌的 CA-VTE 发生风险较高，男性患者中前列腺、结直肠癌和肺癌的 CA-VTE 发生风险较高[23]。目前，广为认可的是 Khorana 等[20]对不同肿瘤类型 CA-VTE 发生风险的划分，CA-VTE 极高危的肿瘤类型有胰腺癌、胃癌和脑瘤，高危有肺癌、淋巴癌、妇科肿瘤、除前列腺癌以外的泌尿生殖系统肿瘤，低危的有乳腺癌、结直肠癌、头颈部肿瘤等。

2．肿瘤分期 肿瘤分期越高，CA-VTE 发生风险越高。丹麦一项大样本研究在 1997—2005 年共纳入了 57 519 例肿瘤患者和 287 476 例非肿瘤患者，肿瘤患者 VTE 的发生率高于非肿瘤患者（8.0 vs. 4.7），不同肿瘤分期（Ⅰ、Ⅱ、Ⅲ、Ⅳ）患者 VTE 调整后的相对风险值（aRR）分别为 2.9（1.5 ～ 5.5）、2.9（2.4 ～ 3.5）、7.5（6.0 ～ 9.4）和 17.1（12.6 ～ 23.3）。相似地，另一项研究同样发现肿瘤分期高的患者具有更高的 CA-VTE 发生风险[13]。2005 年，发表在 *JAMA* 杂志的一项大样本肿瘤人群研究发现，没有远处转移的肿瘤患者发生 VTE 的风险比非肿瘤患者高出 4 倍，而发生远处转移的肿瘤患者发生 VTE 的风险比非肿瘤患者高出 58 倍[24]。另一项基于维也纳血栓研究项目的数据的研究分析了局部肿瘤、局部淋巴结转移和远处转移患者的 VTE 发生风险，多因素分析发现局部淋巴结和远处转移的患者 VTE 发生风险分别是局部肿瘤患者的 3.7 倍（HR=3.7，95% 为 1.5 ～ 9.6）和 5.4 倍（HR=5.4，95%CI 为 2.3 ～ 12.9）[25]。

3．肿瘤分级 高分级肿瘤患者的 CA-VTE 发生风险更高。另一项基于维也纳血栓研究项目的研究发现，对于不同类型的肿瘤，肿瘤高分级患者（G_3 ～ G_4）的 CA-VTE 发生风险大约为肿瘤低分级患者（G_1 ～ G_2）的 2 倍[26]。

4．肿瘤分型 一些肿瘤亚型的 CA-VTE 发生风险更高。肺癌和卵巢癌患者不同亚型之间的 CA-VTE 发生风险不同，而乳腺癌和结肠癌患者不同亚型之间的 CA-

VTE发生风险无显著差异[27]。例如，非小细胞肺癌患者中，腺癌患者的CA-VTE发生风险比鳞癌患者更高[7]。在另一项研究中，产生黏液蛋白的腺癌，如胰腺癌、肺癌、胃肠道肿瘤等，CA-VTE发生风险最高[23]。

5．肿瘤合并症　多数肿瘤合并症会增加CA-VTE的发生风险。常见的增加CA-VTE风险的合并症有肾衰竭、呼吸系统疾病、心脏疾病和急性感染等，其中感染被认为是CA-VTE发生风险最高的合并症[5]。有研究表明，查尔森合并症指数（Charlson comorbidity index，CCI）在3分及以上的肿瘤患者，其CA-VTE风险显著升高[6-7]。一项真实世界研究全面分析了17种合并症对CA-VTE风险的影响，其中肥胖、肝疾病和心功能衰竭者的CA-VTE风险最高，RR值分别为2.67（95%CI为2.35～3.03，$P < 0.001$）、2.27（95%CI为1.84～2.79，$P < 0.001$）和2.10（95%CI为1.97～2.24，$P < 0.001$）。

6．肿瘤确诊时间　通常认为，距离肿瘤确诊时间越近，CA-VTE的发生风险越高，这可能与肿瘤确诊后立即接受抗肿瘤治疗有关[28]。多项研究表明，确诊肿瘤3个月或1年内的CA-VTE发生风险最高[27,29-30]。

三、治疗相关因素

1．手术和住院　包括手术在内的抗肿瘤治疗往往会导致肿瘤患者体内的高凝状态[31]。因手术或急性内科疾病住院的肿瘤患者通常具有更高的VTE发生风险[32]。VTE是常见的手术并发症。研究表明，肿瘤手术患者相比于非肿瘤手术患者的DVT风险增加2倍，致死性PE的发生风险增加3倍以上[13]。随着手术技术的发展、术后活动的增加、VTE预防策略的改进和围术期护理质量的提高，肿瘤手术患者的VTE发生风险正在逐年降低[13]。

2．化疗　化疗是CA-VTE重要的风险因素之一，在过去几十年中大量研究对化疗增加CA-VTE发生风险进行了分析和解释[32]。化疗患者CA-VTE发生风险增加大约2～7倍[32-35]。Khorana等[20]为化疗肿瘤患者发展了肿瘤特异性VTE风险评估模型。Khorana等[32]通过前瞻性队列研究发现，肿瘤患者在开始化疗后的1年内，VTE发生风险显著高于非肿瘤患者。另一项大样本队列研究表明，正在进行或近期接受化疗的肿瘤患者VTE发生风险显著升高[36]。基于临床试验的meta分析表明，接受顺铂和贝伐单抗治疗的患者相比对照组的RR值分别为1.67（95%CI为1.25～2.23，$P < 0.05$）[37]和1.33（95%CI为1.13～1.56，$P < 0.05$）[38]。

3．放疗　放疗相关研究较少。Ay等[39]基于维也纳血栓研究项目的数据分析发现，放疗肿瘤患者的CA-VTE发生风险大约为不放疗肿瘤患者的2倍。

4．靶向治疗与免疫治疗　接受靶向治疗与免疫治疗的肿瘤患者CA-VTE发生风险大约为不进行此治疗肿瘤患者的1.4～10倍[35]。血管生成抑制剂是最常用的靶向药物，主要用于抑制肿瘤生长、浸润和远处转移过程中的血管形成[31]。例如，贝伐单抗是血管内皮生长因子（VEGF）的单克隆抗体，可以在肿瘤细胞中释放并激活血管内皮[31]。但是，贝伐单抗似乎更能够增加动脉血栓的发生风险，关于贝伐单抗是否增加 CA-VTE 的发生风险的结论尚不明确[31]。

5．中心静脉导管　中心静脉导管（central venous catheters，CVC）在肿瘤治疗过程中扮演着重要的角色，方便用于药物输注和血样采集[31]。但是，CVC 的广泛使用增加了肿瘤患者导管相关性 VTE 的发生风险，这是比较严重的并发症之一，往往会导致化疗药物、血液制品以及其他静脉内药物的输注过程被中断，甚至导致致死性 PE 和栓塞后综合征的发生[31]。CVC 相关性血栓的发生率大约为 5% ~ 30%，但由于临床征象并不特异，该发生率可能存在低估[31]。研究表明，CVC 相关的 DVT 发生率大约为 0.3% ~ 28%。但静脉造影检查发现，其检出率仅为 27% ~ 66%[27]。CVC 相关性 DVT 的发生风险因置管位置和类型、诊断类型的不同而不同，在导管植入后的第 10 ~ 14 天 DVT 风险最高[40]。

6．输血 / 使用促红细胞生成素类药物　输血或使用促红细胞生成素类药物会增加 CA-VTE 的发生风险。妇科肿瘤患者围术期输注红细胞或新鲜冰冻血浆会增加 CA-VTE 的发生风险[41]。促红细胞生成素类药物和生长因子类药物的使用也会增加 DVT 发生风险，但风险水平并不随着药物使用率和使用剂量的增加而增加[42]，使用促红细胞生成素类药物肿瘤患者的 CA-VTE 发生风险大约是不使用该类药物患者的 1.6 倍[35]。

（北京大学　路　潜　靳　帅）

参考文献

[1] Brunson AM，Keegan THM，Mahajan A，et al．Cancer associated venous thromboembolism：incidence and impact on survival [J]．Thromb Res，2018，164：S178-S179.

[2] Hisada Y，Geddings JE，Ay C，et al．Venous thrombosis and cancer：from mouse models to clinical trials [J]．J Thromb Haemost，2015，13（8）：1372-1382.

[3] Falanga A，Russo L，Milesi V，et al．Mechanisms and risk factors of thrombosis in cancer [J]．Crit Rev Oncol Hematol，2017，118：79-83.

[4] Ay C，Pabinger I，Cohen AT．Cancer-associated venous thromboembolism：burden，mechanisms，and management [J]．Thromb Haemost，2017，117（2）：219-230.

[5] Khorana AA，Francis CW，Culakova E，et al．Frequency，risk factors，and trends for venous thromboembolism among hospitalized cancer patients [J]．Cancer，2007，110（10）：2339-2346.

[6] Khorana AA，Francis CW，Culakova E，et al．Thromboembolism in hospitalized neutropenic cancer patients [J]．J Clin Oncol，2006，24（3）：484-490.

[7] Chew HK，Wun T，Harvey D，et al．Incidence of venous thromboembolism and its effect on survival among patients with common cancers [J]．Arch Intern Med，2006，166（4）：458-464.

[8] Angelini DE，Greene MT，Wietzke JN，et al．A novel risk assessment model to predict venous thromboembolism（VTE）in cancer inpatients：the Canclot Score [J]．Blood，2016，128（22）：1181-1185.

[9] Vergati M，Della-Morte D，Ferroni P，et al．Increased risk of chemotherapy-associated venous

thromboembolism in elderly patients with cancer [J]. Rejuvenation Res, 2013, 16 (3): 224-231.

[10] Peippo MH, Kurki S, Lassila R, et al. Real-world features associated with cancer-related venous thromboembolic events [J]. ESMO Open, 2018, 3 (5): e000363.

[11] Previtali E, Bucciarelli P, Passamonti SM, et al. Risk factors for venous and arterial thrombosis [J]. Blood Trans, 2011, 9 (2): 120.

[12] Stein PD, Beemath A, Meyers FA, et al. Incidence of venous thromboembolism in patients hospitalized with cancer [J]. Am J Med, 2006, 119 (1): 1-68.

[13] Agnelli G, Bolis G, Capussotti L, et al. A clinical outcome-based prospective study on venous thromboembolism after cancer surgery: the @RISTOS project [J]. Ann Surg, 2006, 243 (1): 89-95.

[14] Connolly GC, Khorana AA. Emerging risk stratification approaches to cancer-associated thrombosis: risk factors, biomarkers and a risk score [J]. Thromb Res, 2010, 125 (Suppl 2): S1-S7.

[15] Königsbrügge O, Lötsch F, Reitter EM, et al. Presence of varicose veins in cancer patients increases the risk for occurrence of venous thromboembolism [J]. J Thromb Haemost, 2013, 11 (11): 1993-2000.

[16] Zöller B, Palmer K, Li X, et al. Family history of venous thromboembolism and risk of hospitalized thromboembolism in cancer patients: a nationwide family study [J]. Thromb Res, 2015, 136 (3): 573-581.

[17] Khorana AA, Francis CW, Culakov AE, et al. Risk factors for chemotherapy-associated venous thromboembolism in a prospective observational study [J]. Cancer, 2005, 104 (12): 2822-2829.

[18] Al diab AI. Cancer-related venous thromboembolism: insight into underestimated risk factors [J]. Hematol Oncol Stem Cell Ther, 2010, 3 (4): 191-195.

[19] Cushman M. Epidemiology and risk factors for venous thrombosis [J]. Semin Hematol, 2007, 44 (2): 62-69.

[20] Khorana AA, Kuderer NM, Culakova E, et al. Development and validation of a predictive model for chemotherapy-associated thrombosis [J]. Blood, 2008, 111 (10): 4902-4907.

[21] Chang SL, Huang YL, Lee MC, et al. Association of varicose veins with incident venous thromboembolism and peripheral artery disease [J]. JAMA, 2018, 319 (8): 807-817.

[22] Horsted F, West J, Grainge MJ. Risk of venous thromboembolism in patients with cancer: a systematic review and meta-analysis [J]. PLoS Med, 2012, 9 (7): e1001275.

[23] Haddad TC, Greeno EW. Chemotherapy-induced thrombosis [J]. Thromb Res, 2006, 118 (5): 555-568.

[24] Blom JW, Doggen CJ, Osanto S, et al. Malignancies, prothrombotic mutations, and the risk of venous thrombosis [J]. JAMA, 2005, 293 (6): 715-722.

[25] Dickmann B, Ahlbrecht J, Ay C, et al. Regional lymph node metastases are a strong risk factor for venous thromboembolism: results from the Vienna Cancer and Thrombosis Study [J]. Haematologica, 2013, 98 (8): 1309-1314.

[26] Ahlbrecht J, Dickmann B, Ay C, et al. Tumor grade is associated with venous thromboembolism in patients with cancer: results from the Vienna Cancer and Thrombosis Study [J]. J Clin Oncol, 2012, 30 (31): 3870-3875.

[27] Fuentes HE, Tafur AJ, Caprini JA. Cancer-associated thrombosis [J]. Dm-Dis Mon,

2016，62（5）：121-158.

[28] Khorana AA，Connolly GC．Assessing risk of venous thromboembolism in the patient with cancer［J］．J Clin Oncol，2009，27（29）：4839-4847.

[29] Connolly GC，Francis CW．Cancer-associated thrombosis［J］．Hematology Am Soc Hematol Educ Program，2013，2013（6）：84-91.

[30] Easaw JC，Mccall S，Azim A．ClotAssist：a program to treat cancer-associated thrombosis in an outpatient pharmacy setting［J］．J Oncol，2019，25（4）：818-823.

[31] Abdol Razak NB，Jones G，Bhandari M，et al．Cancer-associated thrombosis：an overview of mechanisms，risk factors，and treatment［J］．Cancers（Basel），2018，10（10）：1-21.

[32] Khorana AA，Dalal M，Lin J，et al．Incidence and predictors of venous thromboembolism（VTE）among ambulatory high-risk cancer patients undergoing chemotherapy in the United States［J］．Cancer，2013，119（3）：648-655.

[33] Piovella F，Wang CJ，Lu H，et al．Deep-vein thrombosis rates after major orthopedic surgery in Asia．An epidemiological study based on postoperative screening with centrally adjudicated bilateral venography［J］．J Thromb Haemost，2005，3（12）：2664-2670.

[34] Hakkim A，Fuchs TA，Martinez NE，et al．Activation of the Raf-MEK-ERK pathway is required for neutrophil extracellular trap formation［J］．Nat Chem Biol，2011，7（2）：75-77.

[35] Eichinger S．Cancer associated thrombosis：risk factors and outcomes［J］．Thromb Res，2016，140（S1）：S7-S12.

[36] Cronin-Fenton DP，Søndergaard F，Pedersen LA，et al．Hospitalisation for venous thromboembolism in cancer patients and the general population：a population-based cohort study in Denmark，1997-2006［J］．Br J Cancer，2010，103（7）：947-953.

[37] Seng S，Liu Z，Chiu SK，et al．Risk of venous thromboembolism in patients with cancer treated with Cisplatin：a systematic review and meta-analysis［J］．J Clin Oncol，2012，30（35）：4416-4426.

[38] Nalluri SR，Chu D，Keresztes R，et al．Risk of venous thromboembolism with the angiogenesis inhibitor bevacizumab in cancer patients：a meta-analysis［J］．JAMA，2008，300（19）：2277-2285.

[39] Ay C，Vormittag R，Dunkler D，et al．D-dimer and prothrombin fragment 1 + 2 predict venous thromboembolism in patients with cancer：results from the Vienna Cancer and Thrombosis Study［J］．J Clin Oncol，2009，27（25）：4124-4129.

[40] Geerts W．Central venous catheter-related thrombosis［J］．Hematology Am Soc Hematol Educ Program，2014，2014（1）：306-311.

[41] Abu-rustum NR，Richard S，Wilton A，et al．Transfusion utilization during adnexal or peritoneal cancer surgery：effects on symptomatic venous thromboembolism and survival［J］．Gynecol Oncol，2005，99（2）：320-326.

[42] Leyland-Jones B．Breast cancer trial with erythropoietin terminated unexpectedly［J］．Lancet Oncol，2003，4（8）：459-460.

第三节　对预后的影响

一、CA-VTE 的出血风险和复发率

Lee 等 [1] 对 CA-VTE 患者的出血风险和复发率进行了系统阐述。肿瘤患者 VTE 发生风险高于非肿瘤患者，更需要针对性地接受抗凝治疗，而使用抗凝剂最严重的不良反应就是出血。尽管抗凝剂不会直接引起出血，但是会通过干扰凝血和止血过程而加剧所有原因引起的出血的严重性。而且，肿瘤患者因肿瘤浸润、化疗等因素易出现血小板减少症。因此，肿瘤患者比非肿瘤患者具有更高的出血风险。此外，肿瘤患者往往具有较高的合并症发生率，这些合并症通常与出血有关，危险因素包括高龄、虚弱、肾功能不全和肝功能障碍等。与非肿瘤疾病类似，不同肿瘤类型的患者中最常见的出血部位是胃肠道和泌尿生殖系统。与非肿瘤患者的研究不同的是，肿瘤患者出血事件的发生与华法林等抗凝剂的使用强度并不相关，这可能表明，即使在低抗凝条件下，肿瘤患者仍然存在出血风险。

进展期肿瘤患者的 VTE 复发率较高 [1]。首次发生 VTE 的肿瘤患者 5 ～ 10 年内 VTE 的复发率大约为 25% ～ 30% [2-4]。在一项持续 13 年（1988—2000 年）的复发研究中，1 262 例 VTE 患者（306 例发生复发性 VTE）的 5 年 VTE 复发率大约为 24.5%。调整抗凝治疗（如华法林、阿司匹林）等因素后，男性、基线进展期肿瘤、活化部分凝血活酶时间控制不佳是 VTE 复发的独立危险因素 [5]。肿瘤 VTE 患者相比非肿瘤 VTE 患者具有更高的 VTE 复发率，复发风险大约为其 2 ～ 3 倍 [6-8]。

Prandoni 等 [4] 对 355 例首次发生 DVT 的患者进行了 8 年随访，发现肿瘤患者比非肿瘤患者的 VTE 复发风险显著增高（HR=1.7，95% CI 为 1.3 ～ 2.3）。Prandoni 等 [6] 开展了另一项前瞻性研究，对接受抗凝治疗的 181 例肿瘤患者和 661 例非肿瘤患者进行 12 个月随访，研究 VTE 的复发情况，肿瘤患者的 VTE 累积复发率为 20.7%（95% CI 为 15.6% ～ 25.8%），非肿瘤患者为 6.8%（95% CI 为 3.9% ～ 9.7%），肿瘤患者的 VTE 复发风险大约为非肿瘤患者的 3.2 倍（HR=3.2，95% CI 为 1.9 ～ 5.4）。该研究还调查了出血风险，肿瘤患者的出血事件累积发生率为 12.4%（95% CI 为 6.5% ～ 18.2%），非肿瘤患者为 4.9%（95% CI 为 2.5% ～ 7.4%），肿瘤患者的出血风险是非肿瘤患者的 2.2 倍（HR=2.2，95% CI 为 1.2 ～ 4.1）。该研究还发现，肺癌（HR=6.9，95% CI 为 3 ～ 15.9）和胃肠道肿瘤（HR=5.1，95% CI 为 2.3 ～ 12.3）患者的 VTE 复发风险显著高于其他类型的肿瘤患者，而乳腺癌患者与非肿瘤患者的 VTE 复发风险无差异，胃肠道肿瘤患者的出血风险最高（HR=4.9，95% CI 为 2.1 ～ 9.9）[6]。此外，发生广泛转移（根据肿瘤 / 淋巴结 / 远处转移分期系统判断）的肿瘤患者 VTE 复发风险最高 [6]。

在另一项多中心、前瞻性队列中，研究者发现随访3个月时的肿瘤患者VTE复发率显著高于非肿瘤患者（11.4% vs. 2.1%，$P < 0.001$）[9]。研究者还发现，发生急性VTE事件的肿瘤患者3个月内PE和DVT的复发率分别为2.4%和2.6%[8]。年龄＞65岁（OR=3.0，95% CI为1.9～4.9）、入院时诊断出PE（OR=1.9，95% CI为1.2～3.1）和确诊肿瘤3个月内发生VTE（OR=2.0，95% CI为1.2～3.2）的患者，PE复发风险显著提高；年龄＞65岁（OR=1.6，95% CI为1.0～2.4）、确诊肿瘤3个月内发生VTE（OR=2.4，95% CI为1.5～3.6）的患者，DVT复发风险显著提高；制动（OR=1.8，95% CI为1.2～2.7）、肿瘤远处转移（OR=1.6，95% CI为1～2.3）、近期出血（OR=2.4，95% CI为1.1～5.1）和肌酐清除率＜30 ml/min（OR=2.2，95% CI为1.5～3.4）的患者出血风险显著提高[8]。儿科肿瘤患者的VTE复发率研究较少，患有淋巴癌的儿童，其VTE复发率大约为33.0%[10]。

二、CA-VTE的死亡率

CA-VTE会增加肿瘤患者的死亡率，据报道，CA-VTE与肿瘤相关性动脉血栓是门诊化疗肿瘤患者的主要死因[11]。Sørensen等[12]在丹麦开展了一项基于人群的病例对照研究，该研究发现发生VTE的肿瘤患者与没有发生VTE的肿瘤患者相比，1年生存率显著下降（12% vs. 36%，$P < 0.001$）。但是该研究没有对肿瘤分期、合并症等变量进行控制。Naess等[13]在挪威开展了一项基于人群的随访研究，对740例首次诊断为VTE的患者进行分析，发现肿瘤患者30天的死亡率显著高于非肿瘤患者（19.1% vs 3.6%，RR=3.8，95%CI为1.6～9.2）。

Chew等[14]则报告了对235 149例肿瘤患者（3 775例VTE）预后因素的分析，在对性别、种族和肿瘤分期3个变量进行调整后，各种肿瘤类型的VTE患者比非VTE患者生存期显著缩短（HR为1.6～4.2，$P < 0.01$）。在另一项多中心、前瞻性队列研究中[15]，35 539例患者（包括6 075例肿瘤患者）3个月的死亡率为7.9%，PE相关的死亡率约为1.4%，肿瘤患者死亡率显著高于非肿瘤患者（26.4% vs 4.1%，$P < 0.001$），肿瘤患者PE相关死亡率显著高于非肿瘤患者（3.0% vs 1.0%，$P < 0.001$）。

Brunson等[16]对美国加利福尼亚2005—2014年共762 184例肿瘤患者（包含13种肿瘤：乳腺癌、前列腺癌、肺癌、结直肠癌、子宫癌、膀胱癌、胃癌、胰腺癌、卵巢癌、肾癌、非霍奇金淋巴瘤、骨髓瘤和脑瘤）的病案资料进行了二次分析，CA-VTE的发生率大约为3.9%（29 347/762 184），其中PE（伴或不伴DVT）、近端DVT和远端DVT的比例分别为62.3%、14.6%和23.1%。且发生远处转移的肿瘤患者（子宫癌、胰腺癌和卵巢癌）24个月的VTE累积发生率最高（发生率＞6%）；发生PE(HR为1.95～4.06)、近端DVT(HR为1.69～3.84)和远端DVT(HR为1.51～3.84)肿瘤患者的死亡风险显著升高，肿瘤患者死亡的最强预测因子包括年龄＞80岁（HR：95%CI为2～10）、远处转移（HR为2～11）和VTE（HR

为 2 ～ 5）。在不同肿瘤类型中，发生 VTE 患者的死亡风险没有差异。肿瘤 VTE 患者死亡风险增加可能与致死性血栓事件（如致死性 PE）和抗凝治疗导致出血风险增加有关[6]。

（北京大学 路 潜 靳 帅）

参考文献

[1] Lee AYY. When can we stop anticoagulation in patients with cancer-associated thrombosis? [J]. Blood，2017，130（23）：2484-2490.

[2] Hansson PO，Sörbo J，Eriksson H. Recurrent venous thromboembolism after deep vein thrombosis：incidence and risk factors [J]. Arch Intern Med，2000，160（6）：769-774.

[3] Heit JA，Mohr DN，Silverstein MD，et al. Predictors of recurrence after deep vein thrombosis and pulmonary embolism：a population-based cohort study [J]. Arch Intern Med，2000，160（6）：761-778.

[4] Prandoni P，Lensing AW，Cogo A，et al. The long-term clinical course of acute deep venous thrombosis [J]. Ann Intern Med，1996，125（1）：1-7.

[5] Heit JA，Lahr BD，Ashrani AA，et al. Predictors of venous thromboembolism recurrence，adjusted for treatments and interim exposures：a population-based case-cohort study [J]. Thromb Res，2015，136（2）：298-307.

[6] Prandoni P，Lensing AW，Piccioli A，et al. Recurrent venous thromboembolism and bleeding complications during anticoagulant treatment in patients with cancer and venous thrombosis [J]. Blood，2002，100（10）：3484-3488.

[7] Prandoni P，Piccioli A，Pagnan A. Recurrent thromboembolism in cancer patients：incidence and risk factors [J]. Semin Thromb Hemost，2003，29（Suppl 1）：3-8.

[8] Trujillo-santos J，Nieto JA，Tiberio G，et al. Predicting recurrences or major bleeding in cancer patients with venous thromboembolism. Findings from the RIETE Registry [J]. J Thromb Haemost，2008，100（3）：435-439.

[9] Trujillo-santos J，Prandoni P，Rivron-Guillot K，et al. Clinical outcome in patients with venous thromboembolism and hidden cancer：findings from the RIETE Registry [J]. J Thromb Haemost，2008，6（2）：251-255.

[10] Piovesan D，Attard C，Monagle P，et al. Epidemiology of venous thrombosis in children with cancer [J]. J Thromb Haemost，2014，111（6）：1015-1021.

[11] Khorana AA，Francis CW，Culakova E，et al. Thromboembolism is a leading cause of death in cancer patients receiving outpatient chemotherapy [J]. J Thromb Haemost，2007，5（3）：632-634.

[12] Sørensen HT，Mellemkjaer L，Olsen JH，et al. Prognosis of cancers associated with venous thromboembolism [J]. N Engl J Med，2000，343（25）：1846-1850.

[13] Naess IA，Christiansen SC，Romundstad P，et al. Incidence and mortality of venous thrombosis：a population-based study [J]. J Thromb Haemost，2007，5（4）：692-699.

[14] Chew HK，Wun T，Harvey D，et al. Incidence of venous thromboembolism and its effect on survival among patients with common cancers [J]. Arch Intern Med，2006，166（4）：458-464.

[15] Gussoni G，Frasson S，La Regina M，et al. Three-month mortality rate and clinical predictors

in patients with venous thromboembolism and cancer. Findings from the RIETE registry [J]. Thromb Res, 2013, 131 (1): 24-30.

[16] Brunson AM, Keegan THM, Mahajan A, et al. Cancer associated venous thromboembolism: incidence and impact on survival [J]. Thromb Res, 2018, 164: S178-S179.

第三章

肿瘤相关性血栓的病理生理

第一节　人体正常凝血机制

人体是一个复杂的机体，而机体的凝血机制又是非常精妙的平衡系统，由凝血系统和抗凝系统两部分组成[1]。在生理状态下，血液中的凝血因子不断地被激活，从而产生凝血酶，形成微量的纤维蛋白，沉着于血管内膜上，但这些微量的纤维蛋白又不断地被激活了的抗凝系统所吞噬。正常情况下，上述凝血系统与抗凝系统保持动态平衡，维持血液在血管内的正常流动状态。抗凝系统的因子可以调节血液凝固系统，减少纤维蛋白的形成，降低凝血因子的活化水平[2]。

血液凝固是由一系列凝血因子参与的复杂的生理过程。凝血因子是参与凝血过程的生物分子，其中多数凝血因子根据它们被发现的先后顺序[3]，分别以罗马数字命名，如FⅠ（纤维蛋白原）、FⅡ（凝血酶原）、FⅢ（组织因子）、FⅣ（钙离子）等。除 Ca^{2+} 外，其余凝血因子都是蛋白质，且多为蛋白酶。在生理情况下，多数凝血因子以无活性的酶原形式存在，凝血过程中，这些凝血因子被相继酶解激活，转为有活性的蛋白酶，这些被活化的凝血因子，多在其名称的右下方以英文字母a表示，如FⅩa、FⅫa等[4]。

血液凝固（凝血）是指无活性的凝血因子（酶原）被有序地、逐级放大地激活，转变为有蛋白降解活性的凝血因子的系列性酶反应过程。凝血的最终产物是由血浆中的纤维蛋白原（fibrinogen，FIB）转变的纤维蛋白[5]。

一、凝血过程

经典的凝血理论将凝血过程概括为3个基本环节，即凝血酶原的形成、凝血酶的形成，纤维蛋白原的形成[1]。

（一）凝血酶原的形成

凝血酶原的形成一般分为外源性凝血途径和内源性凝血途径。外源性凝血途径中的组织因子激活系统起着凝血的启动作用，而来自内源性凝血途径的内源性凝血活化激活物起着凝血的继续放大作用[6]。

1．外源性凝血途径　血管损伤时，其内皮细胞表达组织因子（tissue factor，TF）并释入血流。TF被认为是生理性凝血过程的启动物，当循环中的丝氨酸蛋白酶FⅦa与跨膜蛋白TF接触时，便可组成FⅦa-TF复合物，此时TF是FⅦa的辅酶，Ⅶa可以加速FⅨ和FⅩ的激活。另外，TF依靠与细胞膜的紧密结合，还可能起到"锚定（anchor）作用"，使生理性凝血过程局限于受损血管的部位[7]。

在病理情况下，受损血管内皮细胞或组织可释放出FⅢ，FⅢ与FⅦ结合，形成FⅢ-FⅦ复合物[8]。FⅦ可被FⅨa、FⅩa和凝血酶激活成为FⅦa。FⅦa能与Ca^{2+}形成复合物，也能激活FⅨa、FⅩa。

在体内，外源性凝血途径主要受组织因子途径抑制物（tissue factor pathway inhibitor，TFPI）的调节，TFPI是存在于正常人血浆、血小板和血管内皮细胞中的一种糖蛋白。TFPI通过与FⅩa或FⅦa-TF-FⅩa结合，形成复合物而抑制FⅩa或FⅦa-TF的活性[9]。

2．内源性凝血途径　内源性凝血途径一般从FⅫ的激活开始，血管内膜下组织特别是带负电荷的胶原纤维，与FⅫ接触，可使FⅫ激活成FⅫa，FⅫa可激活前激肽释放酶使之成为激肽释放酶；后者反过来又能激活FⅫ，这是一种正反馈，可使FⅫa大量生成。FⅫa又激活FⅪ成为FⅪa[10]。由FⅫ激活到FⅪa形成的步骤，称为表面激活。表面激活所形成的FⅪa再激活FⅨ，生成FⅨa，这一步需要有Ca^{2+}（即FⅣ）存在。FⅨa再与FⅧ因子和血小板第Ⅲ因子（platelet factor 3，PF_3）及Ca^{2+}组成FⅧ复合物，即可激活FⅩ生成FⅩa。

上述两种途径激活FⅩ后，凝血过程即进入共同途径。在Ca^{2+}存在的条件下，FⅩa、FⅤ与PF_3形成复合物，即凝血活酶[11]。

近几年，随着该领域研究的不断深入，人们对凝血过程的认识又有了进一步的补充和发展，更加强调外源性凝血途径在病理生理过程中的作用和地位，将凝血共同途径前移，并认为两条凝血途径并不是完全独立而是相互密切联系的，在机体的整个凝血过程中可能发挥不同的作用[12]。

（二）凝血酶（FⅡa）的形成

血浆中无活性的凝血酶原在凝血活酶的作用下，转变为蛋白质分解活性极强的凝血酶。凝血酶是凝血连锁反应中的关键酶，可激活FⅪ、FⅧ、FⅤ、FⅩⅢ和水解因子Ⅰ，促进血小板聚集和释放，激活纤溶系统，并可避免与血管内皮细胞血栓调节蛋白（thrombomodulin，TM）结合而激活蛋白C（protein C，PC）等。

（三）纤维蛋白的形成

在凝血酶作用下，FIB 依次裂解，释放出肽 A、肽 B，形成纤维蛋白单体。单体自动聚合，形成不稳定性纤维蛋白，再经 FⅩⅢa 的作用，形成稳定性交联纤维蛋白。纤维蛋白与凝血酶有高亲和力，因此纤维蛋白生成后即能吸附凝血酶，这样不仅有助于局部血凝块的形成，还可以避免蛋白酶向循环中扩散。

二、凝血的负性调控

1．血管内皮的抗凝作用　正常的血管内皮作为一个屏障，可防止凝血因子、血小板与内皮下的成分接触，从而避免凝血系统的激活和血小板的活化。血管内皮还具有抗凝血和抗血小板的功能。血管内皮细胞能合成并在膜上表达硫酸乙酰肝素蛋白多糖，血液中的抗凝血酶与之结合后，可灭活凝血酶、FⅩa 等多种活化的凝血因子。内皮细胞也能合成并在膜上表达凝血酶调节蛋白，通过蛋白 C 系统灭活 FⅤa、FⅧa。内皮细胞还能合成、分泌组织因子途径抑制物（TFPI）和抗凝血酶等抗凝物质。血管内皮细胞可合成、释放前列环素（prostacyclin，PG_2）和一氧化氮，从而抑制血小板聚集。内皮细胞膜上还有胞膜腺苷二磷酸（ADP）酶，可分解释放 ADP 而抑制血小板的激活。通过上述过程，内皮细胞可灭活自凝血部位扩散而来的活化的凝血因子，阻止血栓延伸到完整内皮细胞部位。此外，血管内皮细胞还能合成、分泌组织型纤溶酶原激活物（tissue plasminogen activator，t-PA），t-PA 可激活纤溶酶原为纤溶酶，通过降解已形成的纤维蛋白以保证血管通畅。

2．纤维蛋白的吸附　血流的稀释和单核巨噬细胞的吞噬作用有助于防止凝血过程的扩散。纤维蛋白与凝血酶有高度的亲和力。在凝血过程中所形成的凝血酶，85% ～ 90% 可被纤维蛋白吸附，这不仅有助于加速局部凝血反应的进行，也可避免凝血酶向周围扩散。进入循环的活化的凝血因子可被血流稀释，并被血浆中的抗凝物质灭活和被单核巨噬细胞吞噬。

3．生理性抗凝物质　体内的生理性抗凝物质可分为丝氨酸蛋白酶抑制物、蛋白 C 系统和组织因子途径抑制物（TFPI）3 类，分别抑制激活的维生素 K 依赖的凝血因子（FⅦa 除外）、激活的辅因子 FⅤa 和 FⅧa 以及外源性凝血途径。

（1）丝氨酸蛋白酶抑制物：血浆中含有多种丝氨酸蛋白酶抑制物，主要有抗凝血酶、肝素辅因子Ⅱ、C_1 抑制物、α_1- 抗胰蛋白酶、α_2- 抗纤溶酶和 α_2- 巨球蛋白等。抗凝血酶是最重要的抑制物，负责灭活 60% ～ 70% 的凝血酶，其次肝素辅因子Ⅱ，可灭活 30% 的凝血酶。抗凝血酶能与内源性凝血途径产生的凝血酶、FⅨa、FⅩa、FⅪa 和 FⅫa 等分子活性中心的丝氨酸残基结合而抑制其活性。肝素能促进抗凝血酶与凝血酶结合。

（2）蛋白 C 系统：在凝血过程中，FⅧa 和 FⅤa 是 FⅩ和凝血酶原激活的限速因子。蛋白 C 系统可使 FⅧa 和 FⅤa 灭活。蛋白 C 系统主要包括蛋白 C、凝血酶调节蛋白（TM）、蛋白 S 和蛋白 C 的抑制物。蛋白 C 系统有缺陷者易发生血栓形成。

（3）组织因子途径抑制物（TFPI）：TFPI 主要由血管内皮细胞产生，是组织因子、FⅦ和 FⅩ的天然抑制物，在维持正常凝血中发挥着关键的生理作用，它对外源性凝血途径具有特异性抑制作用。

4．肝素（heparin）　肝素是一种酸性黏多糖，主要由肥大细胞和嗜碱性粒细胞产生。生理情况下血浆中几乎不含肝素。肝素具有较强的抗凝作用，但主要通过增强抗凝血酶的活性而间接激发抗凝作用，所以缺乏抗凝血酶的条件下抗凝作用很弱。此外，肝素还可刺激血管内皮细胞释放 TFPI，故肝素在体内的抗凝作用强于其体外抗凝作用。

三、纤维蛋白的溶解

正常情况下，组织损伤后所形成的血栓在完成止血使命后将逐步溶解，从而保证血管的畅通，也有利于受损组织的再生和修复。血栓的溶解主要依赖于纤维蛋白溶解系统（简称纤溶系统）。若纤溶系统活动亢进，可因血栓的提前溶解而有重新出血的倾向；而纤溶系统活动低下，则不利于血管的再通，加重血栓栓塞。

纤溶系统主要包括纤溶酶原、纤溶酶、纤溶酶原激活物与纤溶抑制物。纤溶可分为纤溶酶原的激活与纤维蛋白（或纤维蛋白原）的降解两个基本阶段。

1．纤溶酶原的激活　正常情况下，血浆中的纤溶酶是以无活性的纤溶酶原形式存在的。纤溶酶原在纤溶酶原激活物的作用下转变为具有活性的纤溶酶。纤溶酶原激活物主要有 t-PA 和尿激酶型纤溶酶原激活物（urokinase-type plasminogen activator，u-PA）。t-PA 是血液中主要的内源性纤溶酶原激活物。u-PA 是血液中活性仅次于 t-PA 的生理性纤溶酶原激活物，它对纤维蛋白的亲和力也低于 t-PA。

2．纤维蛋白与纤维蛋白原的降解　纤溶酶属于丝氨酸蛋白酶，它最敏感的底物是纤维蛋白和纤维蛋白原。在纤溶酶的作用下，纤维蛋白和纤维蛋白原可被分解为许多可溶性小肽，称为纤维蛋白降解产物。这些降解产物通常不再发生凝固，其中部分小肽还具有抗凝血作用。当纤溶亢进时，可因凝血因子的大量分解和纤维蛋白降解产物的抗凝作用而产生出血倾向。

3．纤溶抑制物　体内有多种物质可抑制纤溶系统的活性，主要有纤溶酶原激活物抑制物 -1（plasminogen activator inhibitor type-1，PAI-1）和 α_2- 抗纤溶酶（α_2 antiplasmin，α_2-AP）。PAI-1 通过与 t-PA 和 u-PA 结合而使之灭活。α_2-AP 通过与纤溶酶结合成复合物而迅速抑制纤溶酶的活性，血小板中所含的 α_2-AP 在血小板活化时被释放，可防止纤维蛋白过早被降解；而在血凝块中，纤溶酶上 α_2-AP 的作用部位被纤维蛋白占据，因此不易被 α_2-AP 灭活。

在正常情况下，由于血管内皮细胞分泌 PAI-1 的量 10 倍于 t-PA，加上 α_2-AP 对纤溶酶的灭活作用，血液中的纤溶活性很低。当血管壁上有纤维蛋白形成时，血管内皮分泌 t-PA 增多；同时，由于纤维蛋白对 t-PA 和纤溶酶原有较高的亲和力，

t-PA、纤溶酶原与纤维蛋白的结合既可避免 PA-1 对 t-PA 的灭活，又有利于 t-PA 对纤溶酶原的激活；此外，结合于纤维蛋白上的纤溶酶还可避免血液中 α_2-AP 对它的灭活。这样，就能保证血栓形成部位既有适度的纤溶活性，又不至于引起全身性纤溶亢进，维持凝血和纤溶之间的动态平衡。

四、凝血机制检验的临床意义

1．凝血酶原时间（prothrombin time，PT） PT 是筛查外源性凝血系统是否正常的较敏感的和最为常用的指标。凝血酶原时间应用于外源性凝血途径的凝血因子（FⅡ、FⅤ、FⅦ、FⅩ）筛查，是判断出血倾向的重要指标，主要反映外源性凝血功能是否正常。正常参考范围为 12 ～ 16 s。在一般口服抗凝剂的过程中，以简单维持患者 PT 在正常对照的 1 ～ 2 倍最为适宜。

2．活化部分凝血活酶时间（activated partial thromboplastin time，aPTT） aPTT 是筛查内源性凝血系统（FⅧ、FⅨ、FⅪ、FⅫ）是否正常的较敏感指标。测定原理：37℃条件下，以白陶土激活 FⅫ，以脑磷脂（部分凝血活酶）代替血小板第Ⅲ因子，在 Ca^{2+} 参与下，观察血浆凝固所需的时间，即为 aPTT。正常参考值为 24 ～ 36 s。由于 aPTT 的高敏感度和肝素的作用途径主要是内源性凝血途径，所以 aPTT 成为监测普通肝素（unfractionated heparin，UFH）作用的首选指标 [13]。

3．凝血酶时间（thrombin time，TT） TT 是指在血浆中加入标准化的凝血酶后血液凝固的时间。在共同凝血途径中，所生成的凝血酶使纤维蛋白原转变为纤维蛋白，可用 TT 来反映。由于纤维蛋白降解产物（FDP）能使 TT 延长，故也有人将 TT 作为纤溶系统的筛选指标 [14]。正常值为 16 ～ 18 s。超过正常值 3 s 以上为异常。TT 缩短无临床意义。TT 延长见于血浆纤维蛋白原减低或结构异常；临床应用肝素，或在肝病、肾病及系统性红斑狼疮时的肝素样抗凝物质增多及纤维蛋白溶解系统功能亢进。

4．国际标准化比值（international normalized ratio，INR） INR 是患者 PT 与正常对照 PT 之比（即 PT 比值，PTR）的国际敏感度指数（ISI，试剂出厂时由厂家标定）次方，即 $INR=PTR^{ISI}$。考虑到同一份检测标本在不同的实验室，用 ISI 不同的试剂检测，其 PT 值结果可差异很大；但如检测的结果以 INR 值表示，则数值相同，从而使检测结果具有可比性。目前国际上强调用 INR 来监测口服抗凝剂的用量，世界卫生组织（world health organization，WHO）规定应用口服抗凝剂时，INR 的允许范围如下：非髋部外科手术前，1.5 ～ 2.5；髋部外科手术前，2.0 ～ 3.0；治疗 DVT，2.0 ～ 3.0；治疗 PE，2.0 ～ 4.0；预防动脉血栓形成，3.0 ～ 4.0；人工瓣膜手术，3.0 ～ 4.0 [15]。

5．血浆纤维蛋白原（fibrinogen，FIB）水平 FIB 是凝血过程中的主要蛋白质，更是血栓的主要基质，能增强红细胞和血小板聚集性，使血液处于高凝和高黏状态，促使血栓形成，用于出血性疾病和血栓性疾病的诊断。血浆 FIB 升高是心脑血管疾病的重要致病因素，检测 FIB 的含量具有重要的意义。正常参考值为 2 ～ 4 g/L。FIB 增高除了生理情况下的应激反应和妊娠晚期外，主要出现在急性感染、烧伤、动脉粥样硬化、急性心肌梗死、自身免疫性疾病、多发性骨髓瘤、糖尿病、妊娠高血压综合征（妊高征）及急性肾炎、尿毒症等疾病时[16]；FIB 减少主要见于弥散性血管内凝血（disseminated intravascular coagulation，DIC）、原发性纤溶亢进、重症肝炎、肝硬化和溶栓治疗时[17]。

6．纤维蛋白降解产物（fibrin degradation products，FDP）水平　FDP 是纤维蛋白原和纤维蛋白被纤溶酶分解后产生的降解产物[18]。正常值＜ 10 mg/L。PDF 增高见于：原发性纤维蛋白溶解功能亢进；继发性纤维蛋白溶解功能亢进，如高凝状态、弥散性血管内凝血、肾疾病、器官移植排斥反应、溶栓治疗等；血管栓塞性疾病，如心肌梗死、闭塞性脑血管病、深部静脉血栓；各种恶性肿瘤、妊娠期高血压、尿毒症、肝疾病等[19]。

7．D- 二聚体（D-dimer）水平　当机体发生凝血时，凝血酶作用于 FIB，使其转变为交联纤维蛋白；同时，纤溶系统被激活，降解交联纤维蛋白形成各种纤维蛋白降解产物（FDP）碎片。由于 γ 链的交联，便产生了由 γ 链相连的 2 个 D 片段，即 D- 二聚体。D- 二聚体测定是诊断活动性纤溶较好的指标，对血栓性疾病有重要的诊断价值[20]。血浆 D- 二聚体水平正常可以排除 DVT 或 PE 的存在，在急诊科具有很高的阴性预测价值。但住院后，多数患者已经显示 D- 二聚体浓度升高。同时高龄、近期手术、感染、癌症和妊娠都可使血浆 D- 二聚体的水平升高，限制了阳性结果的意义[21]。

（湖南省肿瘤医院　谌永毅　王玉花　谢彦云）

参考文献

[1] 王庭槐．生理学［M］．8 版．北京：人民卫生出版社，2015：23-24．

[2] 王建枝，钱睿哲．病理生理学［M］．9 版．北京：人民卫生出版社，2018：12-13．

[3] 陈文明，王学锋．临床血液学与检验学［M］．5 版．北京：科学出版社，2017：23-26．

[4] 蒋米尔，张培华．临床血管外科学［M］．4 版．北京：科学出版社，2014：34-36．

[5] 韩雅玲，史旭波，郭静萱．抗栓与溶栓治疗 - 基础与实践［M］．北京：人民军医出版社，2014：45-50．

[6] Thomas．Coagulation mechanisms［J］．Scand J Clin Lab Invest，2002，12（1）：23-25．

[7] 贺石林，熊石龙，贺蓉．F Ⅻ a 受抑稀释凝血活酶试验反映凝血过程的研究［J］．中华血液学杂志，2000，21（3）：118．

[8] 周志军．检测人凝血因子Ⅷ蛋白质含量的 BCA 法的优化及验证［J］．中国生物制品学杂志，2013，26（10）：1488-1492．

[9] 谢飞，王鸿利．凝血因子Ⅷ结构与功能关系的研究进展［J］．国际检验医学杂志，2005，26（12）：932-935．

[10] 段宝华．人凝血因子 X Ⅲ的研究进展［J］．国外医学：输血及血液学分册，2002，25（4）：308-311．

[11] Miszta A，Pelkmans L，Lindhout T，et al．Thrombin-dependent incorporation of von Willebrand factor into a fibrin network ［J］．J Biol Chem，2014，289（52）：34-39．
[12] Ruf W，Disse J，Carneiro-Lobo TC，et al．Tissue factor and cell signalling in cancer progression and thrombosis ［J］．J Thromb Haemost，2011，9（2）：306-321．
[13] 王学锋，胡晓波，程胜利，等．活化部分凝血活酶时间标准化问题的探讨［J］．检验医学，2000，15（5）：291．
[14] 吴瑕．凝血指标 PT、APTT 检测的应用［J］．医学信息旬刊，2011，24（008）：3593-3594．
[15] 辛敬平，张红胜，鲁莉．凝血酶原时间 - 国际标准化比值的建立［J］．国际检验医学杂志，2013，（21）：119-120．
[16] 李佩章，王英，等．恶性肿瘤患者血浆纤维蛋白原检测的意义［J］．中华实用诊断与治疗杂志，2009，23（006）：566-567．
[17] 赵新惠，庞江霞．血浆纤维蛋白原测定对脑血栓诊断的意义探究［J］．医学信息，2015，000（026）：232．
[18] 张鸿伟，洪虹，张社强，等．探讨纤维蛋白降解产物与 D 二聚体相关性在 D 二聚体检测中的应用［J］．血栓与止血学，2020，026（002）：215-217．
[19] Falanga A，Marchetti M，Russo L．The mechanisms of cancer-associated thrombosis ［J］．Thromb Res，2015，135（3）：8-11．
[20] 郭小平．D- 二聚体检测的临床应用［J］．中国误诊学杂志，2004，4（6）：854-855．
[21] 张瑜，杨宁蓉，王锋，等．晚期恶性肿瘤患者凝血功能及 D- 二聚体水平检测的临床意义［J］．实用癌症杂志，2012，27（02）：165-167．

第二节 发病原因

有研究表明 CA-VTE 的风险较非恶性肿瘤患者高 6 倍 [1]。Virchow 1856 年首先描述的静脉血栓发生的原因为静脉血流淤滞、血液高凝状态和静脉内膜损伤。恶性肿瘤患者发生深静脉血栓的原因也可以用这三大因素来概括。在三大因素中，每一因素都与 CA-VTE 的发生密切相关，单独一种因素并不足以引起 CA-VTE，CA-VTE 是多种因素综合作用的结果 [2]。

一、静脉血流淤滞

静脉血流淤滞即静脉血流缓慢，是造成下肢深静脉血栓形成的首要因素。肿瘤患者因肿瘤、癌栓或肿大的淋巴结压迫血管腔，麻醉后周围血管扩张，留置中心静脉导管致血管腔变窄，制动和长时间卧床导致下肢肌肉处于松弛状态等都可能造成血液淤滞 [3]。

静脉血流淤滞，增加了激活的血小板和凝血因子与静脉壁接触的时间，容易引起血栓形成。同时，淤滞的血液还会引起血管内皮细胞的缺氧损害，使内皮抗凝功能失常，给血栓形成创造了条件。如果发生在损伤的静脉内膜，则血栓发生的概率大大增加，静脉瓣膜的瓣窝内血流缓慢，且容易产生涡流，是产生血栓的主要部位。另一个解剖学因素是左髂静脉容易受到右髂静脉骑跨压迫，造成远侧静脉血液回流障碍而发生血栓，这就是左髂-股静脉血栓形成的发生率远高于右侧的缘故[4]。

二、血液高凝状态

高凝状态是指多种因素引起的止血、凝血、抗凝和纤维蛋白溶解等功能紊乱，进而促进血栓形成的病理状态[5]。高凝状态普遍见于恶性肿瘤患者，肿瘤引发高凝状态的发病机制是复杂的，涉及多种可变因素的相互作用，打破了促凝与抗凝之间的平衡，激活了凝血级联反应。

血液高凝状态是引起静脉血栓形成的基本因素之一。近年来，血液高凝状态在血栓形成中的作用日益受到重视。人体三大抗凝机制或重要物质为抗凝血酶-Ⅲ（antithrombin Ⅲ，AT-Ⅲ）、蛋白C（protein C，PC）和纤溶系统。AT-Ⅲ能灭活凝血酶和其他一些血清酶，包括FⅡa、FⅨa、FⅩa、FⅪa和FⅫa。在肝素存在的条件下，AT-Ⅲ和凝血酶形成复合物，灭活凝血酶的作用明显增强。PC是依赖维生素K的糖蛋白；蛋白S（protein S，PS）是另一种依赖维生素K的糖蛋白，作为PC的辅助因子，与PC共同灭活FⅤa和FⅧa，并且通过灭活纤溶酶原激活物抑制物（plasminogen activator inhibitor，PAI），来增强纤溶活力。血管内皮细胞能合成组织型纤溶酶原激活物（t-PA），t-PA能将血液中的纤溶酶原转化为纤溶酶，后者溶解纤维蛋白为多肽。血浆中的PAI能抑制t-PA的活性，抑制体内过度的纤溶作用[6]。AT-Ⅲ、PC和纤溶系统的异常，可导致体内生理性抗凝机制损害，酿成血液高凝状态。

先天性高凝状态的原因有抑制血栓形成的因子缺乏、纤维蛋白原异常、纤维蛋白溶解异常等，后天性高凝状态的原因有肿瘤、手术、创伤、休克、长期使用雌激素等[7]。各种大型手术后血小板聚集能力增强，纤维蛋白溶解减少。脾切除术后由于血小板骤然增加，可增加血液凝固性。烧伤或严重脱水使血液浓缩，可增加血液凝固性。大剂量应用止血药物，也可使血液呈高凝状态。

肿瘤细胞通过内皮细胞表达组织因子（tissue factor，TF）或其他促凝因子的作用直接激活凝血酶，或直接活化凝血系统而产生凝血酶，还可以产生黏蛋白进入血液，激活凝血因子，启动凝血系统，进而促使静脉血栓的形成。肿瘤患者血液中富含TF，激活的致癌基因及失活的抑癌基因可导致TF水平活性增加，引起血液高凝状态。同时，在恶性肿瘤细胞中存在肿瘤相关癌性促凝物质（cancer procoagulant，CP），可直接激活FⅩa，启动凝血系统，其在结肠癌、乳腺癌、肺癌、肾癌、黑色素瘤、胶质瘤、胰腺癌、卵巢癌等肿瘤中被发现，在约85%的肿瘤患者中水平升高，与血栓性疾病密切相关[8]。此外，致癌基因*MET*可上调PAI-1及环氧合酶-2（cyclooxygenase 2，COX-2）水平，而这两种物质均与恶性肿瘤患者高凝状态直接相关[9]。

三、静脉内膜的损伤

静脉内膜具有良好的抗凝和抑制血小板黏附、聚集功能，完整的静脉内膜是防止深静脉血栓形成的前提。静脉壁因外伤如手术、创伤、反复穿刺或感染等使得内膜遭到破坏，内膜下的胶原裸露，导致血小板的黏附，并进一步发生聚集和释放反应。释放的生物活性物质可使血小板进一步聚集，形成血小板血栓。内膜下的胶原可激活 FⅦ，启动内源性凝血系统；血管壁损伤释放的组织因子，则可以启动外源性凝血系统，最终导致血液中大量的纤维蛋白形成网络样结构。血小板血栓加上局部产生的纤维蛋白，以及血细胞的沉积，从而形成了血栓[10]。

肿瘤化学治疗、放射治疗、激素治疗、使用某些抗血管生成药物、导管相关性血栓、感染均可导致血管内皮细胞损伤。有研究报道，化疗患者的 VTE 风险升高 6.5 倍；接受放疗的患者 VTE 的风险是未放疗者的 2 倍；乳腺癌接受他莫昔芬治疗的患者 VTE 发生率升高 2 ~ 5 倍[11]；1 项多中心报道称应用促红细胞生成素或促红细胞生成刺激蛋白使血栓栓塞事件增加 67%，原因是促红细胞生成素导致单核巨噬细胞增多、增加血小板活性及激活内皮细胞。

肿瘤细胞释放出的膜碎片与血小板接触后可触发血小板产生黏附、聚集和释放反应，从而形成血小板血栓，促进内源性凝血过程。此外，肿瘤细胞膜上还可以产生少量凝血酶，引起血小板黏附与聚集，或沉积于血管内膜，使其功能受损，造成血栓形成前状态，加上内皮细胞、血小板和肿瘤细胞之间的复杂作用而形成静脉血栓[12]。

（湖南省肿瘤医院　谌永毅　王玉花　谢彦云）

参考文献

[1] 中国临床肿瘤学会肿瘤学血栓专家共识委员会．中国肿瘤相关静脉血栓栓塞症预防与治疗专家指南（2015 版）[J]．中国实用内科杂志，2015，(11)：907-920．

[2] 赵纪春，吴洲鹏，郭强．肿瘤相关静脉血栓栓塞症治疗指南解读 [J]．中国普外基础与临床杂志，2020，27（04）：25-29．

[3] 白阳，陈虹．恶性肿瘤相关静脉血栓栓塞症的预防和治疗 [J]．国际呼吸杂志，2020，40（1）：5-10．

[4] 周玉杰，杨士伟．美国胸科医师协会第九版抗栓治疗及血栓预防指南静脉血栓栓塞性疾病最新进展 [J]．中国医学前沿杂志（电子版），2013，5（3）：33-37．

[5] 沈东超，余杨，张伟丽．抗栓治疗与血栓的预防（9 版）：美国胸科医师学会循证临床实践指南（节选整理版）[J]．中国卒中杂志，2012，7（7）571-574．

[6] 李积凤，杨媛华．《肺血栓栓塞症诊治与预防指南》——关于静脉血栓栓塞症预防的推荐意见 [J]．中国医刊，2018，53（10）：1078-1082．

[7] Wagman LD，Baird MF，Bennett CL，et al．Venous thromboembolic disease．NCCN．Clinical

practice guidelines in oncology [J]. J Natl Compr Canc Netw，2008，6（8）：716-753.
[8] Miranda AR，Hassouna HI. Mechanisms of thrombosis in spinal cord injury [J]. Hematol Oncol Clin North Am，2000，14（2）：401-416.
[9] Streiff MB，Bockenstedt PL，Cataland SR，et al. Venous thromboembolic disease [J]. J Natl Compr Canc Netw，2013，11（11）：1402-1429.
[10] Verso M，Agnelli G. Venous thromboembolism associated with long-term use of central venous catheters in cancer patients [J]. J Clin Oncol，2003，21（19）：3665-3675.
[11] Kakkar AK. Prevention of venous thromboembolism in the cancer surgical patient [J]. J Clin Oncol，2009，27（29）：4881-4884.
[12] Lee AY. Anticoagulation in the treatment of established venous thromboembolism in patients with cancer [J]. J Clin Oncol，2009，27（29）：4895-4901.

第三节 发病机制

CA-VTE 的发生是一个复杂的、由多因素参与的过程 [1]。肿瘤细胞可以通过过度表达一些细胞因子直接导致凝血、诱导血小板聚集、调节内皮细胞或炎症反应，从而促进凝血的发生。目前，已知的可导致 CA-VTE 的主要发病机制有以下几个方面：

一、肿瘤细胞产生促凝活性物质

促凝活性物质主要包括组织因子和癌性促凝物质，导致血液呈高凝状态。

（一）组织因子（tissue factor，TF）

TF 是一类重要的细胞因子，它是上皮 / 内皮细胞表面表达的一类相对分子质量为 47 000 的跨膜糖蛋白，正常情况下 TF 仅存在于血管外膜的成纤维细胞和一些基质细胞上。通常 TF 在严重损伤时表达，可触发凝血过程，导致凝血酶生成，凝血酶可使循环中的纤维蛋白原转换为不溶性纤维蛋白，在其他酶的调节下形成凝胶状基质阻塞血管管腔 [2]。TF 促凝的机制主要是与 FⅦ结合，并激活它，TF-FⅦ复合物又激发其他凝血因子，如 FⅩa 及 FⅨa。后两者共同分解循环中的凝血酶原产生凝血酶，继续产生纤维蛋白原，激活血小板，产生其他凝血活性因子（如 FⅧa 和 FⅪa），启动凝血途径。TF 在多种恶性肿瘤细胞均有表达，如肿瘤相关巨噬细胞、乳腺癌细胞、白血病原始细胞、神经胶质细胞等。此外，恶性肿瘤本身就富含 TF，恶性肿瘤所致的新生血管内皮细胞也能表达过量 TF。激活的致癌基因，如 *K-ras*、*EGFR*、*PML-RARA* 和 *MET*；失活的抑癌基因，如 *p53* 及 *PTEN* 等均可导致 TF 水平及活性增加，引起血液呈高凝状态，且提高了肿瘤的侵袭性，并促进肿瘤的血管生成 [3]。TF 不仅在局部起作用，肿瘤细胞产生的含有 TF 的膜性碎片或微粒还可以通过血液循环导致远处血栓形成 [4]。

（二）癌性促凝物质（cancer procoagulant，CP）

CP也称肿瘤相关半胱氨酸蛋白酶，它是恶性肿瘤合成的相对分子质量为68 000的半胱氨酸蛋白酶，正常情况下仅分布于羊膜 - 绒毛膜组织。尽管其蛋白质序列及DNA尚不明确，但CP很可能是一种能在缺少FⅦa的情况下直接激活FⅩa从而导致凝血发生的物质[5]。CP通过裂解FⅩ重链21位Tyr和22位Asp间的肽键，不依赖FⅦ直接激活FⅩ。肿瘤细胞可直接释放CP，促进血小板释放腺苷二磷酸、血栓素A_2（TXA_2）等来激活血小板，并促进血小板与纤维蛋白原黏附。目前，研究表明CP仅在肿瘤细胞及人类胎盘未分化组织中检测到，正常组织细胞并没有CP的表达。目前CP已作为肿瘤标志物成为研究的热点，在肺癌、肾癌、结肠癌、乳腺癌等肿瘤患者中均有发现[6]。另有研究发现CP通过增加血管紧张素和血管内皮生长因子的表达，启动一系列的凝血机制，间接促进凝血[7]。目前CP对整体细胞的促凝血活性，及其与TF共同作用时的相对贡献尚不清晰。

（三）其他

恶性肿瘤细胞除了能释放TF和CP，还能释放微粒（microparticle，MPs）、干扰素 -α（tumor necrosis factor α，TNF-α）、白介素 -1（interleukin 1，IL-1）、白介素 -6（interleukin 6，IL-6）、转化生长因子 -α（transforming growth factor α，TGF-α）、粒细胞集落刺激因子（granulocyte colony-stimulating factor，GM-CSF）、血管内皮生长因子（vascular endothelial growth factor，VEGF）等多种促炎性因子，这些因子促进内皮细胞表达TF，产生PAI-1，它们均可导致血液高凝状态。

二、抗凝水平和纤溶活性降低

恶性肿瘤患者由于凝血系统活化，抗凝血酶与活化的凝血因子，如凝血酶、FⅩ等形成复合物，在阻止凝血过程中而大量消耗，致使抗凝血酶水平明显下降，打破了凝血系统与抗凝系统的动态平衡。肿瘤细胞还可产生PAI-1，促进肿瘤细胞从纤维连接蛋白上解离，参与组织重构和细胞代谢，加速细胞浸润，促进血栓形成。此外，当恶性肿瘤发生肝转移时，肝合成抗凝物质减少，会进一步加重抗凝血酶的缺乏，导致血栓形成[8]。

恶性肿瘤细胞通过分泌凝血酶激活的纤溶抑制物（thrombin-activatable fibrinolysis inhibitor，TAFI），而分泌的诱导PAI-1可抑制t-PA和u-PA，激活纤溶酶原（plasminogen，PLG），从而抑制纤维蛋白溶解[9]。

三、血小板活化、聚集

血小板在止血以及血栓形成中起着关键性作用。Khorana等发现CA-VTE形成风险的增加不仅与血小板数量增加有关，还与血小板功能改变密切相关[10]。

Khorana 等首次表明了高血小板计数与 CA-VTE 之间相关联 [11]。化疗前血小板计数≥ 350×10^9/L 的患者 VTE 发生率为 4%，而血小板计数< 200×10^9/L 的患者为 1.2%。肿瘤细胞常通过直接的细胞 - 细胞黏附和分泌血小板活化因子来激活血小板，导致血小板聚集，目前这种血小板聚集的发生机制尚不完全明确，可能与肿瘤类型有关。肿瘤细胞可通过多种跨膜蛋白，如整合素、选择素、钙黏合素和其他细胞间黏附分子，支持细胞–细胞相互作用，促进局部凝血激活和血栓形成。

四、白细胞对 CA-VTE 的影响

近年来的研究发现，免疫系统的激活也可显著影响血液凝固和病理性血栓形成。Engelmanh 和 Massberg2013 年首次形式化了免疫血栓形成（immunothrombosis，IT）这个概念 [12]，提出凝血的激活有助于先天免疫系统功能发挥，反之，免疫系统的组成部分有助于血栓形成。免疫系统的失调性激活可能导致病理性的大血管和微血管血栓形成。白细胞即单核细胞、巨噬细胞和中性粒细胞，其表达并释放凝血因子和纤维蛋白溶解因子，介导了先天性免疫功能与止血系统的相互作用。Pabinger 等发现癌症患者中白细胞每增加 1×10^9/L 与 VTE 风险增加 7% 相关 [13]，明确了白细胞计数增加是癌症患者血栓形成的独立危险因素。白细胞通过产生多种细胞因子调节血管内皮细胞上促凝血因子、抗凝因子以及黏附分子表达，激活凝血级联反应。此外，白细胞的趋化和吞噬功能也可调节血栓形成。

（湖南省肿瘤医院　谌永毅　王玉花　谢彦云）

参考文献

[1] 周伟，段荣军，周佐超．恶性肿瘤合并静脉血栓患者临床特点及预后的研究［J］．中国肿瘤临床与康复，2020，27（10）：1158-1161．

[2] 孙莹，贾茗博，宋燕珂，等．组织因子在恶性肿瘤合并静脉血栓栓塞中作用的研究进展［J］．中国实验诊断学，2020，24（02）：336-339．

[3] 黄细莲，陈方平，杜建伟，等．血小板相关组织因子及其意义的研究［J］．中华血液学杂志，2005，26（9）：525-528．

[4] 邱雪峰，董念国．组织因子在心血管疾病中的分子机制及其意义［J］．中国循环杂志，2007，22（6）：480-483．

[5] 周芳，朱光旭，潘兴华．组织蛋白酶 S 与疾病相关性研究进展［J］．国际检验医学杂志，2014，35（21）：2914-2916．

[6] 张智，郭鹏，肖艺，等．组织蛋白酶 S 与恶性肿瘤［J］．中国癌症防治杂志，2017，9（1）：75-79．

[7] 王蕾，陈凌燕，高锋．半胱氨酸蛋白酶抑制剂 C 在肿瘤研究中的进展［J］．检验医学，2008，23（2）：199-201．

[8] 胡豫，唐亮．中国人群静脉血栓形成的分子遗传学研究（二）——抗凝血酶缺乏症［J］．临床血液学杂志，2014，027（004）：543-546．

[9] 王丽丽，徐成伟．凝血酶激活的纤溶抑制物（TAFI）研究进展［J］．血栓与止血学，2007，(01)：43-46．

[10] Khorana AA，Carrier M，Garcia DA，et al．Guidance for the prevention and treatment of cancer-associated venous thromboembolism［J］．J Thromb Thrombolysis，2016，41（1）：81-91．

[11] Khorana AA，Yannicelli D，McCrae KR，et al．Evaluation of US prescription patterns：Are treatment guidelines for cancer-associated venous thromboembolism being followed?［J］．Thromb Res，2016，145：51-53．

[12] Engelmann B，Massberg S．Thrombosis as an intravascular effector of innate immunity［J］．Nat Rev Immunol，2013，13（1）：34-45．

[13] Pabinger I，Posch F．Flamethrowers：blood cells and cancer thrombosis risk［J］．Hematology Am Soc Hematol Educ Program，2014，2014（1）：410-417．

第四节　肿瘤相关性血栓导致的病理生理变化

血栓形成对破裂的血管起止血作用，这是对机体有利的一面。但多数情况下，血栓形成对机体有不同程度的不利影响，甚至影响机体的病理生理变化，这取决于血栓的部位、大小、类型和血管堵塞程度，以及有无侧支循环建立。如发生肺动脉血栓栓塞时，肺动脉及其分支部分或全部堵塞，导致血流减少或中断，引起不同程度的血流动力学和呼吸功能改变。轻者可无任何变化；重者肺循环阻力突然增加、肺动脉压升高、心排血量下降、休克、脑血管和冠状血管供血不足，导致晕厥，甚至死亡[1]。

DVT 发生于肢体远端静脉时，由于有丰富的侧支循环，通常不引起明显的症状；DVT 发生于肢体近端深静脉时，若未能建立有效的侧支循环，则可引起静脉淤血、水肿、出血。当静脉血栓与血管壁黏着不紧密或发生软化、碎裂时，血栓的整体或部分脱落成为栓子，随血流运行，可堵塞相应大小的血管或分支，引起栓塞[2]。恶性肿瘤细胞释放促凝物质进入血液循环所致的高凝状态，严重时可引起微血管内广泛性透明血栓形成，导致组织广泛性坏死及出血，患者可能出现全身弥漫性的凝血功能障碍[3]。

造成 PE 的栓子 95% 以上来自下肢近端 DVT，主要是股静脉、髂静脉、腘静脉，偶尔也可来自盆腔静脉。PE 发生后对机体的影响与栓子的大小、数量，以及有无肺淤血有关。无肺动脉淤血时，肺动脉小分支栓塞对机体无明显影响；若已有肺淤血，或支气管动脉有狭窄时，由于不能建立侧支循环，其供血区可发生坏死；巨大栓子栓塞肺动脉主干或其大分支时，患者可因急性呼吸循环衰竭死亡；如果肺动脉分支发生广泛性栓塞，则可引起右心衰竭而猝死。

一、呼吸系统的改变

PE 最主要的症状是临床上难以解释的呼吸困难，有症状的 PE 患者几乎都有不同程度的呼吸功能障碍。主要表现在以下几点：

1．肺通气 / 灌注失衡 PE 发生后，栓塞部分形成无效腔样通气，有通气但无血流灌注，使得肺泡不能有效地进行气体交换；未栓塞部分的肺血流相对增加，引起肺内分流，此部分虽然通气正常，但处于高血流灌注状态。因此，肺动脉栓塞症可致肺通气 / 灌注严重失衡 [2]。

2．通气功能障碍 PE 面积较大时可以引起反射性支气管痉挛，同时由于血栓本身释放的组胺、5- 羟色胺、血小板激活因子和交感神经兴奋等，也可以导致支气管痉挛，使得呼吸道阻力增加，肺通气量减少，引起呼吸困难。另外，由于应急性受体受到刺激，也可以反射性引起肺泡高通气 [4]。

3．肺泡表面活性物质减少 组胺、5- 羟色胺、血栓素 A_2 等化学介质可以使得血管通透性改变，从而导致肺毛细血管血流严重减少或终止，肺泡表面活性物质减少，进而出现肺不张。肺泡表面活性物质减少，又促使肺泡上皮通透性增加，引起局部甚至弥漫性肺水肿 [5]。

4．肺梗死 PE 可以引起肺泡局部出血性改变，但多数情况下不引起肺出血坏死。只有当存在心力衰竭、休克或原有心肺疾病时，影响栓塞区的通气、静脉回流和支气管动脉血流，才会出现肺梗死 [6]。

二、血流动力学改变及影响血管内皮功能

1．血管机械因子 急性 PE 时栓子堵塞肺动脉，造成机械性肺毛细血管前动脉高压，肺血管床减少，从而导致肺循环阻力增大、肺动脉压力上升，最终导致右心室负荷增加、心排血量减少。肺动脉压力升高程度与肺血管阻塞程度有关，一般阻塞 30% 以上时，出现肺动脉压升高。当肺血管阻塞 30% ～ 40% 时，肺动脉平均压（mean pulmonary arterial pressure，MPAP）可以达到 30 mmHg 以上；阻塞 40% ～ 50% 时，MPAP 可以达到 40 mmHg 以上，右心充盈压增加，心脏指数下降；阻塞 50% 以上时，肺动脉压力骤然升高，并出现持续性肺动脉高压，右心室后负荷明显升高；而阻塞≥ 85% 则可以导致猝死 [7]。

2．神经体液因素 PE 发生后，肺血管内皮受损，释放出大量收缩性物质，如内皮素、血管紧张素，使得肺血管收缩。此外，栓子在肺血管内移动时，血小板活化脱颗粒，释放出大量血管活性物质，包括组胺、5- 羟色胺、腺苷二磷酸、前列腺素和 12- 脂氧化酶产物。同时血小板活化因子和 12- 脂氧化酶产物又可以诱发中性粒细胞释放花生四烯酸代谢产物，如血栓素 A_2 及白三烯 B_4、白三烯 C_4、白三烯 D_4 等。上述各种介质均可以导致广泛的肺小动脉收缩，同时反射性引起交感神经释放儿茶酚胺，加重肺动脉收缩 [8]。

三、心血管系统的改变

肺血管堵塞、血管收缩物质释放、反射性肺动脉收缩和低氧血症等因素使得肺动脉压进一步增加。肺血管阻力和肺动脉压增高是右心室功能不全的最重要原因。肺动脉压突然升高，右心室后负荷猛增，使右心室壁张力增加，伴随右心室扩张和功能不全。当右心室扩张时，室间隔移向左心室，同时心包的束缚使得左心腔充盈不足；右心收缩功能不全，右心排血量下降，进一步减少左心室前负荷；由于右心室膨胀，冠状静脉压增加，左心室扩张性下降、充盈不足，体循环动脉血量和压力下降，可能影响冠状动脉灌注，产生心肌缺血。但也有实验显示，除非肺动脉栓塞症引起心源性休克，否则冠状动脉血流量通常并不减少。大块肺血栓栓塞引起的右心室壁张力的增加以及右心室心肌耗氧量的增多，都可以导致心肌缺血和心源性休克，甚至死亡。

（湖南省肿瘤医院　谌永毅　王玉花　谢彦云）

参考文献

[1] 翟振国，王辰．肺栓塞 - 深静脉血栓形成的研究现状与展望［J］．中国实用内科杂志，2006，26（14）：1050-1052．

[2] Konstantinides SV，Meyer G．The 2019 ESC guidelines on the diagnosis and management of acute pulmonary embolism［J］．Eur Heart J，2019，40（42）：3453-3455．

[3] 武贝，陈国平，顾建平．恶性肿瘤相关静脉血栓栓塞症及治疗进展［J］．中华介入放射学电子杂志，2019，7（04）：322-329．

[4] Alexander S，Sarah D，Nick M．Pulmonary embolism in acute medicine：a case-based review incorporating latest guidelines in the COVID-19 era［J］．Br J HOSP Med，2020，81（6）：1-12．

[5] Hobohm L，Becattini C，Ebner M，et al．Definition of tachycardia for risk stratification of pulmonary embolism［J］．Eur J Intern Med，2020，82：76-82．

[6] 李莉红，李辉．《胸部恶性肿瘤围术期静脉血栓栓塞症预防中国专家共识（2018 版）》解读之高危患者筛查篇［J］．中国肺癌杂志，2019，22（12）：747-751．

[7] Konstantinides SV．2019 ESC guidelines on pulmonary embolism：novelties and unanswered questions［J］．Eur J Intern Med，2020，74：1-4．

[8] McCabe C，Dimopoulos K，Pitcher A，et al．Chronic thromboembolic disease following pulmonary embolism：time for a fresh look at old clot［J］．Eur Respir J，2020，55（4）．

第五节　常见并发症

CA-VTE 的并发症包括由 DVT 引起的血栓后综合征（post-thrombotic syndrome，PTS）和由 PE 引起的慢性血栓栓塞性肺动脉高压（chronic thromboembolic pulmonary hypertension，CTEPH）。

一、下肢深静脉血栓后综合征

DVT 如果不能得到早期的诊断和治疗，血栓在深静脉管腔内机化、纤维化而闭塞管腔，造成下肢深静脉血液回流障碍。随着病程演进，深静脉逐渐再通，并破坏深静脉瓣膜，出现下肢深静脉血液倒流的血流动力学改变。上述 DVT 之后产生的病理生理学改变称为 PTS [1]。其临床表现为下肢沉重不适，久站或活动后症状加重，患肢明显胀痛，伴有间歇性跛行，肢体肿胀，肌张力增高，浅静脉扩张，小腿足靴区色素沉着，皮肤增厚粗糙、瘙痒、湿疹样皮炎，形成反复发作的或经久不愈的慢性溃疡。PTS 是急性下肢深静脉血栓形成最常见和最重要的远期并发症。它不仅是一个棘手的医学问题，而且降低了患者的生活质量，增加了患者和社会的经济负担，所以预防 DVT 显得尤为重要 [2]。

（一）发病情况

深静脉发生血栓形成后估计约有 2/3 的患者将演变成 PTS，但血栓形成后何时进入后遗症期，目前尚无一致看法。一般认为，急性深静脉血栓形成 3 ～ 6 个月后，伴明显慢性静脉功能不全的症状、体征，即可诊断为深静脉 PTS [3]。

PTS 发生率不同报道存在较大差异。产生差异的部分原因是诊断或评判标准不一致，这些评分标准有 1994 年的 Villalta 评分、1995 年的 Porter 评分和 2000 年的 Ginsberg 评分 [4]。此外，人类种群差异、深静脉血栓形成累及范围、急性期治疗的差别，均对 PTS 发生率高低产生影响。有研究报道，单纯抗凝治疗的 DVT 患者约有 20% ～ 50% 在 2 年后发展为下肢深静脉 PTS，临床表现严重的占 7% ～ 23%，发生溃疡的占 4% ～ 6% [5]。

（二）发病原因

有研究发现以下几个因素可能会最终导致深静脉 PTS：早期阻塞静脉再通的比例、反流的程度、反流及阻塞的分布位置及血栓的复发等 [6]。在急性下肢深静脉血栓形成后，随着患病时间的延长，深静脉 PTS 的发生率也增加。而近端大静脉阻塞所致的深静脉 PTS 的发生率比远端栓塞所致的深静脉 PTS 高 3 倍 [7]。

下肢深静脉血栓形成后深静脉阻塞，造成肢体回流障碍，在机化修复过程中因静脉瓣膜破坏导致血液反流，引起小腿深静脉高压、淤血，引发腓肠肌泵功能不全和交通支瓣膜破坏，导致下肢水肿、淤血、组织缺氧、代谢产物堆积、组织营养不良，最终导致皮肤营养性改变。

（三）分型和严重程度分级

1. 分型　DVT 好发于腓肠肌静脉丛，称为周围型；其次为髂 - 股静脉，称为中央型；二者向近、远侧扩展而累及全肢时，称为混合型。当病变转为 PTS 时，即相应地称为腹股沟韧带上型、下型和上下联合型。这种以病理解剖部位的分类法，具有一定的代表性，自20世纪60—70年代沿用至今。20世纪80年代，上海医科大学（现上海交通大学医学院）附属第九人民医院血管外科通过大量临床病例观察和造影资料分析，根据血栓闭塞的部位、范围和再通的情况，以及血流动力学改变，对PTS提出了新的分类方法。这一分类对指导治疗有重要意义。

（1）局段型：原急性期血栓仅局限于部分静脉主干，一般以闭塞的解剖部位命名，如髂-股静脉血栓等。

（2）全肢型：原来的血栓形成累及整个下肢深静脉系统，包括腹股沟韧带近、远端的静脉。根据静脉造影又可以分为3型和2个亚型。Ⅰ型（完全闭塞型）：深静脉完全闭塞，仅有细小侧支可见，大隐静脉显影但多无扩张，踝部交通支多不显影。Ⅱ型（部分再通型）：$Ⅱ_a$型，深静脉部分再通，仍以阻塞为主，大隐静脉轻度扩张，部分患者踝部交通支显影；$Ⅱ_b$型，深静脉再通的程度大于闭塞，全程已经形成比较连续的通道，但轮廓不规则，管径不均匀，伴充盈不均或缺损，大隐静脉扩张，踝部交通支反流。Ⅲ型（完全再通型）：深静脉完全再通，扩张而迂曲，无瓣膜影可见，大隐静脉明显曲张，踝部交通支反流。

2．严重程度分级　目前国际上多根据Villalta评分对PTS严重程度进行分级，其通过5项症状（疼痛、束缚感、沉重、疼痛异常和瘙痒）、6项临床体征（胫前水肿、皮肤硬结、色素沉着、皮色发红、静脉曲张、腓肠肌压痛）以及是否存在静脉溃疡对患者进行评分，并根据分值判断是否存在PTS并评估其严重程度。Villalta评分总分33分，分为4级：正常（0～4分），轻度（5～9分），中度（10～14分），重度（＞15分），如果存在下肢难治性皮肤溃疡，也应归类为重度。

（四）治疗

对于PTS的治疗，可以选择的方法很少。由于PTS对患者生命和肢体的威胁相对较低，任何治疗应以缓解症状和改善生活质量为目的，首选侵袭性最小的方案。

1．物理术治疗　物理治疗除以抬高患肢为主的适当休息外，下肢使用弹力压迫是最简便易行的方法。其作用机制是控制静脉高压，延迟水肿出现的时间，推迟足靴区皮肤和皮下组织发生营养障碍性病变，预防溃疡形成。近年来新推出了一种分级加压弹力袜，以压力梯度施加于下肢不同部位。其中踝部最高，要求踝部压力达到40 mmHg，小腿压力低于踝部，依次递减，从而帮助增强小腿腓肠肌泵功能、阻止静脉血倒流，并促进静脉血回流向心，最终达到降低静脉压、减轻组织水肿、改善组织微循环目的。但是有研究报道，在深静脉血栓形成1年后，对血栓溶解、静脉瓣膜功能不全和发展成有临床症状的PTS并没有显示最终受益。

2．药物治疗　药物治疗PTS的研究有限，存在高度不一致性和不精确性。相关研究表明药物对于症状改善有帮助。药物治疗可用于PTS相关水肿和静脉溃疡。去纤维蛋白多核苷酸可下调血浆纤溶酶原激活物抑制物-1的释放和调节前列环素、前列腺素E_2和血栓调节蛋白水平。但这些药物治疗PTS的安全有效性尚不确定。

3．手术治疗

（1）改善血液回流障碍：各种静脉转流术的目的是在闭塞近、远端静脉之间搭桥，使得远端的高压静脉血液，可以经此回流，达到减压作用。无论是何种静脉转流手术，手术时机最好在病变已经稳定但尚未酿成深静脉和踝交通支静脉瓣膜破坏前，做大隐静脉转流术，使得患肢远侧的高压静脉血经大隐静脉向近心端回流。传统的方法有大隐静脉交叉转流术和原位大隐静脉 - 腘静脉转流术。

（2）纠正血液反流：自 20 世纪 60 年代以后，不少学者即开始采用自体带瓣静脉段移植术、深静脉瓣膜移位术和腘静脉肌襻形成术治疗深静脉 PTS 导致的血液倒流。近年来，学者们对瓣膜替代物做了大量探索性研究。2006 年，Maleti 介绍了应用增厚的静脉壁分离后形成的新瓣膜的重建方法。

（3）缓解浅静脉高压：凡是足靴区出现明显营养性病变者，说明踝交通支静脉功能不全，浅静脉已成为淤血池。此时即使深静脉未完全再通，都适合做大隐静脉高位结扎术、小腿浅静脉剥脱术和交通静脉结扎术。

（4）足靴区溃疡处理：溃疡创面的处理，主要是消除感染，保持创面的清洁。

二、慢性血栓栓塞性肺动脉高压

慢性血栓栓塞性肺动脉高压（chronic thromboembolic pulmonary hypertension，CTEPH）是以肺动脉血栓机化、肺血管重构致血管狭窄或闭塞，肺动脉压力进行性升高，最终导致右心功能衰竭为特征的疾病，是急性 PE 的严重远期并发症。

常表现为呼吸困难、乏力、运动耐力下降，其他症状包括咯血、晕厥等。随着病情进展，可出现肺动脉高压和右心衰竭征象，如口唇发绀、颈静脉怒张、下肢水肿等。

CTEPH 的诊断标准为：经过 3 个月以上规范抗凝治疗，影像学证实存在慢性血栓，右心导管检查平均肺动脉压≥ 25 mmHg，且除外其他病变，如血管炎、肺动脉肉瘤等。

（一）发病情况

慢性血栓栓塞性肺动脉高压发生率不详。美国每年预计有 50 ~ 60 万人发生急性肺动脉栓塞症，而其中存活下来的患者中有接近 0.1% ~ 0.5% 的人会进展为 CTEPH。2007 年新英格兰医学杂志发表的意大利帕多瓦大学的研究认为，既往有急性肺动脉栓塞症病史的患者中 3.8% 的患者会发生 CTEPH [8]，Hill 等总结临床研究发现，急性肺动脉栓塞症后 CTEPH 的发生率为 0.4% ~ 9.1% [9]。

（二）发病原因

有证据表明 PE 是 CTEPH 主要的发病原因。一个近期的国际研究发现，80% 的 CTEPH 患者有 VTE 病史 [10]。由于患者早期未能得到充分的规范化抗凝治疗，导致血栓没有完全溶解，残余血栓持续存在，VTE 复发可导致 CTEPH。有些学者提出肺动脉高压的产生原因是肺血管重塑。肿瘤患者的高凝状态、血小板聚集、感染、激素替代治疗等可使 PE 患者继发肺血管重塑、闭塞。其他的原因还包括系统性红斑狼疮、抗磷脂抗体综合征、骨髓增生综合征和脾切除术后等。

CTEPH 的发病机制仍然未知。既往认为，下肢深静脉血栓是急性和慢性肺动脉栓塞症的重要原因。然而部分 CTEPH 患者既往并没有急性肺动脉栓塞症发生的临床表现，临床表现为隐匿型。

（三）病理生理和分型

血栓堵塞超过 40.0% 的肺动脉血管床时，就会引起肺动脉高压，慢性或反复肺动脉栓塞导致肺血管阻力持续增高。CTEPH 患者若不经治疗最终因呼吸衰竭、右心衰竭而死亡，死亡率极高。

圣地亚哥医学中心根据手术中探查和剥离的血栓内膜标本将 CTEPH 分为 4 型，Ⅰ型是在主肺动脉及左右肺动脉主干内存在血块，占 12.0%；Ⅱ型是在大肺动脉内没有血栓，但可见叶动脉水平增厚的血管内膜，表面附着网格样纤维，占 38.0%；Ⅲ型为远端段及亚段水平，占 39.4%；Ⅳ型为远端小血管病变，占 7.6%。Ⅰ型、Ⅱ型病变术中鉴别比较容易，易于处理，而且血栓剥离后的肺动脉压力和肺血管阻力下降明显，是肺动脉血栓内膜剥脱术（pulmonary endarterectomy，PEA）的良好指征；但Ⅲ型和Ⅳ型病变，病变位置为远端小血管，术中不容易处理，术后肺动脉血压及肺血管阻力下降不理想，要到有经验的医院进行手术。

（四）治疗

CTEPH 的内科治疗包括给予抗凝药、利尿剂，氧疗等。抗凝药物治疗是 CTEPH 的基础治疗方案，绝大多数患者需要终生口服抗凝药物，口服华法林时 INR 应控制在 2.0 ~ 3.0，预防 PE 复发。肺动脉血栓内膜剥脱术是目前根治 CTEPH 最有效的措施，大多数患者可以缓解症状，动力学指标可以接近正常。PEA 需要在深低温停循环技术下进行，需要在经验丰富的医院进行。经皮腔内肺动脉成形术（percutaneous transluminal pulmonary angioplasty，PTPA）近年来已应用于临床并获得了良好的治疗效果 [11]。

靶向药物可溶性鸟苷酸环化酶激活剂——利奥西呱可以改善 CTEPH 患者的活动耐力或血流动力学。靶向药物可用于不能施行 PEA、PEA 后症状持续或复发的 CTEPH 患者。对于可进行 PEA 的血管近端病变患者，应用靶向药物并不获益。

利奥西呱推荐起始剂量是每次 1 mg，每隔 6 ~ 8 h 左右服用 1 次，通常可随餐或空腹服用，每日 3 次，治疗 2 周。如果收缩压≥ 95 mmHg，并且患者无低血压的症状或体征，则可每隔 2 周增加一次剂量，每次增幅为 0.5 mg，每日 3 次；最大增至 2.5 mg，每日 3 次。如果收缩压＜ 95 mmHg，且患者无低血压的症状或体征，则应维持剂量不变。如果剂量上调期内任何时间的收缩压下降到 95 mmHg 以下，并且患者表现出低血压的症状或体征，那么当前剂量应减少 0.5 mg，每日 3 次。最大每日总剂量为 7.5 mg，即每次 2.5 mg，每日 3 次。如果漏服一次药物，应按照计划继续治疗，进行下一次给药。如果无法耐受，可随时考虑减量。

利奥西呱最常见不良反应为头痛、头晕、消化不良、外周水肿、恶心、腹泻和呕吐。部分患者可出现肺水肿、严重的咯血和肺出血，特别是正在接受抗凝治疗的患者，发生呼吸道出血的可能性升高。有严重咯血病史或既往接受支气管动脉栓塞术的患者，不得接受利奥西呱治疗。如果出现呼吸道出血，应评价继续治疗的获益与风险状况。一旦患者出现肺水肿的体征，则应停用利奥西呱。利奥西呱不得用于收缩压低于 95 mmHg 的患者，使用中注意监测患者的血压水平。妊娠期妇女禁用，重度肝、肾功能损害患者不建议使用，也应避免在儿童和生长期青少年中使用。患者用药后出现头晕时，勿驾驶或操作机器。

（湖南省肿瘤医院　谌永毅　王玉花　谢彦云）

参考文献

[1] 王静，张宇，陶新曹. 2018 版中国《肺血栓栓塞症诊治与预防指南》解读之五：慢性血栓栓塞性肺动脉高压的诊治［J］. 中国实用内科杂志，2018，38（11）：54-56.

[2] 王深明，武日东. 规范下肢深静脉血栓形成的治疗［J］. 中国血管外科杂志（电子版），2014，（1）：1-3.

[3] Udagawa Daisuke. DataType：1. Surgery for colloid carcinoma of the pancreas with portal vein tumor thrombus：a case report［J］. 临床医学研究与实践，2020，5（28）：195-198.

[4] Pabinger I，Posch F. Flamethrowers：blood cells and cancer thrombosis risk［J］. Hematology Am Soc Hematol Educ Program，2014，23（1）：410-417.

[5] Galanaud JP，Righini M，Le Collen L，et al. Long-term risk of postthrombotic syndrome after symptomatic distal deep vein thrombosis：The CACTUS-PTS study［J］. J Thromb Haemost，2020，18（4）：857-864.

[6] Haas S. Deep vein thrombosis：beyond the operating table［J］. Orthopedics，2000，23（6 Suppl）：S629-S632.

[7] Bosque J Jr，Coleman SI，Di Cesare P. Relationship between deep vein thrombosis and pulmonary embolism following THA and TKA［J］. Orthopedics，2012，35（3）：228-233，234-235.

[8] Lyman GH，Bohlke K，Khorana AA，et al. Venous thromboembolism prophylaxis and treatment in patients with cancer：american society of clinical oncology clinical practice guideline update 2014［J］. J Clin Oncol，2015，33（6）：654-656.

[9] Hill J，Treasure T，Guideline Development Group. Reducing the risk of venous thromboembolism（deep vein thrombosis and pulmonary embolism）in patients admitted to hospital：summary of the NICE guideline［J］. Heart，2010，96（11）：879-882.

[10] Segal JB，Streiff MB，Hofmann LV，et al. Management of venous thromboembolism：a systematic review for a practice guideline［J］. Ann Intern Med，2007，146（3）：211-222.

[11] Gharaibeh L，Albsoul-Younes A，Younes N．Evaluation of VTE prophylaxis in an educational hospital：comparison between the institutional guideline（Caprini 2006）and the ACCP Guideline（Ninth Edition）[J]．Clin Appl Thromb Hemost，2016，22（7）：627-632．

第六节　预后与转归

CA-VTE 患者的病情较重，其血栓栓塞症易复发，易合并出血性疾病，而且死亡率较高。有研究表明，在血栓发生的同时或 1 年内被诊断患有肿瘤的患者，通常所患肿瘤侵袭性强、分期晚、预后差 [1]。

一、DVT 的预后和转归

（一）DVT 转归

1．软化、溶解和吸收　新形成的血栓内的纤溶酶激活和细胞崩解释放的纤溶酶可使血栓软化并逐渐溶解。血栓溶解的快慢取决于血栓的大小和新旧程度。小的新鲜血栓可被快速完全溶解；大的血栓多为部分软化，若被血液冲击可形成碎片或整个脱落，随着血流运行到组织器官中，在与血栓大小相应的血管中停留，造成血栓栓塞。

局限在小腿的 DVT 大多数血栓较小并能自溶，症状体征较轻或不明显，也很少引起长期致残和有临床意义的 PE。但大约 20% 的无症状者和 20% ～ 30% 的有症状者的静脉血栓可沿静脉向上延伸，其中 40% ～ 50% 的血栓可能脱落并有发生 PE 的危险。而下肢近端 DVT 的血栓较大，完全溶解者少见，甚至肝素治疗也不容易完全溶解，如果不进行治疗，约 33% ～ 50% 的患者可发生有临床意义的 PE，另外 1/3 可发生亚临床 PE。大多数有临床意义和致命的 PE 栓子来自下肢股静脉、髂静脉和腘静脉的 DVT，这也是 PE 复发的原因 [2]。

下肢浅静脉炎因静脉管壁增厚，血栓与管壁紧贴不易脱落，很少发生 PE；但近 15% 的血栓可向上延伸，可能同时有 DVT 存在。10% 的慢性 DVT 若不及时充分治疗，最终也将发生 PE，其中 10% 是致死的 [3]。

2．机化和再通　如果纤溶酶活性不足，血栓存在时间较长时则发生机化。在血栓形成后第 2 天，已开始有内皮细胞、成纤维细胞或肌成纤维细胞从血管壁长入血栓并逐渐取代血栓。这种由肉芽组织逐渐取代血栓的过程，称为血栓机化。较大的血栓约 2 周便可完全机化。机化后的血栓与血管壁黏着紧密，不会再脱落。在血栓机化过程中，由于水分被吸收，血栓干燥收缩或部分溶解而出现裂隙，周围新生的血管内皮细胞长入，并覆盖于裂隙表面形成新的血管，并相互吻合交通，使被堵塞的血管部分重建血流，这个过程称为再通。

3．钙化　长时间存在的血栓发生钙盐沉着，称为钙化。静脉血栓钙化后成为静脉石。机化的血栓在纤维组织玻璃样变的基础上，也可发生钙化。

4．DVT 复发　不治疗或治疗不充分的下肢近端 DVT 和有症状的小腿 DVT 患者，3 个月后分别有 47% 和 20% 的概率发生复发性 DVT。在停止抗凝治疗后，VTE 的 5 年复发率约为 25%，10 年复发率约为 30%。VTE、DVT、PE 的年复发率分别为（19 ~ 39）/10 万、（4 ~ 13）/10 万、（15 ~ 29）/10 万 [4]。

研究表明，首次无原因（如外科手术、住院治疗、肢体制动、口服避孕药或妊娠期 / 产褥期、使用抗凝血酶、蛋白 C 或蛋白 S 缺乏、凝血因子Ⅴ Leiden 突变、凝血酶原 *G20210A* 突变等）罹患 VTE 的患者复发风险尤其高，且只要引发血栓的危险因素出现，其复发风险就仍然存在，这一点在活动性肿瘤患者身上表现得尤为明显，而这些患者即使在使用维生素 K 拮抗剂治疗期间仍有较高的复发风险 [5]。

5．深静脉血栓后综合征（post-thrombotic syndrome，PTS）　以患肢疼痛、慢性静脉瓣功能不全、下肢肿胀为特征，有时可发生静脉溃疡。一个对急性 DVT 随访 8 年的研究显示有 29.1% 的患者出现 PTS [6]。一般被血栓阻塞的静脉越粗大、阻塞的程度越重，静脉越难再通；而受累的静脉越小、阻塞的程度越轻，静脉再通的机会越大。但即使经过治疗，被血栓阻塞的静脉再通后，也可能会因为静脉瓣遭到破坏丧失原有功能，发生 PTS。

（二）DVT 预后

经足量抗凝治疗的 DVT 患者，肺动脉栓塞症发生率明显下降，但仍有 10% ~ 30% 的患者可发生 PTS。对有症状的小腿 DVT，早期给予足够肝素抗凝，DVT 复发风险小于 2%；如此后继续给予口服抗凝剂或皮下注射适量肝素 3 个月，则 DVT 复发率为 2% ~ 4%，1 年后 DVT 复发的可能性也仅有 5% ~ 10%，PE 也很少发生 [7]。

二、PE 预后和转归

（一）PE 转归

1．好转或死亡　血流动力学稳定且无基础心肺疾病或恶性肿瘤的急性 PE 患者，经及时治疗预后多较好；巨大 PE 可因血栓阻塞主肺动脉而导致泵衰竭及严重低氧血症，患者可在几分钟或几小时内迅速死亡。患者如能度过急性期或得到正确诊治，预后则较好。

2．PE 复发　急性 PE 发病后 4 ~ 6 周内复发的危险性最大，尤其在巨大 PE 或抗凝治疗不足的情况下；未经治疗的 PE 复发率 50%，其中一半可能是致死性的；及时治疗的 PE 复发率可降至约 5%，其中仅 20% 为致死性的。下列情况 PE 复发危险较大：累计肺灌注缺损＞ 35% 者、原有心脏病者、同时存在明显深静脉血栓者。无论是否进行溶栓治疗，适当延长抗凝时间，可以降低肺动脉栓塞症复发率 [8]。

3．PTS　因为 90% 以上的 PE 患者的血栓栓子来源于下肢深静脉，所以也容易发生 DVT 相关的静脉损伤，从而发生 PTS。

4．慢性血栓栓塞性肺动脉高压　报告发生率从 0.1% 到 5% 不等，常是由于多次小的、未被识别及治疗的 PE 所致 [9]。少数 PE 患者虽几乎从无 PE 病史及明显急性期症状，但因存在未溶解的栓子，导致肺动脉被进行性阻塞，数月或数年后发展为肺动脉高压或肺心病。也有人认为慢性血栓栓塞性肺动脉高压是由于肺动脉原位血栓形成所致。急性期肺动脉收缩压超过 50 mmHg 者发生慢性栓塞性肺动脉高压的危险增加 3 倍。

在西方国家，PE 病死率仅次于恶性肿瘤和心肌梗死。在美国 PE 年发病患者数超过 63 万，其中 11% 死于发病 1 h 内，主要是未经诊断和治疗的巨大 PE 患者；而在 89% 的生存者中，71% 未得到正确诊断治疗，最终 30% 死亡；在 29% 得到诊治的 PE 患者中，92% 的患者存活，8% 死亡 [10]。

住院 PE 患者的总病死率为 22%，血流动力学稳定的患者病死率为 8.1%，血流动力学不稳定的患者病死率升至 65%。不论血管阻塞程度如何，合并休克患者的病死率是不合并休克患者的 3 ~ 4 倍 [11]。

（二）PE 预后

治疗后 PE 患者总的转归为 80% 的患者血栓再溶解，10% 发生肺梗死，5% 发展为慢性肺动脉高压，5% 死亡。

（湖南省肿瘤医院　谌永毅　王玉花　谢彦云）

参考文献

[1] 周伟，段荣军，周佐超．恶性肿瘤合并静脉血栓患者临床特点及预后的研究［J］．中国肿瘤临床与康复，2020，27（10）：1158-1161．

[2] 李云鹂，万艳平．恶性肿瘤相关静脉血栓栓塞症风险评估工具研究进展［J］．中华现代护理杂志，2020，26（22）：3104-3108．

[3] 何丽丽，曹国磊，董春岚，等．恶性肿瘤并发静脉血栓栓塞症的特点分析［J］．重庆医学，2015，49（23）：1-6．

[4] Segal JB，Streiff MB，Hofmann LV，et al．Management of venous thromboembolism：a systematic review for a practice guideline［J］．Ann Intern Med，2007，146（3）：211-222．

[5] Michael E，Antoine E，John O，et al．Outcomes and prognosis factors in patients with vena cava filters in a quaternary medical center：a 5-year retrospective analysis［J］．J Intensive Care Med，2019，15（2）：37-40．

[6] Zheng H，Liu L，Sun H，et al．Prophylaxis of deep venous thrombosis and adherence to guideline recommendations among inpatients with acute stroke：results from a multicenter observational longitudinal study in China［J］．Neurol Res，2008，30（4）：370-376．

[7] Niimi K，Kobayashi M，Narita H，et al．Evaluation of the efficacy of venous thromboembolism prophylaxis guideline implementation in Japan［J］．Surg Today，2010，40（12）：1129-1136．

[8] Gharaibeh L，Albsoul YA，Younes N. Evaluation of VTE prophylaxis in an educational hospital：comparison between the institutional guideline（Caprini 2006）and the ACCP Guideline（Ninth Edition）[J]. Clin Appl Thromb Hemost，2016，22（7）：627-632.
[9] Wang H，Xu X，Pu C，et al. Clinical characteristics and prognosis of cancer patients with venous thromboembolism [J]. J Cancer Res Ther，2019，15（2）：344-349.
[10] Waltering A，Puschmann R，Franz H，et al. Evaluation of an internal guideline for the diagnostics of deep vein thrombosis [J]. Med Klin（Munich），2007，102（8）：612-616.
[11] Gharaibeh L，Albsoul-Younes A，Younes N. Evaluation of venous thromboembolism prophylaxis after the introduction of an institutional guideline：extent of application and implementation of its recommendations [J]. J Vasc Nurs，2015，33（2）：72-78.

第四章

肿瘤相关性血栓的分子机制

第一节 组织因子阳性微粒

一、组织因子

组织因子（tissue factor，TF）是一种跨膜蛋白，是FⅦ和FⅦa的受体，对FⅦ/FⅦa有较高亲和力，血管损伤后与血浆FⅦ/FⅦa结合引起凝血，是凝血的主要启动因子。TF-FⅦa复合物是凝血酶级联反应的主要激活剂。TF需要稳定FⅦa在质膜上的催化位点，以使其与底物FⅨ和FⅩ发生最佳的相互作用。凝血过程分为TF-FⅦa依赖性启动、TF途径抑制物（TFPI）对TF-FⅦa复合物的抑制和凝血酶生成的放大。在血管损伤或组织损伤后，TF-FⅦa复合物通过激活FⅩ和FⅨ来触发凝血反应，与TF结合的FⅦ被多种凝血酶迅速激活，FⅦa本身的自身激活作用也会促进这一反应发生。激活癌细胞周围的凝血级联和血小板聚集，可以保护癌细胞免受血液中不同防御途径的影响，也会使癌细胞转移到不同的部位[1-3]。

TF在健康人血液中仅由循环单核细胞表达，在病理条件下，单核细胞释放TF阳性的囊泡，这些囊泡与其他细胞结合，如活化的血小板、中性粒细胞和内皮细胞。有研究表明单核细胞衍生的囊泡会转移到血小板和中性粒细胞。然而，由于囊泡可以在细胞间转移抗原（如TF），因此很难对体内细胞上TF的来源做出任何结论。确定哪些细胞产生TF最确定的方法是通过原位杂交法检测TF mRNA。血小板、中性粒细胞和嗜酸性粒细胞是否表达TF存在争议。研究发现，未激活的血小板含有TF前体mRNA，在血小板激活后，该mRNA与TF mRNA剪接。未激活的血小板中TF mRNA和蛋白质表达水平不同，但激活的血小板中TF mRNA和蛋白质水平升高[4]。

TF在器官和体表的血管周细胞和内皮细胞表达，形成止血屏障。在病理条件下，TF可引起动静脉血栓形成。例如，动脉粥样硬化斑块中巨噬细胞形成的泡沫细胞和囊泡中含有高水平的TF，这些囊泡在斑块破裂后驱动血栓形成。脓毒症患者的单核细胞或血管内皮细胞上 TF 被诱导激活，导致弥散性血管内凝血。免疫组化研究发现 TF 表达存在一定的问题，即给定细胞的 TF 染色并不意味着该细胞表达 TF，因为该信号可能是由于与来自其他细胞的 TF 阳性微粒的结合，例如激活的单核细胞。

在癌症患者中，肿瘤细胞表达 TF，并自发地将 TF 阳性微粒（MPs）释放到血液中。这些循环中的肿瘤衍生的、TF 阳性 MPs 可能解释了癌症患者静脉血栓形成概率增加的原因。TF 也具有止血之外的其他作用。例如，凝血级联的 TF 依赖性激活产生凝血酶，如 FⅦa、FⅩa 和凝血酶，它们通过蛋白酶激活受体的裂解在多种细胞中诱导信号传导。血液中不含功能性 TF，因为它具有高促凝血活性（procoagulant activity，PCA）。到目前为止，现有的证据表明血液中 TF 水平非常低，但这种 TF 要么被加密，要么被抑制，必须通过某种方式激活才能激活凝血反应[5]。

癌细胞会脱落 TF 阳性微粒（TF^+ MPs）到血液循环中。在不同类型的癌症患者中均观察到循环 TF 阳性微粒水平增加，包括胰腺癌、脑癌、结直肠癌、肺癌、乳腺癌和前列腺癌等。

二、组织因子阳性微粒的基本概念

细胞可以释放 3 种囊泡：外泌体（50 ~ 100 nm）、MPs（0.1 ~ 1 μm）和凋亡小体（1 ~ 3 μm）。凋亡细胞释放凋亡小体；胞内多泡体与质膜融合后，细胞释放外泌体；最近的一项研究报道，癌细胞经上皮 - 间质转化释放 TF 阳性微粒。最重要的是，肿瘤细胞会自发释放 MPs[6]。

MPs 是一种 0.1 ~ 1.0 μm 的异质性囊泡，由许多真核细胞的质膜在细胞活化（炎症、癌症）或凋亡反应中萌发和分裂产生，随后在细胞骨架蛋白水解、裂解后释放为小的磷脂囊泡，并在其表面表达阴离子磷脂（主要是磷脂酰丝氨酸）、细胞源抗原、TF、黏附分子、基质金属蛋白酶。MPs 中含有 mRNA 和微 RNA，其表面蛋白如图 4-1 所示[7]。MPs 活化后从大多数细胞释放。血小板是血液中 MPs 的主要细胞来源，MPs 最初被描述为“血小板尘埃”。

血小板不合成 TF，但可以结合单核细胞产生的 TF^+ MPs。提示血小板源性 MPs 上存在的 TF 可能是 TF^+ MPs 与血小板结合，再加工形成血小板源性 MPs 的结果。MPs 是促凝血的，因为它存在 TF 和暴露的负电荷磷脂，其表面的负电荷促进了带正电荷的凝血蛋白复合物的组装。许多研究报道了肿瘤患者循环中 MPs 浓度的变化，包括含有癌症相关抗原的 MPs，以及促凝活性的增加[8]。

在血栓形成过程中，通过 P- 选择素及 P- 选择素糖蛋白配体 -1（PSGL-1）的相互作用，表达 TF 的单核细胞源性 MPs 聚集，并被进一步运送至血管损伤部位促进纤维蛋白的形成。正常生理情况下，血管损伤部位的血栓形成具有屏障作用，限制血管壁 TF 的作用；病理情况下，血栓在血管损伤部位形成，TF 的过度表达会促其发挥促凝活性，导致血栓延伸从而堵塞管腔。 在正常的生理情况下，循环中的 TF^-

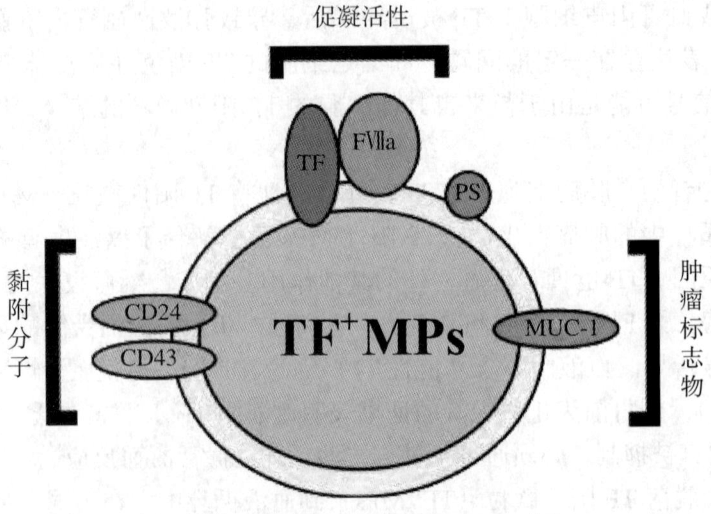

图 4-1 组织因子阳性微粒表面蛋白 [7]

注：TF，组织因子；TF^{+} MPs，组织因子阳性微粒；PS，磷脂酰丝氨酸；MUC-1，黏蛋白 -1

MPs 大部分来源于造血细胞，有某些研究表明在恶性疾病中，循环中 TF^{-} MPs 的病理性升高源于潜在的肿瘤细胞。一项研究将结直肠癌和胰腺癌患者与炎症性肠病、胰腺疾病患者或健康受试者相比，发现胰腺癌患者血栓形成的风险更高，他们体内含有纤维蛋白的 MPs 显著增加。MPs 通过其表面的效应因子，如 TF、纤溶酶原激活剂、促炎性细胞因子或血管内皮生长因子，参与促进凝血和抑制纤溶活性、血管重塑或新生血管形成。此外，MPs 在肿瘤进展过程中能发挥多种作用：逃避细胞凋亡和免疫监视，促进肿瘤生长、细胞外基质降解、血管生成、肿瘤干细胞壁龛的形成和转移前壁龛的形成以及有抗药性 [9-10]。

三、TF^{+} MPs 的定量方法

有几种方法可用来定量人血浆中 TF^{+} MPs，包括基于抗原和 TF^{+} MPs 活性的检测。这些方法是测定它的最佳方法，因为它们是检测血浆中极低活性水平 TF 的最敏感方法。然而，基于 TF 抗原的检测方法的特异性也受到了质疑，一项研究未能观察到 TF^{+} MPs 活性与两种基于抗原的检测（流式细胞术和 TF 酶联免疫吸附检测）之间的相关性。但也有研究通过 TF 酶联免疫吸附试验发现，TF^{+} MPs 活性与血浆 TF 上的蛋白质水平之间存在很强的相关性。如今已经开发出的几种功能性检测方法，在有或无抑制性抗 TF 抗体的情况下，使用单级凝血试验或 FXa 生成试验来测量 TF^{+} MPs 的活性。有研究测量了癌症患者的 TF^{+} MPs 活性水平，发现两种检测方法之间有很好的相关性 [11]。

目前有多种方法用于 TF^{+} MPs 的定量，分析其中流式细胞术是目前公认的最实用、最可行的方法。它可以测定 TF^{+} MPs 的水平，还可以分析 TF^{+} MPs 的细胞来源

及表面蛋白，但是无法测定 MP 表面蛋白的功能活性。流式细胞术有 3 种测量方法：激光散射测量、荧光测量、阻抗法[12]。激光散射法对细胞颗粒的构型和质量具有较高的分辨能力，是常用的测量 MPs 大小和数量的方法。基于阻抗的流式细胞术是一种新兴的检测 TF^+ MPs 的方法，已用于检测癌症患者血浆中 TF^+ MPs。已有多项研究应用流式细胞术检测肿瘤患者 TF^+ MPs，然而，它也存在很多缺陷，较低的灵敏度使其难以可靠地检测临床标本中低水平的 TF^+ MPs，体积较小的 TF^+ MPs 在检测过程中也很难被检测到，容易造成漏检[13]。

有研究报道，基于 TF^+ MPs 活性检测也有其优点，用功能性 TF^+ MPs 活性测定法测定的 TF^+ MPs 水平与癌症患者 VTE 的发生水平有关，而用流式细胞术测定的 TF^+ MPs 水平则无此相关性。这种定量 TF^+ MPs 的方法是应用生色底物测定法通过测定 MPs 的促凝活性间接测定 MPs 的数量。最常应用的生色底物测定法是凝血因子测定法和 TF^+ MPs 活性测定法。这两种方法与流式细胞术相比，具有更高的灵敏性和可重复性，但它的缺点是无法直接获得循环中 TF^+ MPs 的细胞来源[14]。

四、TF^+ MPs 在肿瘤中的表达

肿瘤细胞释放的 TF^+ MPs 与肿瘤的进程密切相关，在肿瘤的生长和转移中起着重要作用。TF 会导致组织损伤与修复过程的失衡，进而在肿瘤血管生成过程中起重要作用。TF 还可以通过细胞内信号的转导，促进新生血管的生成、降解基底膜及细胞外基质，进而促进肿瘤的浸润和转移。TF^+ MPs 在肿瘤进展的过程中可能存在类似的机制。许多研究分析了肿瘤患者循环中 TF^+ MPs 水平。有研究发现，晚期乳腺癌患者比早期乳腺癌患者的 TF^+ MPs 活性水平更高[15]。还有研究发现转移性不可切除胰腺癌患者中 TF^+ MPs 活性增加与癌症分期、分级严重和生存率降低之间存在相关性。有研究使用流式细胞术检测到晚期结直肠癌患者中 TF^+ MPs 的水平高于健康对照组。

肿瘤患者 TF^+ MPs 水平与凝血途径激活相关，凝血途径是否激活可以通过测定 D- 二聚体水平来发现。一项对早期前列腺癌患者的研究发现，在那些 TF^+ MPs 和 D- 二聚体水平之间相关性不大的患者中，TF^+ MPs 活性增加，提示 TF^+ MPs 可能拥有更高的灵敏度来提示肿瘤的发生[16]。

五、TF^+ MPs 与 CA-VTE 的关系

TF 除了参与肿瘤的生长和转移，在 CA-VTE 形成中也发挥着重要作用。众所周知，肿瘤细胞表达 TF，并释放 TF^+ MPs。TF 在胰腺癌等不同类型的肿瘤中的表达随组织学分级升高而增加。2007 年，Tesselaar 等[15]进行了最早的回顾性研究，分析了癌症患者 TF^+ MPs 和血栓形成之间的关系。研究包括 23 例不能切除的胰腺癌患者、27 例乳腺导管腺癌患者（10 例早期乳腺癌和 17 例晚期乳腺癌）、7 例特

发性室性心动过速患者和37例健康对照组，胰腺癌和转移性乳腺癌患者的平均TF^+ MPs活性明显高于健康对照组和特发性室性心动过速患者。更有趣的是，胰腺癌患者的TF^- MPs活性高于乳腺癌患者，有VTE的癌症患者血浆TF^+ MPs活性高于无VTE的癌症患者。有研究用基于阻抗的流式细胞术观察到了胰腺癌、乳腺癌、结直肠癌、卵巢癌和非小细胞肺癌患者血浆中TF^+ MPs水平的升高，这项研究包括在研究开始时有VTE的30名癌症患者，作为对照组的60名没有VTE的癌症患者，60%的有VTE的癌症患者血浆中检出TF^+ MPs，而仅有27%无VTE的癌症患者血浆中检出TF^+ MPs。总之，胰腺癌伴VTE患者的TF^+ MPs活性最高，TF^+ MPs活性升高与癌症患者的生存率降低相关。有VTE的癌症患者与没有VTE的癌症患者相比，循环TF^+ MPs水平升高。

CA-VTE产生的临床前研究主要集中在胰腺癌，因为在这类恶性肿瘤患者中能观察到高血栓形成概率。免疫活性和免疫功能低下的小鼠模型被用来研究肿瘤来源的TF^+ MPs在血栓形成中的作用，一些研究称TF^+ MPs可促进小鼠体内的血栓形成。研究使用了表达TF的小鼠胰腺细胞株Panc02，在激光损伤小鼠模型和肾下腔静脉狭窄小鼠模型中，注射TF^+ MPs表达升高的Panc02细胞会增强小鼠的血栓形成，而注射TF表达降低的Panc02细胞的小鼠血栓形成较少。此外，Thomas等发现在三氯化铁诱导的肠系膜血管损伤和激光诱导的提睾肌小动脉损伤部位，发生TF^+ MPs蓄积，从而促使小鼠血栓形成。并且内源性TF^+ MPs在这些原位Panc02胰腺肿瘤荷瘤小鼠体内的蓄积呈P-选择素依赖性。这项研究发现人和小鼠胰腺细胞株都表达P-选择素糖蛋白配体-1。注射外源性TF^+ MPs可对血栓形成有增强作用，并可用抗P-选择素抗体消除这种增强作用[17]。

最早的前瞻性研究是由Khorana等[18]在2008年进行的，他们测定了10例胰腺癌化疗患者的血浆TF^+ MPs活性，开始化疗前和化疗20周内每4周抽取一次血样，10例患者中2例患者有TF^+ MPs活性升高，2例患者在研究过程中出现VTE。这是第一个提供证据支持TF^+ MPs活性升高先于血栓形成的研究，提示TF^+ MPs可能是胰腺癌患者VTE的预测指标。后来有研究评估了恶性肿瘤患者血浆TF^+ MPs水平与VTE发生的关系。Zwicker等测量了恶性肿瘤患者血浆中TF^+ MPs的水平，然后跟踪这些患者VTE的发展，研究发现在可检测到TF^+ MPs的患者中，1年内VTE的发生率为34.8%，而未检测到VTE发生率为0[19]。

肿瘤化疗与血栓形成有关。研究表明，用细胞毒化疗药物治疗人单核细胞（THP-1），可增强细胞TF活性，但不增加TF表达，这是通过增加细胞磷脂酰丝氨酸（PS）来实现的，这些细胞显示TF^+ MPs的释放也增加。另外，其他细胞类型的细胞毒性化疗，包括在急性早幼粒细胞白血病患者的治疗过程中，也观察到TF^+ MPs的表达或释放增加。研究表明，除了循环TF^+ MPs水平升高外，其他机制也可导致癌症化疗期间的血栓形成，如核酸释放和细胞PS暴露增加。

六、总结

总之，TF在肿瘤细胞中表达，并且在晚期肿瘤中表达明显增加。肿瘤细胞自发释放高水平的TF^+ MPs，这些MPs与血栓形成前高凝状态和血栓形成增强有关。在恶性肿瘤患者的研究中，结果表明TF^+ MPs活性的升高是VTE的预测指标，提示TF^+ MPs可能参与癌症患者的血栓形成，尤其是胰腺癌患者。降低癌症患者血浆中TF^+ MPs的水平，可以预防和降低VTE的发生，提高患者生存率。血浆TF^+ MPs作为指标在发生VTE患者血栓预防中的临床应用尚待确定，包括作为治疗靶点用来防止CA-VTE的发生也有待进一步研究。

（首都医科大学附属北京世纪坛医院 饶本强 杨振鹏）

参考文献

[1] Owens AP, Mackman N. Tissue factor and thrombosis: The clot starts here [J]. Thrombosis and Haemostasis, 2010, 104 (3): 432-439.

[2] Vadivel K, Bajaj SP. Structural biology of factor Ⅶa/tissue factor initiated coagulation [J]. Frontiers in Bioscience (Landmark Edition), 2012, 17: 2476-2494.

[3] Mackman N. The many faces of tissue factor [J]. Journal of Thrombosis and Haemostasis: JTH, 2009, 7 (Suppl 1): 136-139.

[4] Sovershaev MA, Egorina EM, Osterud B, et al. Evidence for direct transfer of tissue factor from monocytes to platelets in whole blood [J]. Blood Coagulation & Fibrinolysis: an International Journal in Haemostasis and Thrombosis, 2012, 23 (4): 345-350.

[5] Grover SP, Mackman N. Tissue factor: an essential mediator of hemostasis and trigger of thrombosis [J]. Arteriosclerosis, Thrombosis, and Vascular Biology, 2018, 38 (4): 709-725.

[6] György B, Szabó T G, Pásztói M, et al. Membrane vesicles, current state-of-the-art: emerging role of extracellular vesicles [J]. Cellular and Molecular Life Sciences: CMLS, 2011, 68 (16): 2667-2688.

[7] Geddings JE, Mackman N. Tumor-derived tissue factor-positive microparticle and venous thrombosis in cancer patients [J]. Blood, 2013, 122 (11): 1873-1880.

[8] D'souza-schorey C, Clancy JW. Tumor-derived microvesicles: shedding light on novel microenvironment modulators and prospective cancer biomarkers [J]. Genes & Development, 2012, 26 (12): 1287-1299.

[9] Garnier D, Magnus N, Lee TH, et al. Cancer cells induced to express mesenchymal phenotype release exosome-like extracellular vesicles carrying tissue factor [J]. The Journal of Biological chemistry, 2012, 287 (52): 43565-43572.

[10] Burnier L, Fontana P, Kwak BR, et al. Cell-derived microparticle in haemostasis and vascular medicine [J]. Thrombosis and Haemostasis, 2009, 101 (3): 439-451.

[11] Wang JG, Geddings JE, Aleman MM, et al. Tumor-derived tissue factor activates coagulation and enhances thrombosis in a mouse xenograft model of human pancreatic cancer [J]. Blood, 2012, 119 (23): 5543-5552.

[12] 李会桥，张予辉．组织因子阳性膜微粒及其在肿瘤中的作用和检测 [J]．国际肿瘤学杂志，

2015，42（7）：525-527.

[13] Basavaraj MG，Olsen JO，Østerud B，et al. Differential ability of tissue factor antibody clones on detection of tissue factor in blood cells and microparticle [J]. Thrombosis Research，2012，130（3）：538-546.

[14] Haubold K，Rink M，Spath B，et al. Tissue factor procoagulant activity of plasma microparticle is increased in patients with early-stage prostate cancer [J]. Thrombosis and Haemostasis，2009，101（6）：1147-1155.

[15] Tesselaar ME，Romijn FP，Van Der Linden IK，et al. Microparticle-associated tissue factor activity：a link between cancer and thrombosis? [J]. Journal of Thrombosis and Haemostasis：JTH，2007，5（3）：520-527.

[16] Thaler J，Ay C，Mackman N，et al. Microparticle-associated tissue factor activity in patients with pancreatic cancer：correlation with clinicopathological features [J]. European Journal of Clinical Investigation，2013，43（3）：277-285.

[17] Thomas GM，Panicot-Dubois L，Lacroix R，et al. Cancer cell-derived microparticle bearing P-selectin glycoprotein ligand 1 accelerate thrombus formation in vivo [J]. The Journal of Experimental Medicine，2009，206（9）：1913-1927.

[18] Khorana AA，Francis CW，Menzies KE，et al. Plasma tissue factor may be predictive of venous thromboembolism in pancreatic cancer [J]. Journal of Thrombosis and Haemostasis：JTH，2008，6（11）：1983-1985.

[19] Zwicker JI，Liebman HA，Neuberg D，et al. Tumor-derived tissue factor-bearing microparticle are associated with venous thromboembolic events in malignancy [J]. Clinical Cancer Research：an Official Journal of the American Association for Cancer Research，2009，15（22）：6830-6840.

第二节　可溶性 P- 选择素

一、可溶性 P- 选择素的定义

选择素（selectin）是细胞黏附分子中的一个家族，包括 L- 选择素、E- 选择素和 P- 选择素，在血栓形成、炎症反应、肿瘤转移，以及其他疾病的发生、发展中起重要作用。可溶性 P- 选择素是活化血小板 α- 颗粒和内皮细胞 Weibel-Palade 颗粒释放的细胞黏附分子——选择素家族的一员。它在炎症、血栓形成和癌细胞生长 / 转移中介导白细胞、血小板和癌细胞的黏附。它存在于白细胞和少量血小板上，与特定的含碳水化合物的配体结合，如 P- 选择素糖蛋白配体 -1（PSGL-1）。其配体都是一些寡糖基团，存在于多种糖蛋白或糖脂分子上，分布于多种体细胞及肿瘤细胞表面，主要有 PSGL-1、sialyl Lewis X、硫酸糖脂、CD24 和 CD44 等 [1]。

可溶性 P- 选择素支持白细胞与活化的内皮细胞和血小板的最初连接，并介导白细胞在内皮细胞表面滚动。血小板的 P- 选择素表达的检测是检测血小板活化的重要指标。内皮细胞 P- 选择素的表达可通过募集白细胞增强血栓形成 [2]。有研究表明内皮细胞 P- 选择素使 IVC 狭窄小鼠模型中白细胞的募集增多 [3]。越来越多的证据表明，黏附分子尤其是可溶性 P- 选择素在静脉血栓栓塞的诊断中发挥重要作用，它可以诱导血栓形成 [4]。急性 VTE 患者的可溶性 P- 选择素水平升高，证明它可介导血小板与癌细胞的黏附。在一项前瞻性研究中，癌症患者的可溶性 P- 选择素水平升高预示着 VTE 发生的风险增加了 2.6 倍 [2]。并且可溶性 P- 选择素与无癌患者的 VTE 风险相关 [5]：在可溶性 P- 选择素水平高于总研究人群 75% 的患者中，VTE 的累积发生率为 12%；而可溶性 P- 选择素水平较低的患者中，VTE 的累积发生率为 4%。可溶性 P- 选择素与肿瘤患者的 VTE 发生密切相关，可以作为预测肿瘤合并 VTE 的潜在标志物。所有测定可溶性 P- 选择素水平的受检者均于清晨抽取空腹静脉血 3 ml，常温静置 20 min 后高速离心，血清于 –80℃保存。检测前常温下解冻，充分混匀后使用 ELISA 法进行检测。

二、可溶性 P- 选择素与血栓形成

一项 meta 分析综合了 586 例 VTE 患者和 1 843 例对照组的 11 项研究结果，结果显示，VTE 患者的可溶性 P- 选择素水平显著升高，比健康者平均高 2.64 倍。可溶性 P- 选择素具有较高的诊断性能，其联合灵敏度为 0.57，联合特异度为 0.73，曲线下面积（AUC）为 0.74，诊断比值比（DOR）为 4.31 [6]。此研究首次检验了可溶性 P- 选择素作为预测因子诊断血栓形成的效能，它诊断了约 60% 的 VTE 患者，排除了 70% 以上的非 VTE 患者。它在血栓形成中的作用如图 4-2 所示。

使用血浆生物标志物来辅助超声诊断 VTE 是必要的，尤其是在超声结果为阴性或不能诊断的情况下。可溶性 P- 选择素和 D- 二聚体均与普通人群 VTE 的发生有关，更是癌症患者的 VTE 独立预测因子 [8]。VTE 最常用的临床标志物是 D- 二聚体，然而，由于 D- 二聚体的特异性低（约 30%）[9]，即使结合临床标准，也不能安全地用于 VTE 的明确诊断。D- 二聚体的水平也随着近期手术、创伤或感染而增加，在肝肾疾病患者和妊娠期间也有变化 [10]。可溶性 P- 选择素已成为诊断 VTE 相对较新和更好的生物标志物。它不仅是炎症或血小板活化的标志物，也是与血管和血栓性疾病相关的促凝血活性的直接诱导物 [11]。可溶性 P- 选择素结合 Wells 评分 [12] 可能是诊断 VTE 的最佳组合。

越来越多的证据支持 DVT 后可溶性 P- 选择素水平升高是血小板活化所致的。DVT 后几小时至 3 天内 β- 血栓球蛋白浓度也升高。与其不同，可溶性 P- 选择素水平升高不是由体外血小板活化引起的，也与血小板计数无关 [13]。然而，不能排除它的升高与其他凝血因子有关，或与血栓后现象有关的可能性。事实上，升高的可溶性 P- 选择素可能是凝血酶、凝血酶组分或导致高凝状态的其他因素激活血小板的结果，如纤维蛋白肽 A、凝血酶原片段 11+12 或凝血酶 - 抗凝血酶Ⅱ复合物等标志物的变化所致 [14]。

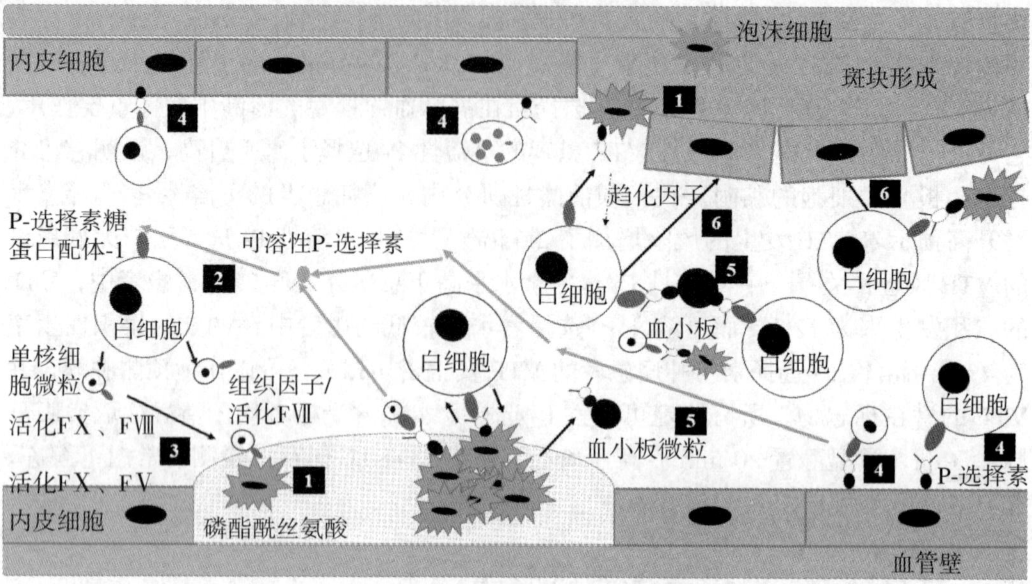

图 4-2 P- 选择素在血栓形成中的作用[7]

注：1. 血栓相关血小板释放促血栓形成和促炎性因子（即趋化因子），从而刺激斑块形成；2. 血小板活化后释放可溶性物质，如 CD154、可溶性 P- 选择素等；3. 可溶性物质，如可溶性 P- 选择素与白细胞表面的 P- 选择素糖蛋白配体结合，使局部白细胞（如单核细胞）浓度升高或单核细胞微粒释放增多，从而促进血栓形成；4. 白细胞、血小板和单核细胞微粒也会刺激内皮细胞，进一步促进内皮细胞募集炎症细胞；5. 活化的血小板同样会释放血小板微粒（表达 P- 选择素），血小板微粒能够介导同型和异型细胞之间的相互作用，如单核细胞微粒等；6. 同型和异型细胞的聚集体能够进一步激活内皮细胞，促进血管病变。此外，P- 选择素在内皮细胞上的表达（“系统性损伤”，即高胆固醇血症）也有助于内皮细胞募集血小板（P- 选择素糖蛋白配体，或更有可能通过 GPⅠbα 受体与 P- 选择素或血管血友病性因子结合）、单核细胞微粒或血小板微粒以及白细胞。

三、可溶性 P- 选择素与肿瘤

可溶性 P- 选择素在炎症和血栓性条件下的作用进入了研究者们的视野后，其与癌症生物学之间关系的研究也逐渐增多。可溶性 P- 选择素配体表达于多种肿瘤细胞表面，通过与肿瘤细胞表达的相关配体结合而使肿瘤细胞入血，使其迁移至其他部位。随着肿瘤进展，肿瘤细胞和它产生的细胞因子刺激可溶性 P- 选择素表达增加，血浆浓度逐渐升高。有研究表明，肺癌组患者的可溶性 P- 选择素水平高于健康对照组，有远处脏器转移组高于无远处器官转移组，其浓度与肺癌的进展程度呈正相关，提示血浆可溶性 P- 选择素水平有望作为预测肺癌的指标[15]。

可溶性 P- 选择素在肿瘤转移中发挥着重要作用，其通过介导肿瘤细胞与内皮细胞及血小板间的黏附来参与肿瘤转移的机制为：①肿瘤细胞刺激内皮细胞表达 P- 选择素及其配体，参与肿瘤的黏附。②血小板活化后表达 P- 选择素，介导血小板与肿瘤细胞结合，从而逃避免疫系统的攻击。肿瘤细胞与细胞外基质黏附能力下降，促使肿瘤细胞发生转移 [16]。在结直肠癌小鼠模型中，可溶性 P- 选择素缺乏小鼠肺转移程度明显较轻，提示其在肿瘤转移中发挥作用。③可溶性 P- 选择素促进组织因子的表达，进而诱导血管内皮生长因子的表达，促进新生血管生成，为肿瘤转移提供条件。④释放血小板生长因子，刺激肿瘤细胞生长 [17]。

恶性肿瘤通常与炎症因子表达增强、细胞因子表达增强以及肿瘤组织的淋巴细胞浸润有关，这些因素比宿主的抗肿瘤反应更容易促进肿瘤的生长和扩散 [18]。在乳腺癌中，P- 选择素的下降抑制了调节性 T 细胞的浸润，并降低了肿瘤中促炎性细胞因子的水平，如 IL-4、IL-10 和 TGF-β 等，从而提高了患者生存率 [19]。选择性抑制选择素可能是预防血行转移的潜在治疗靶点。普通肝素（临床耐受范围内）可通过 P- 选择素阻断癌细胞与血小板和内皮细胞的相互作用，来减少癌细胞向其他器官的播散 [20]。

四、可溶性 P- 选择素与 CA-VTE

静脉血栓栓塞症（VTE）是活动期癌症中常见而严重的并发症。VTE 事件即深静脉血栓形成（DVT）和肺动脉栓塞症（PE），在癌症患者中，两者的累积发生率为 1% ～ 8% [21]。根据一项基于人群的队列研究，癌症患者患 VTE 的相对风险增加了 4 ～ 7 倍 [22]。可溶性 P- 选择素等与 CA-VTE 密切相关。

可溶性 P- 选择素水平高的癌症患者 VTE 发生率高。动物实验发现，抑制 P- 选择素可减少胰腺肿瘤小鼠肠系膜三氯化铁模型中的血栓形成，而不影响非肿瘤小鼠的血栓形成 [23]。研究表明，P- 选择素可能是一种新的靶点，通过减少白细胞的募集和可能的白细胞与血栓的结合来预防 CA-VTE。抑制可溶性 P- 选择素的表达或与其配体的结合，可以抑制血栓的形成，减少肿瘤的转移。有研究利用过度表达 *JAK2V617F* 基因的人内皮细胞体外模型和内皮特异性 *JAK2V617F* 基因表达的小鼠体内模型，研究在骨髓增生性肿瘤中，表达 *JAK2V617F* 的内皮细胞在血栓形成中的作用。有趣的是，这些小鼠比对照组表现出更高的血栓形成倾向。表达 *JAK2V617F* 基因的内皮细胞与 P- 选择素暴露增加相关，对 P- 选择素进行阻断可以降低血栓形成的增加倾向。另外，羟基脲还可以通过直接降低 P- 选择素的表达，减少血栓形成，减少白细胞与表达 *JAK2V617F* 的内皮细胞之间的病理上的相互作用 [24]。

癌细胞、活化血小板和炎症细胞表面富含 P- 选择素。HMCEF 是一种 P- 选择素抑制剂，能同时抑制血栓形成和炎症反应。基于 P- 选择素是抗血栓、抗炎和抗肿瘤药物的共同靶点的认识，有研究评价了 HMCEF 作为纳米级的抗肿瘤药物靶向抑制 P- 选择素来抗肿瘤的可能性。结果表明，纳米级的 HMCEF 具有下调 P- 选择素表达、抑制血栓形成和阻断炎症反应的作用，可以开发为抗肿瘤药物。HMCEF 可直接结合 P- 选择素，进入细胞质，插入 DNA 并切断癌细胞的 DNA。在动物实验中，这种作用导致 HMCEF 剂量依赖性地减缓 S180 小鼠体内肿瘤生长，从而抑制肿瘤血栓的形成，提示可溶性 P- 选择素可以作为 CA-VTE 治疗的靶点[25]。

五、总结

可溶性 P- 选择素水平在 CA-VTE 的进展过程中发生变化，可用来提示 CA-VTE 患者血栓发生情况。检测血液中的可溶性 P- 选择素含量对于预测肿瘤转移和 CA-VTE 的生成情况有重要的临床意义。研究可溶性 P- 选择素与肿瘤血栓的发生、发展和肿瘤转移的关系，特别是它与肿瘤癌栓形成之间的关系，可以为 CA-VTE 的预防和治疗，以及抗肿瘤转移治疗提供依据。作为 CA-VTE 治疗的靶点，可溶性 P- 选择素有较为广阔的应用前景，有待进一步研究。

（首都医科大学附属北京世纪坛医院　饶本强　杨振鹏）

参考文献

[1] 杨帆，孟静岩，贾宁．选择素与大肠癌转移的关系 [J]．中国中西医结合消化杂志，2009，17（4）：278-280.

[2] Ay C，Simanek R，Vormittag R，et al．High plasma levels of soluble P-selectin are predictive of venous thromboembolism in cancer patients：results from the Vienna Cancer and Thrombosis Study（CATS）[J]．Blood，2008，112（7）：2703-2708.

[3] Von Brühl ML，Stark K，Steinhart A，et al．Monocytes，neutrophils，and platelets cooperate to initiate and propagate venous thrombosis in mice in vivo [J]．The Journal of Experimental Medicine，2012，209（4）：819-835.

[4] Pabinger I，Ay C．Biomarkers and venous thromboembolism [J]．Arteriosclerosis，Thrombosis，and Vascular Biology，2009，29（3）：332-336.

[5] Gremmel T，Ay C，Seidinger D，et al．Soluble P-selectin，D-dimer，and high-sensitivity C-reactive protein after acute deep vein thrombosis of the lower limb [J]．Journal of Vascular Surgery，2011，54（6 Suppl）：S48-S55.

[6] Antonopoulos CN，Sfyroeras GS，Kakisis JD，et al．The role of soluble P selectin in the diagnosis of venous thromboembolism [J]．Thrombosis Research，2014，133（1）：17-24.

[7] André P．P-selectin in haemostasis [J]．British Journal of Haematology，2004，126（3）：298-306.

[8] Ay C，Vormittag R，Dunkler D，et al．D-dimer and prothrombin fragment 1 + 2 predict venous thromboembolism in patients with cancer：results from the Vienna Cancer and Thrombosis Study [J]．Journal of Clinical Oncology：Official Journal of the American Society of Clinical Oncology，2009，27（25）：4124-4129.

[9] Ramacciotti E，Blackburn S，Hawley AE，et al．Evaluation of soluble P-selectin as a marker for the diagnosis of deep venous thrombosis [J]．Clinical and Applied Thrombosis/Hemostasis：Official Journal of the International Academy of Clinical and Applied Thrombosis/Hemostasis，2011，17（4）：425-431.

[10] Karami-Djurabi R，Klok FA，Kooiman J，et al．D-dimer testing in patients with suspected pulmonary embolism and impaired renal function [J]．The American Journal of Medicine，2009，

122（11）：1050-1053.

[11] André P，Hartwell D，Hrachovinová I，et al. Pro-coagulant state resulting from high levels of soluble P-selectin in blood [J]. Proceedings of the National Academy of Sciences of the United States of America，2000，97（25）：13835-13840.

[12] Wells PS，Anderson DR，Rodger M，et al. Evaluation of D-dimer in the diagnosis of suspected deep-vein thrombosis [J]. The New England Journal of Medicine，2003，349（13）：1227-1235.

[13] Blann AD，Noteboom WM，Rosendaal FR. Increased soluble P-selectin levels following deep venous thrombosis：cause or effect? [J]. British Journal of Haematology，2000，108（1）：191-193.

[14] Jilma B，Fasching P，Ruthner C，et al. Elevated circulating P-selectin in insulin dependent diabetes mellitus [J]. Thrombosis and Haemostasis，1996，76（3）：328-332.

[15] 陈志营，谭平，宋杨. 非小细胞肺癌患者血浆可溶性 P、E 选择素的表达 [J]. 中国实验诊断学，2018，022（6）：1042-1043.

[16] 辛士珍. 恶性肿瘤与高凝状态 [J]. 四川解剖学杂志，2014，22（003）：37-41.

[17] 肖行. 恶性肿瘤合并肺血栓栓塞症血浆 P- 选择素临床应用 [D]. 南宁：广西医科大学.

[18] Kappelmayer J，Nagy B，JR. The interaction of selectins and PSGL-1 as a key component in thrombus formation and cancer progression [J]. BioMed Research International，2017：1-18.

[19] Nasti TH，Bullard DC，Yusuf N. P-selectin enhances growth and metastasis of mouse mammary tumors by promoting regulatory T cell infiltration into the tumors [J]. Life Sciences，2015，131：11-18.

[20] Ludwig RJ，Boehme B，Podda M，et al. Endothelial P-selectin as a target of heparin action in experimental melanoma lung metastasis [J]. Cancer Research，2004，64（8）：2743-2750.

[21] Timp JF，Braekkan SK，Versteeg HH，et al. Epidemiology of cancer-associated venous thrombosis [J]. Blood，2013，122（10）：1712-1723.

[22] Heit JA，Mohr DN，Silverstein MD，et al. Predictors of recurrence after deep vein thrombosis and pulmonary embolism：a population-based cohort study [J]. Archives of Internal Medicine，2000，160（6）：761-768.

[23] Thomas GM，Panicot-Dubois L，Lacroix R，et al. Cancer cell-derived microparticle bearing P-selectin glycoprotein ligand 1 accelerate thrombus formation in vivo [J]. The Journal of Experimental Medicine，2009，206（9）：1913-1927.

[24] Guy A，Gourdou-Latyszenok V，Le Lay N，et al. Vascular endothelial cell expression of JAK2（V617F）is sufficient to promote a pro-thrombotic state due to increased P-selectin expression [J]. Haematologica，2019，104（1）：70-81.

[25] Wu J，Zhao M，Wang Y，et al. N-（3-hydroxymethyl-β-carboline-1-yl-ethyl- 2-yl）-l-Phe：development toward a nanoscaled antitumor drug capable of treating complicated thrombosis and inflammation [J]. Drug Design，Development and Therapy，2017，11：225-239.

第三节 白细胞与骨髓生长因子

一、肿瘤相关性白细胞增多

血液中白细胞的正常值约为（4 ~ 10）$\times 10^9$/L [1]。白细胞增多（leukocytosis）是指白细胞计数大于 10×10^9/L [1]。恶性肿瘤是白细胞增多常见的病理因素之一 [1]。

早在 1926 年，Krumbhaar 便报道了白细胞增多与非血液系统恶性肿瘤（nonhematologic malignancies，NHMs）之间的关系 [2]。1986 年，Shoenfeld 等进一步报告了 10 种非血液系统肿瘤患者（结直肠癌、胃癌、脑癌、肝癌、胰腺癌、乳腺癌、卵巢癌、肾癌、肺癌和黑色素瘤）中白细胞增多者的比例，大约为 30.6%（77/252），其中肺癌（52.4%）和结直肠癌（38.1%）的比例最高 [3]。该研究对纳入的患者进行了全面的血清和细菌检查，排除了其他原因导致的白细胞增多 [3]。在白细胞亚群中，单核细胞增多和嗜酸性粒细胞增多的比例分别为 25.0%（63/252）和 4.8%（12/252）[3]。肿瘤相关性白细胞增多主要以成熟多形核细胞为主，表明白细胞从储存库释放增多可能是由于肿瘤细胞分泌或诱导的细胞因子增加所致 [3]。年龄、性别、远处转移均与白细胞增多有关（$P < 0.05$），白细胞增多与肿瘤患者生存时间缩短显著相关（$P < 0.007$），但淋巴细胞增多可能与生存时间延长有关（$P = 0.01$）[3]。因此，白细胞增多可能可以作为肿瘤标志物，对于非血液系统恶性肿瘤的评价和检测具有重要价值 [3]。

2005—2008 年，Granger 等 [4] 开展了一项大样本回顾性研究。连续 3 年纳入的实体肿瘤（solid tumor，ST）患者中极端白细胞增多（> 40 000/μl）的比例占到约 20.1%（758/3 770），这些患者未患有继发性白细胞增多症，被定义为发生了副肿瘤性类白血病反应（paraneoplastic leukemoid reaction，PLR）[4]。该研究发现，极端白细胞增多的病因主要包括造血生长因子增多（522/758，68.9%）、感染（112/758，14.8%）、使用大剂量糖皮质激素（38/758，5.0%）、新确诊白血病（9/758，1.2%）和副肿瘤性类白血病反应（77/758，10.2%）[4]。这些具有副肿瘤性类白血病反应的患者表现为中性粒细胞主导（96.0%），多数发生远处转移（78.0%），他们尽管具有较大的肿瘤负荷，但在临床上往往病情稳定，但如果不能接受有效的抗肿瘤治疗，其预后往往较差 [4]。78.0% 的患者在发现极端白细胞增多的 12 周内死亡或临终出院 [4]；仅有 8 例患者接受了有效的抗肿瘤治疗，生存期超过 1 年 [4]。另外两项大样本队列的研究结果进一步表明，白细胞增多 [≥ 7 300/ml 或（0.8 ~ 15.0）$\times 10^9$/L)] 的肿瘤患者相对于白细胞未增多的患者 [≤ 5 300 /nl 或（6.8 ~ 15.0）$\times 10^9$/L] 具有更高的死亡风险 [5-6]。

肿瘤相关性白细胞增多的研究人群以肺癌患者居多 [7-10]。一项为期 7 年的研究纳入了 227 例肺癌患者，大约 14.5%（33/227）的患者被发现白细胞增多（>

10×10^9/L）[7]。血清学检测发现，16 例检测出较高水平的粒细胞集落刺激因子（granulocyte-colony stimulating factor，G-CSF），4 例检测出较高水平的粒细胞 - 巨噬细胞集落刺激因子（granulocyte-macrophage-colony stimulating factor，GM-CSF），18 例检测出具有较高水平的 IL-6 [7]。对这些患者的肿瘤标本进行细胞因子（G-CSF、GM-CSF 和 IL-6）的单克隆抗体染色，阳性例数分别为 12、2 和 3 例，其中包括 1 例双阳性标本（G-CSF 和 IL-6），所有阳性的肿瘤标本均来自于非小细胞肺癌患者，这些患者的预后差于其他肺癌患者 [7]。另一项纳入 320 例ⅢB 至Ⅳ期非小细胞肺癌患者的研究发现，化疗（顺铂联合吉西他滨或吉西他滨单药）结束时，28.4%（91/320）的患者发现有白细胞增多（$> 10\times10^9$/L），它是一个独立的预后因素（$P < 0.001$，HR=1.79），白细胞增多的患者中位生存时间更短（9.11 个月 vs. 4.73 个月）[8]。类似地，另一项汇总分析了 3 项随机对照试验发现，发生化疗诱导性中性粒细胞减少的非小细胞肺癌患者中位生存期反而显著延长（无中性粒细胞减少组 31.4 周 vs. 重度中性粒细胞减少组 42.0 周 vs. 轻度中性粒细胞减少组 43.7 周，P=0.0118），而且该研究排除了使用 G-CSF 类药物的患者 [9]。在另一项大样本肺癌患者的回顾性研究中，仅有 1.4%（16/1 149）的患者检测出白细胞增多（≥ 14 000/mm^3，且无证据表明感染）[10]。该研究发现高钙血症与白细胞增多的发生关系较为密切（$P < 0.001$），16 例白细胞增多患者中 6 例（37.5%）伴有高钙血症，白细胞增多伴高钙血症的患者生存时间更短（$P < 0.001$）[10]。

其他肿瘤人群的研究结论也比较类似 [11-12]。Izard 等 [11] 在华盛顿大学建立了一个尿路上皮恶性肿瘤患者数据库并开展前瞻性研究，共发现 44 例不明原因、顽固性白细胞增多（≥ 20 000 /μl）的尿路上皮癌患者，其中高钙血症 5 例，血栓形成 5 例，贫血 6 例，白细胞增多后的中位生存期仅为 55（8 ～ 139）天。另一项研究调查了 145 例软组织肉瘤患者（50 例健康人作为对照组）治疗前的血常规结果，分析了 13 种细胞因子（G-CSF、GM-CSF 和 IL-6 等）水平与预后的关系 [12]。该研究发现不同肿瘤大小（≤ 10 cm vs. ＞ 10 cm，$P < 0.001$）、肿瘤分级（1 级 vs. 2 ～ 3 级，$P < 0.05$）的患者白细胞计数差异显著，远处转移患者白细胞计数高于无远处转移患者，但差异不显著。中性粒细胞增多（neutrophilia）和单核细胞增多（monocytosis）的患者比例分别为 28.3% 和 19.3%。患者的血清 GM-CSF 和 IL-6 水平显著高于健康人群（$P < 0.001$），G-CSF 也高于健康人，但是统计学差异不显著。白细胞增多（$> 10\times10^9$/L）与血清 GM-CSF、IL-6 升高之间存在显著的相关性（$P < 0.001$），但与血清 G-CSF 升高的关系不显著。单因素生存分析发现白细胞增多与不良预后有关（$P < 0.05$），但多因素生存分析未发现显著相关性 [12]。

国内学者梁颖莹等 [13] 报道了 4 例肺癌相关性白细胞增多患者的治疗过程，并对白细胞增多的诊断、机制和预后进行了文献回顾，发现肺癌相关性白细胞增多可能与肿瘤细胞不可控制地分泌一些细胞因子或激素类似物有关，这些分泌物促进了白细胞 / 嗜酸性粒细胞的释放或抑制其凋亡，如 G-CSF、GM-CSF、IL-5 等。陈旭芳等 [14] 回顾性纳入了 103 例晚期恶性肿瘤（肺癌、肝癌、胃癌、结直肠癌、胰腺癌、其他肿瘤）死亡患者的临床资料，发现61.1%（63/103）的患者白细胞增多，白细胞增多与患者死亡的时间呈现负相关关系（$r = -0.569$，$P < 0.001$），白细胞增多提示部分患者进入终末期，需进行临终关怀和姑息治疗。上述多项研究均表明，白细胞增多与肿瘤患者预后密切相关，这可能与白细胞尤其是中性粒细胞通过多种机制导致肿瘤生长和转移有关[15]。

恶性肿瘤患者白细胞增多的机制尚不明确[16]，陈旭芳等[14]给出了3条合理推测：①肿瘤细胞分泌多种细胞因子，如GM-CSF、G-CSF、IL等，这些因子促进造血细胞增生、分化、释放，从而导致白细胞增多。已有多项研究发现血清细胞因子水平升高与白细胞增多有关[4,7,12]。②恶性肿瘤发生骨髓转移时，破坏骨髓正常结构，使骨髓失去对粒细胞释放的调控，大量未成熟的粒细胞进入循环池，从而导致外周血中白细胞增多。③机体对肿瘤细胞发生异常宿主反应，同时阻止粒细胞从循环血液进入组织：机体处于应激状态时，肾上腺皮质激素释放增多，能够促进骨髓释放粒细胞，同时阻止粒细胞从血液迁移至组织。

二、肿瘤相关性白细胞增多与CA-VTE

多项研究表明，肿瘤相关性白细胞增多与CA-VTE的发生密切相关[17-20]。Khorana等[17]和Connolly等[18]分别纳入同一个大样本队列的4 066例和4 075例门诊化疗的肿瘤患者，分别有12.6%（513/4 066）和12.8%（561/4 075）的患者化疗前检测出白细胞增多（$> 11 \times 10^9$/L）。两项研究均发现，白细胞增多能够作为肿瘤相关性血栓风险预测因素（Khorana研究，OR=2.20，$P < 0.05$；Connolly研究，HR=2.10，P=0.003）。在Connolly等[18]的研究中，白细胞正常与白细胞增多两组患者的VTE发生率分别为1.8%和4.5%（$P < 0.0001$），Connolly等[18]还发现，化疗前白细胞增多患者的早期（中位随访时间75天）死亡率更高（7.3% vs. 2.4%，$P < 0.0001$），能够预测化疗患者的早期死亡（HR=2.20，$P < 0.0001$）。

Pabinger等[19]采用了Konigsbrugge等[21]的研究中所纳入的维也纳血栓研究项目（Vienna Cancer and Thrombosis Study，VCTS）的前瞻性队列数据（中位随访时间590天），仅对其中的实体肿瘤患者数据进行分析（988例）。结果表明，白细胞计数作为连续变量时，每增加1.0×10^9/L，VTE发生风险平均增加7%（RR=1.06，95%CI为1.02～1.10）；白细胞计数的截点值设置为11.0×10^9/L时，RR值为1.34（95%CI为0.70～2.55）；白细胞计数的截点值设置为75%分位数时，RR值为1.78（95%CI为1.08～2.95）。

Blix等[20]开展了一项名为Tromso Study的大样本前瞻性队列研究，在1994—1995年纳入了24 304名未患肿瘤的健康人，随访至2007年9月1日，诊断出1 720例恶性肿瘤和388例VTE，其中116例发生在肿瘤患者中（6.9/1000人年），272例发生在非肿瘤患者中（1.1/1 000人年）。在肿瘤患者中，白细胞计数超过80百分位数组（$\geq 8.6 \times 10^9$/L）的VTE发生风险是低于40百分位数组（$\leq 6.4 \times 10^9$/L）

的 2.4 倍（HR=2.36，95%CI 为 1.44 ～ 3.87），而在非肿瘤患者中上述关系不存在（HR=0.94，95%CI 为 0.65 ～ 1.36）。肿瘤患者中，中性粒细胞增多的分析结果与白细胞增多类似。因此，肿瘤确诊前的白细胞增多与 CA-VTE 的发生风险有关，白细胞增多可能在 CA-VTE 的发生中扮演着因果关系角色，而不仅仅是一个炎症指标。

三、肿瘤相关性白细胞增多导致 CA-VTE 的分子机制

肿瘤相关性白细胞增多导致 CA-VTE 主要与肿瘤细胞释放骨髓生长因子（G-CSF、GM-CSF）、IL-6 等有关，血清中细胞因子增多，促进血细胞增生、分化、释放，从而导致白细胞增多，而白细胞尤其是中性粒细胞和单核细胞与血栓形成密切相关[22]。研究表明，被激活的中性粒细胞能够释放中性粒细胞胞外陷阱（neutrophil extracellular traps，NETs），NETs 由颗粒和核成分组成，能够杀灭细菌[23]、促进凝血[24]或血栓形成[25-27]；而单核细胞能够表达促凝血的组织因子（TF），TF 与血栓形成密切相关，细胞表面形成的 TF-FⅦa 复合物能够诱导 FⅨ和 FⅩ的蛋白水解激活，最终导致凝血因子和纤维蛋白的产生[28]。

（一）肿瘤细胞释放骨髓生长因子，导致白细胞增多

两项小鼠模型研究探究了肿瘤相关性白细胞增多的可能机制[29-30]。一项为乳腺癌小鼠[29]，另一项为肺癌小鼠[30]。这两项研究表明，骨髓生长因子如 G-CSF 水平升高会导致白细胞增多。此外，在移植了 BxPC-3 型人胰腺癌细胞的小鼠模型中同样观察到中性粒细胞增多现象（$P < 0.001$）。

Dupre 等[29]研究发现，雌性 BALB/c 小鼠 4T1 型乳腺癌的生长与粒细胞增多和脾大密切相关，从小鼠切除的肿瘤细胞表达骨髓生长因子 G-CSF 和 GM-CSF，但血清中仅有 G-CSF 的水平升高。肿瘤细胞移植后 4 周，外周血中具有粒细胞形态的 $Gr-1^+$ 髓样细胞从移植前不到 15% 增加到总 $CD45^+$ 白细胞的近 80%，脾重量增加了 8.5 倍（主要由于粒细胞增多）。尽管粒细胞 / 淋巴细胞比值显著增加，但是 $CD19^+B$ 淋巴细胞绝对数、$CD4^+$ 和 $CD8^+T$ 淋巴细胞绝对数以及 CD4/CD8 比值没有显著改变。培育的 4T1 肿瘤细胞表达 G-CSF、GM-CSF，同时检测到 IFN-γ 诱导的巨噬细胞集落刺激因子（M-CSF）转录本。从小鼠切除的肿瘤细胞中检测到 G-CSF 和 GM-CSF 的转录本，但只在肿瘤小鼠血清中检测到高水平的 G-CSF 蛋白。这项研究证实，4T1 型肿瘤小鼠的白细胞增多反应是由肿瘤细胞释放的髓系生长因子诱导产生的[29]

（二）肿瘤细胞释放骨髓生长因子，促进肿瘤细胞转移

Kowanetz 等[30]发现 G-CSF 能够通过激活 $Ly6G^+$ $Ly6C^+$ 粒细胞促进肺癌细胞的远处转移。G-CSF 过表达的转移肿瘤细胞能够扩展和激活粒细胞，促进其从远端器官归巢，即使在肿瘤细胞未到达时，也能够发挥这样的作用。而且，G-CSF 激活的

$Ly6G^+$ $Ly6C^+$ 粒细胞能够产生 Bv8 蛋白，该蛋白质与骨髓动员和血管生成有关。抗 G-CSF 抗体和抗 Bv8 抗体能够减少粒细胞数量，从而减少肿瘤细胞转移。将无 Bv8 抗体的致死性肝细胞移植到接受辐射的宿主细胞中，同样能够减少远处转移。Bv8 是通过激活一种 Bv8 受体（PKR-1）来促进肿瘤细胞远处转移的。此外，给予重组的 G-CSF 药物能够有效增加 $Ly6G^+$ $Ly6C^+$ 粒细胞数量，从而增强肿瘤细胞的远处转移能力。在带有 MDA-MB-231 人乳腺癌细胞的小鼠血浆中检测出人和小鼠 G-CSF，这同样表明宿主细胞和肿瘤细胞均能够表达 G-CSF。

（三）中性粒细胞和单核细胞促进 CA-VTE 形成

1．肿瘤诱导中性粒细胞释放 NETs，促进血栓形成　多项非肿瘤动物模型研究已证实，中性粒细胞释放的 NETs 能够促进凝血 [24] 和血栓形成 [25-27]。血液中的中性粒细胞是抵抗病原体的第一道防线，但中性粒细胞也与血栓形成有关 [24]。Massberg 等 [24] 研究了中性粒细胞抗菌防御和促进血液凝固这两种功能之间的关系，发现中性粒细胞的杀灭微生物作用，丝氨酸蛋白酶、弹性蛋白酶、组织蛋白酶 G 和胞外核小体共同促进了凝血反应和血栓形成。NETs 的主要成分即包括蛋白酶、核成分等，丝氨酸蛋白酶和胞外核小体通过诱导组织因子途径抑制剂的局部蛋白水解来激活 TF 和 FⅫ依赖的凝血通路。Martinod 等 [31] 在多项动物模型研究结果的基础上，对 NETs 促进血栓形成和血小板聚集的一般机制进行了系统阐述，该研究重点指出，中性粒细胞释放 NETs 的过程离不开一种 4 型肽基精氨酸脱亚氨酶（peptidylarginine deiminase 4，PADI4），这种酶能够在组蛋白尾部将精氨酸残基转化为瓜氨酸，因此 NETs 的最佳标志物为 H3 型超瓜氨酸化组蛋白（hyper-citrullinated histone H3）。国内学者江志虹等 [32] 对 NETs 在血栓性疾病中的研究进展进行了系统阐述，并从肝素抗凝、纤溶酶联合核酸酶、活化蛋白 C 降解组蛋白、巨噬细胞浸润血栓等多个途径探讨了降解 NETs 来治疗血栓或预防血栓发生的可能性。

同样地，多项研究探究了中性粒细胞增多促进 CA-VTE 发生的可能机制 [33-36]（图 4-3）。Demers 等 [33] 使用小鼠模型发现以下研究结果：①带有慢性粒细胞白血病样骨髓增生瘤（chronic myelogenous leukemia -like myeloproliferative neoplasia，CML-like MPN）小鼠的外周血中性粒细胞容易释放 NETs；②实体瘤（乳腺癌和肺癌）小鼠模型同样容易发生白细胞增多和释放 NETs；③肿瘤中自发形成的 NETs 与肺栓子形成有关；④低剂量脂多糖（lipopolysaccharide，LPS）能够促进荷瘤小鼠释放 NETs 和血栓形成前状态的形成；⑤ G-CSF 能够促进中性粒细胞释放 NETs；⑥ G-CSF 和低剂量 LPS 能够联合诱导血小板减少症和微血栓形成。因此，肿瘤能够诱导中性粒细胞释放 NETs，从而促进 CA-VTE 的发生 [33]。

Von 等 [34] 采用一种新型的 DVT 小鼠模型，该模型能够频繁地发出信号，而且 DVT 发生的时程、组织学特征和临床表现与人类 DVT 相似。该研究发现：①血液中的中性粒细胞和单核细胞通过黏附在血管内皮上爬行，这为 DVT 的形成带来了初始刺激；②髓系白细胞分泌的 TF 诱导激活血管内的外源性凝血通路，导致血管

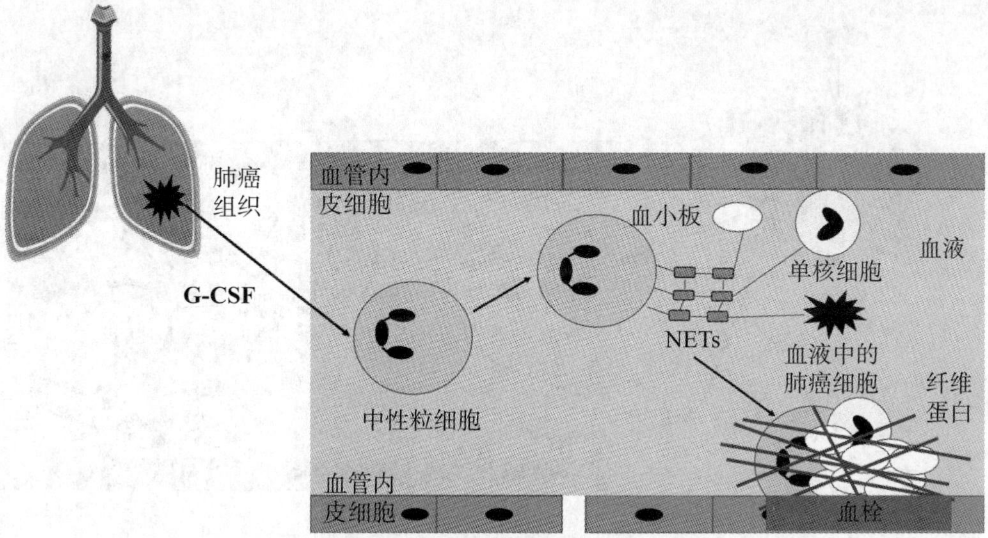

图 4-3　中性粒细胞增多促进 CA-VTE[22]

肺癌细胞释放 G-CSF，G-CSF 提高血液中的中性粒细胞数量，中性粒细胞释放 NETs，NETs 诱导 CA-VTE 发生。

腔内纤维蛋白广泛形成；③贮留在血栓中的中性粒细胞能够通过释放 NETs 和结合 FⅫ来促进 DVT 栓子的进一步传播；④肝素对组蛋白具有高亲和力，并且能够促进 NETs 体外降解，在本研究中减少了 DVT 发生期间 NETs 的体内形成。此外，NETs 能够捕捉血小板和微粒（microparticles，MPs），从而使得血栓栓子更加稳定，NETs 还与肿瘤进展、远处转移、复发、肿瘤相关并发症（包括血栓、系统性炎症等）导致的死亡密切相关[35-37]。

2．肿瘤诱导单核细胞释放 TF，促进血栓形成　单核细胞增多同样在 CA-VTE 发生过程中扮演着重要角色（图 4-4）[38-39]。Zhou 等[39]将大鼠的下腔静脉结扎 15 ~ 60 min，结扎导致下腔静脉快速扩张。在 15 min 时，大多数大鼠检测到微小血栓；在第 60 min 时，所有大鼠检测到血栓。血栓中富含纤维蛋白、聚集的血小板和捕获的白细胞和红细胞，而且大多数来自血管内皮脱落的部位[38]。免疫组化分析发现，血栓中的单核细胞、中性粒细胞和血管内皮细胞均表达 TF[38]。单核细胞和中性粒细胞是 TF 的主要来源[40]，TF 能够诱导激活血管内的外源性凝血途径，导致血管腔内纤维蛋白广泛形成[34]。

Laurance 等[39]在野生型和 Gas6（growth arrest-specific 6）缺乏型（–/–）小鼠模型中，通过 5% 的 $FeCl_3$ 和减少下腔静脉血流诱导 DVT 形成，研究 Gas6、单核细胞募集和 DVT 形成三者之间的关系。在 DVT 形成前注射氯膦酸盐将单核细胞耗竭，使用抗 CC 趋化因子受体 2 型（CCL2）抗体将炎症性单核细胞耗竭，使用趋化因子配体 2 型（CCL2）抗体耗竭 CCL2。用流式细胞仪和免疫荧光标记被募集到血栓中的单核细胞。在两种 DVT 形成的小鼠模型中，Gas6 缺乏均与单核细胞募

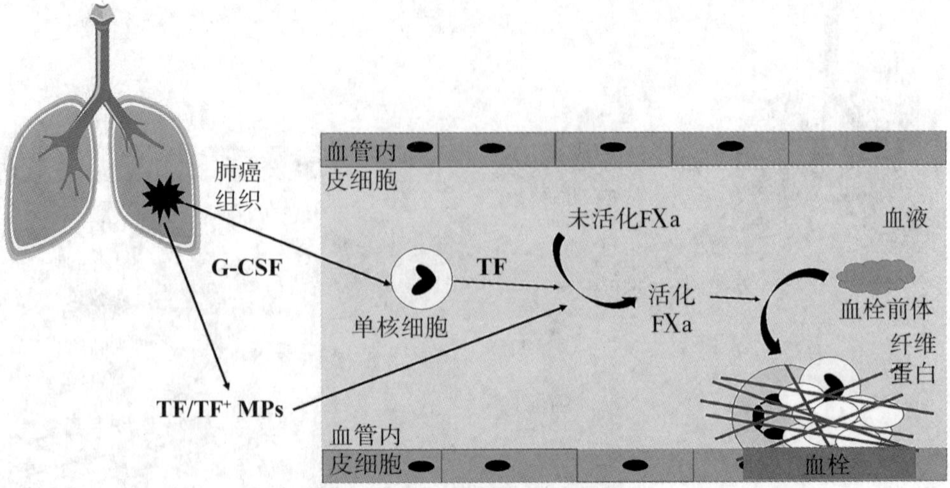

图 4-4 单核细胞增多促进 CA-VTE[22]

肺癌细胞释放G-CSF,G-CSF提高血液中的单核细胞数量,单核细胞释放TF,TF诱导CA-VTE发生。

集减少有关。氯膦酸盐导致的总单核细胞减少在野生型小鼠模型中导致更小的血栓栓子。与野生型相比，来自 Gas6 缺乏型小鼠的血栓中包含更少的炎症性单核细胞（CCR2 高表达，CX3CR1 低表达），与炎症性单核细胞的募集依赖于 Gas6 相符合。CX3CR1 是指 CX3C 趋化因子 1 型受体。相应地，选择性耗竭炎症性单核细胞减少了野生型小鼠模型中的 DVT 形成，表明炎症性单核细胞在 DVT 形成中发挥主要作用。在体外，单核细胞和血管内皮细胞 CCR2 和 CCL2 的表达依赖于 Gas6，CCR2 和 CCL2 可影响单核细胞的迁移。因此，在 DVT 形成过程中，炎症性单核细胞发挥着重要作用，Gas6 能够通过调节 CCR2 和 CCL2 的表达来影响炎症性单核细胞的募集。

综上所述，白细胞增多，尤其是中性粒细胞增多和单核细胞增多能够促进 CA-VTE 的发生。肿瘤细胞能够释放 G-CSF 等骨髓生长因子，这些细胞因子促进白细胞增多。激活后的中性粒细胞能够释放 NETs，NETs 能够捕捉血液中的血小板、红细胞、微粒等，从而促进血栓形成、稳定和进一步生长。激活后的单核细胞、中性粒细胞能够黏附在血管壁上，表达 TF，诱导激活外源性凝血通路，最终导致血栓形成。所以，减少骨髓生长因子、抑制 NETs 形成等可能是抑制患有白细胞增多症的肿瘤患者血栓形成的主要策略。

（北京大学　路　潜　靳　帅）

参考文献

[1] 刘成玉，罗春丽．临床检验基础 [M]．北京：人民卫生出版社，2012．

[2] Krumbhaar BE. Leukemoid blood picture in various clinical conditions [J]. Am J Med Sci, 1926, 172: 519-521.

[3] Shoenfeld Y, Tal A, Berliner S, et al. Leukocytosis in non hematological malignancies-a possible tumor-associated marker [J]. J Cancer Res Clin Oncol, 1986, 111 (1): 54-58.

[4] Granger JM, Kontoyiannis DP. Etiology and outcome of extreme leukocytosis in 758 nonhematologic cancer patients: a retrospective, single-institution study [J]. Cancer, 2009, 115 (17): 3919-3923.

[5] Shankar A, Jie JW, Rochtchina E, et al. Association between circulating white blood cell count and cancer mortality: a population-based cohort study [J]. Arch Intern Med, 2006, 166 (2): 188-194.

[6] Margolis LK, Prospective study of leukocyte count as a predictor of incident breast, colorectal, endometrial, and lung cancer and mortality in postmenopausal women [J]. Arch Intern Med, 2007, 167 (17): 1837.

[7] Kasuga I, Makino S, Kiyokawa H, et al. Tumor-related leukocytosis is linked with poor prognosis in patients with lung carcinoma [J]. Cancer, 2001, 92 (9): 2399-2405.

[8] Tibaldi C, Vasile E, Bernardini I, et al. Baseline elevated leukocyte count in peripheral blood is associated with poor survival in patients with advanced non-small cell lung cancer: a prognostic model [J]. J Cancer Res Clin Oncol, 2008, 134 (10): 1143-1149.

[9] Di Maio M, Gridelli C, Gallo C, et al. Chemotherapy-induced neutropenia and treatment efficacy in advanced non-small-cell lung cancer: a pooled analysis of three randomised trials [J]. Lancet Oncol, 2005, 6 (9): 669-677.

[10] Hiraki A, Ueoka H, Takata I, et al. Hypercalcemia-leukocytosis syndrome associated with lung cancer [J]. Lung Cancer, 2004, 43 (3): 301-307.

[11] Izard JP, Gore JL, Yu EY. Ersistent, unexplained leukocytosis is a paraneoplastic syndrome associated with a poor prognosis in patients with urothelial carcinoma of the bladder [J]. J Urol, 2013, 189 (4): e159.

[12] Ruka W, Rutkowski P, Kaminska J, et al. Alterations of routine blood tests in adult patients with soft tissue sarcomas: Relationships to cytokine serum levels and prognostic significance [J]. Annals of Oncology Official Journal of the European Society for Medical Oncology, 2001, 12(10): 1423-1432.

[13] 梁颖莹，廖永德，梁宾勇．肺癌伴白细胞增多的诊断、机制及预后（附 4 例病例报告）[J]．临床肺科杂志，2011，016（001）：74-75.

[14] 陈旭芳，王慧敏，韩爽．晚期恶性肿瘤患者外周血白细胞计数升高的临床意义 [J]．肿瘤研究与临床，2017，29（9）：8，611-613.

[15] Coffelt SB, Wellenstein MD, De Visser KE. Neutrophils in cancer: neutral no more [J]. Nat Rev Cancer, 2016, 16 (7): 431-446.

[16] Pelosof LC, Gerber DE. Paraneoplastic syndromes: an approach to diagnosis and treatment [J]. Mayo Clin Proc, 2010, 85 (9): 838-854.

[17] Khorana AA, Kuderer NM, Culakova E, et al. Development and validation of a predictive model for chemotherapy-associated thrombosis [J]. Blood, 2008, 111 (10): 4902-4907.

[18] Connolly GC, Khorana AA, Kuderer NM, et al. Leukocytosis, thrombosis and early mortality in cancer patients initiating chemotherapy [J]. Thromb Res, 2010, 126 (2): 113-118.

[19] Pabinger I, Posch F. Flamethrowers: blood cells and cancer thrombosis risk [J]. Hematology, 2014, 2014 (1): 410-417.

[20] Blix K，Jensvoll H，Braekkan SK，et al. White blood cell count measured prior to cancer development is associated with future risk of venous thromboembolism--the Tromso study [J]. PLoS One，2013，8（9）：e73447.

[21] Konigsbrugge O，Lotsch F，Reitter EM，et al. Presence of varicose veins in cancer patients increases the risk for occurrence of venous thromboembolism [J]. J Thromb Haemost，2013，11（11）：1993-2000.

[22] Hisada Y，Mackman N. Cancer-associated pathways and biomarkers of venous thrombosis [J]. Blood，2017，130（13）：1499-1506.

[23] Brinkmann V，Reichard U，Goosmann C，et al. Neutrophil extracellular traps kill bacteria [J]. Science，2004，303（5663）：1532-1535.

[24] Massberg S，Grahl L，Von Bruehl M L，et al. Reciprocal coupling of coagulation and innate immunity via neutrophil serine proteases [J]. Nat Med，2010，16（8）：887-896.

[25] Fuchs TA，Brill A，Duerschmied D，et al. Extracellular DNA traps promote thrombosis [J]. Proc Natl Acad Sci U S A，2010，107（36）：15880-15885.

[26] Brill A，Fuchs TA，Savchenko AS，et al. Neutrophil extracellular traps promote deep vein thrombosis in mice [J]. J Thromb Haemost，2012，10（1）：136-144.

[27] Martinod K，Demers M，Fuchs TA，et al. Neutrophil histone modification by peptidylarginine deiminase 4 is critical for deep vein thrombosis in mice [J]. Proc Natl Acad Sci U S A，2013，110（21）：8674-8679.

[28] Gregory SA，Morrissey JH，Edgington TS. Regulation of tissue factor gene expression in the monocyte procoagulant response to endotoxin [J]. Mol Cell Biol，1989，9（6）：2752-2755.

[29] Dupre SA，Hunter KW，JR. Murine mammary carcinoma 4T1 induces a leukemoid reaction with splenomegaly：association with tumor-derived growth factors [J]. Exp Mol Pathol，2007，82（1）：12-24.

[30] Kowanetz M，Wu X，Lee J，et al. Granulocyte-colony stimulating factor promotes lung metastasis through mobilization of Ly6G+Ly6C+ granulocytes [J]. Proc Natl Acad Sci USA，2010，107（50）：21248-21255.

[31] Martinod K，Wagner DD. Thrombosis：tangled up in NETs [J]. Blood，2014，123（18）：2768-2776.

[32] 江志虹，闫盛. 游离中性粒细胞胞外诱捕网 DNA 在血栓疾病的研究进展 [J]. 中国药物与临床，2017，17（1）：73.

[33] Demers M，Krause DS，Schatzberg D，et al. Cancers predispose neutrophils to release extracellular DNA traps that contribute to cancer-associated thrombosis [J]. P Natl Acad Sci USA，2012，109（32）：13076-13081.

[34] Von Bruhl ML，Stark K，Steinhart A，et al. Monocytes，neutrophils，and platelets cooperate to initiate and propagate venous thrombosis in mice in vivo [J]. J Exp Med，2012，209（4）：819-835.

[35] Olsson AK，Cedervall J. NETosis in cancer-platelet-neutrophil crosstalk promotes tumor-associated pathology [J]. Front Immunol，2016，7：1-8.

[36] Demers M，Wagner DD. Neutrophil extracellular traps：a new link to cancer-associated thrombosis and potential implications for tumor progression [J]. Oncoimmunology，2013，2（2）：e22946.

[37] Demers M，Wong SL，Martinod K，et al. Priming of neutrophils toward NETosis promotes tumor growth [J]. Oncoimmunology，2016，5（5）：e1134073.

[38] Zhou J，May L，Liao P，et al. Inferior vena cava ligation rapidly induces tissue factor expression and venous thrombosis in rats [J]. Arterioscler Thromb Vasc Biol，2009，29（6）：863-869.
[39] Laurance S，Bertin FR，Ebrahimian T，et al. Gas6 Promotes Inflammatory（CCR2（hi）CX3CR1（lo））Monocyte Recruitment in Venous Thrombosis [J]. Arterioscler Thromb Vasc Biol，2017，37（7）：1315-1322.
[40] Aghourian MN，Lemarie CA，Bertin FR，et al. Prostaglandin E synthase is upregulated by Gas6 during cancer-induced venous thrombosis [J]. Blood，2016，127（6）：769-777.

第四节　血浆游离 DNA

在上一节中，我们了解到，中性粒细胞释放的 NETs 通常由细胞外 DNA、组蛋白和颗粒蛋白组成 [1]，但中性粒细胞并不是游离 DNA（cell-free DNA，cfDNA）的唯一来源，肿瘤细胞能够释放各种核酸物质，包括 DNA、mRNA、微 RNA 等，且肿瘤患者血液中的 cfDNA 水平较高 [2]。本节将对 cfDNA 促进 CA-VTE 的分子机制进行讨论。

一、血浆 cfDNA 的概述

cfDNA 是一种网状的细胞外 DNA，广泛存在于包括血液在内的多种体液中，在肿瘤 [3]、创伤 [4]、炎症 [2]、败血症 [2]、卒中 [2] 等病理条件下会升高。血浆中的 DNA 主要来源于正常细胞（如白细胞）、肿瘤细胞、受损的内皮细胞等，可以以微粒（microparticles，MPs）或微囊泡（microvesicles，MVs）的形式存在，或与血浆蛋白或基质结合，或以游离形式存在，以及与其他成分结合形成特殊结构（如中性粒细胞释放的 NETs）[5]。血浆游离 DNA 同样与血栓形成密切相关 [6]。

血浆 cfDNA 含量极其微小，需要采用提纯和扩增技术对其含量进行检测 [5,7]。提纯和扩增过程容易造成 DNA 片段的丢失，同时由于不同研究采用的技术方法不同，类似人群测量出的血浆游离 DNA 含量有所差异，因此对于健康人群和肿瘤人群的血浆游离 DNA 含量范围尚无广泛的共识 [5]。Garcia 等 [8] 采用实时的聚合酶链反应（polymerase chain reaction，PCR）技术测定了 100 个健康人的血浆 cfDNA 含量，确定其范围大约为 112 ~ 2 452 gEq/ml，中位含量为 740 gEq/ml。南京医科大学采用双重实时荧光定量检测技术，克服了 DNA 在提取过程中的丢失对结果的影响。他们对 100 名健康人的血浆 cfDNA 含量进行测定，确定其中位数为 37 ηg/ml，参考范围 0 ~ 99 ηg/ml，该结果更接近于中国人的真实水平 [9]。

二、血浆 cfDNA 与肿瘤

早在 1977 年，Leon 等 [10] 采用放射性免疫分析法测定了 173 例肿瘤患者和 55 例健康人的血浆 cfDNA 含量，发现健康人的血浆 cfDNA 含量大约为 13±3（0 ～ 100）ηg/ml，血浆 cfDNA 含量在 0 ～ 50 ηg/ml 的健康人占 93%；而肿瘤患者的血浆 cfDNA 含量高达 180±38 ηg/ml，50% 的肿瘤患者血浆 cfDNA 含量为 0 ～ 50 ηg/ml，另外 50% 的含量为 50 ～ 5 000 ηg/ml。不同类型肿瘤患者间的血浆 cfDNA 含量无差异，发生远处转移的患者血浆 cfDNA 含量显著升高（209±39 ηg/ml vs. 100±30 ηg/ml，$P < 0.02$），接受放射治疗后血浆 cfDNA 下降者约占 16% ～ 90%。17 例 1 年内死亡的患者中，血浆 cfDNA 仍维持在较高水平的患者比例达到 76.5%（13/17），提示血浆 cfDNA 可能作为评价肿瘤治疗效果、复发和预后的重要指标。

类似地，根据近年来的多项研究，研究者认为肿瘤患者的血浆 cfDNA 平均约为 180 ηg/ml [11-14]，而健康人群的血浆 cfDNA 平均约为 30 ηg/ml [15]。2004 年，一项较大样本的队列研究纳入了欧洲人肿瘤与营养前瞻性调查项目（European Prospective Investigation into Cancer and Nutrition，EPICN）中 9 个国家的 776 例健康人、359 例肿瘤患者和 49 例死亡患者，其对血浆 cfDNA 的检测结果呈现出明显的多样性（范围为 0 ～ 10 974 ηg/ml）。这可能与不同中心检测方法不同、纳入人群不同以及治疗方案不同有关 [16]。

2010—2011 年发表在 *Science* 和 *Nature Review Cancer* 上的综述均提出，包括血浆 cfDNA 在内的血浆游离核酸物质可以作为重要的肿瘤标志物 [2,7]。Schwarzenbach 等 [2] 梳理了 1994—2008 年在不同肿瘤患者中检测不同存在形式 cfDNA 的研究，包括头颈肿瘤、膀胱癌、乳腺癌、宫颈癌、结直肠癌、肝癌、肺癌、非霍奇金淋巴瘤、黑色素瘤、卵巢癌、胰腺癌、前列腺癌等几十项研究，从 cfDNA 的 DNA 完整性、是否甲基化、是否有微卫星改变等多个角度总结了其作为肿瘤相关的诊断指标或预后指标的可能性。

2015 年，Czeiger 等 [3] 分析了 38 例乳腺癌（术前）、2 例良性乳腺疾病、9 例乳腺癌（术后）、29 例未住院患者和 16 例健康女性的血浆 cfDNA 含量，发现术前乳腺癌患者的血浆 cfDNA 含量（1 010±642 ηg/ml）显著高于健康组（395±248 ηg/ml，$P < 0.001$）、良性组（386±40 ηg/ml）、未住院组（492±193 ηg/ml，$P < 0.001$）和术后组（398±162 ηg/ml，$P < 0.01$）。将术前组和健康组合并，使用血浆 cfDNA 诊断乳腺癌的 ROC 曲线下面积为 0.83（95%CI 为 0.71 ～ 0.93）。所有腋窝淋巴结转移的患者血浆 cfDNA 均超过了 600 ηg/ml。

2020 年，Luo 等 [17] 在大样本中国人群中开展了血浆甲基化 cfDNA 对结直肠癌的早期诊断、预后预测和筛查研究：①纳入 801 例结直肠癌患者和 1 021 例健康人，以血浆甲基化 cfDNA 为核心预测指标，采用机器学习的方法分别构建诊断模型和预后预测模型，两模型在验证队列中均表现优异（诊断模型的 ROC 曲线下面积高达 0.96，95%CI 为 0.94 ～ 0.97；预后模型的 ROC 曲线下面积高达 0.87，95%CI

为 0.82 ~ 0.93；而且生存时间差异显著，$P < 0.001$）；②基于无监督聚类的方法以血浆 cfDNA 为核心分类指标，将验证队列的患者成功划分为了生存时间存在显著差异的两个亚组（P=0.011）；③发现了血浆甲基化 cfDNA 的一个关键标志物——cg10673833，以其为基础开展大队列高危人群诊断，在 16 890 例人群队列中通过结肠镜初筛得到 1 493 例结直肠癌患者或存在癌前病灶的高危患者。在这些高危患者中，cg10673833 诊断结直肠癌表现出了高灵敏度（89.7%）和高特异度（86.8%）。

三、血浆 cfDNA 与 VTE

多项研究分析了血浆 cfDNA 与 VTE（包括 DVT 和 PE）之间的关系 [18]。共有 9 项研究采用抗体的免疫电泳方法对 PE 患者中的血浆 cfDNA 进行了检测 [19-27]。其中 4 项通过肺影像学扫描确诊 PE 的研究发现超过 80% 的 PE 患者血浆中检测出 cfDNA [19-20,25-26]，而另外 4 项通过肺动脉造影确诊 PE 的研究发现不到 20% 的 PE 患者血浆中检测出 cfDNA [21-24]。这样的结果差异可能是由于 PE 诊断标准不同和血浆 cfDNA 细胞检测抗体不同造成的 [24]。采用 PCR 检测血浆 cfDNA 的研究发现，PE 患者的血浆 cfDNA（包括细胞核 DNA 和线粒体 DNA）水平均升高 [28]。在这项前瞻性队列研究中，发生大规模 PE 的患者血浆 cfDNA 水平最高（细胞核 DNA 和线粒体 DNA 水平分别是不发生 PE 患者的 6 倍和 16 倍），发生次大规模 PE 的患者血浆 cfDNA 水平较高（细胞核 DNA 和线粒体 DNA 水平分别为 2 倍和 4.5 倍）。更高水平血浆 cfDNA（细胞核 DNA 和线粒体 DNA 分别升高 7 倍和 18 倍）的患者 15 天内的死亡率更高 [28]。血浆心脏型脂肪酸结合蛋白、心肌肌钙蛋白 -1（cTn1）和 D- 二聚体均与血浆 cfDNA 呈正相关关系，这表明血浆 cfDNA 可能与器官损伤、凝血及不良预后有关 [28]。

两项研究分析了血浆 cfDNA 与 DVT 的关系 [29-30]。Van 等 [29] 纳入了 150 例 DVT 患者和 195 例无 DVT 患者，采用 ELISA 检测方法发现，DVT 组的血浆 cfDNA 水平是无 DVT 组的 2 倍，而且血浆 cfDNA 水平高的患者，DVT 发生风险增加 3 倍。Diaz 等 [30] 进一步证实了上述结果，47 例 DVT 患者的血浆 cfDNA 水平大约是 28 例有症状但无 DVT 组的 2.5 倍（57.7 ± 6.3 ηg/ml vs. 23.9 ± 2.1 ηg/ml，$P < 0.01$），大约是 19 例对照组的 3 倍（57.7 ± 6.3 ηg/ml vs. 17.9 ± 3.5 ηg/ml，$P < 0.01$）。而且，血浆 cfDNA 水平与 C- 反应蛋白、D- 二聚体、Wells 评分等指标之间存在较强的正相关关系（$P < 0.01$）。以血浆 cfDNA 为核心预测指标建立的 logistic 回归模型预测 DVT 的 ROC 曲线下面积高达 0.814。

2020 年，Medeiros 等 [31] 通过 D- 二聚体最佳持续时间研究项目（D-Dimer Optimal Duration Study，DODS）纳入了 247 例隐匿性 VTE 患者和 35 例健康人（对照组），该研究发现停用华法林的 VTE 患者血浆 cfDNA 水平（5.53 μg/ml，95%CI 为 5.34 ~ 5.72 μg/ml）显著高于继续用药的 VTE 患者（3.11 μg/ml，95%CI 为 2.98 ~ 3.25 μg/ml，$P < 0.001$）和对照组（2.77 μg/ml，95%CI 为 2.42 ~ 3.11 μg/ml，

$P < 0.001$）。VTE 患者呈现出促凝血状态，比对照组（48.2 min，95%CI 为 41.0 ~ 55.5 min）更短的凝血延迟时间（30.8 min，95%CI 为 29.2 ~ 32.4 min，$P < 0.001$），但在隐匿性 VTE 患者中并没有发现血浆 cfDNA 水平升高与凝血酶生成功能增强或纤维蛋白溶解功能受损之间的显著关系。但是，Gould 等 [32] 在 60 例脓毒症患者中发现，血浆 cfDNA 能够调节血凝块的结构，抑制纤维蛋白的降解过程。相似地，国内学者廖小龙等 [33] 研究了血浆游离线粒体 DNA 对脓毒症患者血栓形成的影响，发现其水平升高与脓毒症患者血栓形成发生率呈正相关。国内另一位学者刘巧等 [34] 分析了血浆 cfDNA 在老年骨折患者深静脉血栓形成中的辅助诊断价值，发现其 ROC 曲线下面积为 0.825，高于 D- 二聚体的 0.733，能够作为辅助诊断 DVT 的生物学指标之一。

四、血浆 cfDNA 导致 CA-VTE 的可能机制

在第三节中，我们讨论了肿瘤细胞释放 G-CSF，进而激活中性粒细胞释放 NETs 促进血栓形成的分子机制，而 NETs 的组成成分中包括核小体（DNA 和组蛋白），但 NETs 并非血浆 cfDNA 的唯一来源，化疗药物杀死的肿瘤细胞、发生凋亡或坏死的肿瘤细胞、有正常代谢分泌的肿瘤细胞均有可能释放 cfDNA 进入外周血 [2,35]。本部分重点讨论以游离形式存在于血浆中的 cfDNA 在 CA-VTE 发生过程中可能发挥的作用 [35-36]。

1．肿瘤细胞释放 cfDNA 进入外周血　肿瘤细胞释放 cfDNA 进入外周血与肿瘤微环境中的肿瘤细胞坏死与凋亡存在密切关系 [2]。肿瘤细胞分泌物也被认为是 cfDNA 的可能来源之一 [2]。坏死和凋亡的细胞通常被吞噬细胞或其他清除细胞吞噬 [37]。吞噬坏死细胞的巨噬细胞可以将消化的 DNA 释放到组织环境中。体外细胞培养实验表明，巨噬细胞可以在 DNA 释放过程中被激活或死亡 [37]。细胞核酸碎片同样能够被主动释放 [38-39]。据报道，对于一个质量为 100 g 肿瘤（3×10^{10} 个肿瘤细胞），每天大约有 3.3% 的肿瘤 DNA 可能会进入到外周血中 [40]。这些 DNA 碎片的大小可能相差较大，一般包含 70 ~ 200 个碱基对，最大的可能超过 20 000 个碱基对 [41]。血液中的肿瘤细胞以及转移至远处的肿瘤组织（如骨髓、肝）同样有可能释放 cfDNA [42-43]。肿瘤通常是不同肿瘤细胞克隆（这是由于肿瘤基因组和表观基因组异质性导致的）和其他正常细胞（如造血细胞和基质细胞）的混合物 [2]。因此，在肿瘤增殖和进展期间，肿瘤衍生的和正常细胞的 cfDNA 均能够被释放进入血液 [2]。所以，肿瘤细胞来源的 cfDNA 比例因肿瘤状态和大小不同而存在差异 [2]。血浆 cfDNA 的含量还受到血液、淋巴循环的降解、清除，以及其他生理性过滤作用的影响 [2]。血浆 cfDNA 等核酸物质通常由肾和肝代谢清除，其循环半衰期从 15 min 到几个小时不等 [15]。

2．血浆 cfDNA 激活 FⅫ，促进 CA-VTE　据研究报道，尽管 FⅫ缺乏的人和小鼠体内均没有明显的出血倾向，但在小鼠中，FⅫ和 FⅪ均缺乏是动静脉血栓形成

的保护因素[44]。FⅫ的活化在人体内源性凝血过程中发挥着重要作用[6]，尽管体内激活 FⅫ的物质尚不完全明确，但链长大于 75 个亚基的多磷酸盐能够诱导 FⅫ在血浆中的活化[6]，而包括血浆 cfDNA 在内的核酸物质具有磷脂成分。活化后的 FⅫa 将 FⅪ活化为 FⅪa，从而促进血液凝固，最终形成血栓，这种激活途径被称为接触活化反应（contact activation reactions，CAR）或者接触活化途径（contact activation passways，CAP）[6]。

Swystun 等[45]采用体内、体外两种方法研究了乳腺癌化疗药物对 cfDNA 等释放入血以及与血栓形成之间的关系，该研究检测了接受化疗的患者和注射化疗药物的健康小鼠体内血浆 cfDNA 和凝血酶 - 抗凝血酶（thrombin-antithrombin，TAT）水平。乳腺癌患者化疗 24 h 后检测到血浆 cfDNA 水平升高，并且同时检测到了高水平的 TAT。使用阿霉素、表柔比星和 5- 氟尿嘧啶治疗的健康小鼠也检测到血浆 cfDNA 水平升高和 TAT 复合物的合成水平显著升高，并且涉及 CAP。这些结果表明，化疗损伤细胞（肿瘤细胞、血管内皮细胞等）导致血浆 cfDNA 水平升高，可能是 CA-VTE 的触发机制之一。

Lysov 等[46]同样采用体内、体外两种方法研究了铂类化疗药物治疗肺癌对 cfDNA 释放入血以及与血栓形成之间的关系，该研究使用了人肺癌细胞异种移植的小鼠模型来进行体内研究，使用 A549 和 A427 肺癌细胞开展体外研究，分别检测小鼠血浆和细胞上清液中的 cfDNA 含量。研究发现，化疗药物治疗过的小鼠血浆和化疗药物处理过的中性粒细胞上清液中 cfDNA 水平升高。接受化疗药物后的无肿瘤细胞小鼠和有肿瘤细胞小鼠血浆中均发现 cfDNA 水平升高，而且其与血栓形成存在相关关系（图 4-5）。

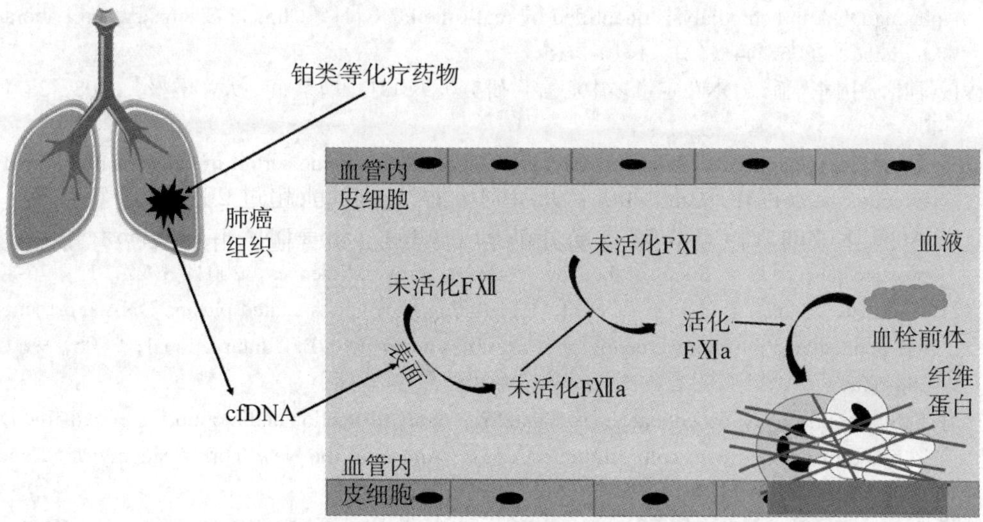

图 4-5 血浆 cfDNA 促进肺癌相关性血栓形成[45]

肺癌细胞释放 cfDNA 进入外周血；化疗药物杀灭肺癌细胞，使得血浆 cfDNA 水平进一步升高；高水平的血浆 cfDNA 通过接触活化途径激活 FⅫ，从而促进 CA-VTE 发生。

综上，cfDNA 与 CA-VTE 关系密切。基于现有研究不难得出以下合理推测：①肿瘤细胞能够释放 cfDNA 进入外周血；②化疗药物杀灭肿瘤细胞，使得血浆 cfDNA 水平进一步升高；③高水平的血浆 cfDNA 通过 CAP 激活 FⅫ，从而促进血栓形成。这为化疗增加肿瘤患者血栓发生风险提供了另一种可能的解释机制。当然，目前关于 CA-VTE 的人群研究和分子机制研究仍比较少，尚不能得出确切的结论。此外，部分研究开始关注血浆游离 RNA 等其他核酸物质与血栓形成的关系 [47-49]。

（北京大学　路　潜　靳　帅）

参考文献

[1] Brinkmann V，Reichard U，Goosmann C，et al. Neutrophil extracellular traps kill bacteria [J]. Science，2004，303（5663）：1532-1535.

[2] Schwarzenbach H，Hoon DS，Pantel K. Cell-free nucleic acids as biomarkers in cancer patients [J]. Nature Reviews Cancer，2011，11（6）：426-437.

[3] Czeiger D，Shaked G，Eini H，et al. Measurement of circulating cell-free DNA levels by a new simple fluorescent test in patients with primary colorectal cancer [J]. American Journal of Clinical Pathology，2011，135（2）：264-270.

[4] Dennis LYM，Rainer T H，Chan LYS，et al. Plasma DNA as a Prognostic Marker in Trauma Patients [J]. Clinical Chemistry，2020，01（03）：3.

[5] 盛石. DVT 患者血浆 DNA 含量的变化以及相关研究 [D]. 武汉：华中科技大学，2012.

[6] Gailani D，Renné T. The intrinsic pathway of coagulation：a target for treating thromboembolic disease? [J]. Journal of Thrombosis & Haemostasis，2007，5（6）：1106-1112.

[7] Kaiser J. Medicine. Keeping tabs on tumor DNA [J]. Science，2010，327（5969）：1074.

[8] Moreira GV，Martínez TDLL，González EG，et al. Increase in and clearance of cell-free plasma DNA in hemodialysis quantified by real-time PCR [J]. Clinical Chemistry and Laboratory Medicine，2006，44（12）：1410-1415.

[9] 蒋叶. 中国人血浆 DNA 定量多中心合作研究进展 [J]. 南京医科大学学报，2008，28（3）：406.

[10] Leon SA，Shapiro B，Sklaroff DM，et al. Free DNA in the serum of cancer patients and the effect of therapy [J]. Cancer Research，1977，37（3）：646-650.

[11] Allen D，Butt A，Cahill D，et al. Role of cell-free plasma DNA as a diagnostic marker for prostate cancer [J]. Annals of the New York Academy of Sciences，2004，1022（1）：76-80.

[12] Chun FK，Müller I，Lange I，et al. Circulating tumour-associated plasma DNA represents an independent and informative predictor of prostate cancer [J]. BJU International，2006，98（3）：544-548.

[13] Schwarzenbach H，Stoehlmacher J，Pantel K，et al. Detection and monitoring of cell-free DNA in blood of patients with colorectal cancer [J]. Annals of the New York Academy of Sciences，2008，1137：190-196.

[14] Sunami E，Vu AT，Nguyen SL，et al. Quantification of LINE1 in circulating DNA as a molecular biomarker of breast cancer [J]. Annals of the New York Academy of Sciences，2008，1137（1）：171-174.

[15] Fleischhacker M，Schmidt B. Circulating nucleic acids（CNAs）and cancer--a survey [J]. Biochimica

et Biophysica Acta，2007，1775（1）：181-232.

[16] Gormally E，Hainaut P，Caboux E，et al. Amount of DNA in plasma and cancer risk：a prospective study [J]. International Journal of Cancer，2004，111（5）：746-749.

[17] Luo H，Zhao Q，Wei W，et al. Circulating tumor DNA methylation profiles enable early diagnosis，prognosis prediction，and screening for colorectal cancer [J]. Science Translational Medicine，2020，12（524）：110-117.

[18] Jimenez AM，Kim N，Fuchs TA. Circulating extracellular DNA：cause or consequence of thrombosis? [J]. Seminars in Thrombosis and Hemostasis，2017，43（6）：553-561.

[19] Sipes JN，Suratt PM，Teates CD，et al. A prospective study of plasma DNA in the diagnosis of pulmonary embolism [J]. The American Review Of Respiratory Disease，1978，118（3）：475-478.

[20] Barada FAJ，Suratt PM，Davis JST，et al. Free plasma DNA in patients with pulmonary embolism [J]. Southern Medical Journal，1980，73（3）：345-346，350.

[21] Davis JST，Suratt PM. Plasma and serum concentrations of DNA in pulmonary thromboembolism [J]. The American Review of Respiratory Disease，1982，126（5）：940-941.

[22] Goldhaber SZ，Hennekens CH，Markisz JA，et al. Low sensitivity of plasma DNA in screening for pulmonary embolism [J]. The American Review of Respiratory Disease，1982，126（2）：360-361.

[23] Lippmann ML，Morgan L，Fein A，et al. Plasma and serum concentrations of DNA in pulmonary thromboembolism [J]. The American Review of Respiratory Disease，1982，125（4）：416-419.

[24] Breitwieser WR，Hartman CW，Morris WS，et al. Plasma DNA in the diagnosis of pulmonary embolism [J]. Thorax，1983，38（3）：209-211.

[25] Riboldi P，Asero R，Marazzini L，et al. Detection of circulating DNA in plasma of patients with pulmonary embolism by counterimmunoelectrophoresis [J]. Respiration；International Review of Thoracic Diseases，1984，45（1）：45-49.

[26] Vargo JS，Becker DM，Philbrick JT，et al. Plasma DNA. A simple，rapid test for aiding the diagnosis of pulmonary embolism [J]. Chest，1990，97（1）：63-68.

[27] Cooper TJ，Prothero DL，Gillett MG，et al. Laboratory investigation in the diagnosis of pulmonary thromboembolism [J]. The Quarterly Journal of Medicine，1992，83（301）：369-379.

[28] Arnalich F，Maldifassi MC，Ciria E，et al. Plasma levels of mitochondrial and nuclear DNA in patients with massive pulmonary embolism in the emergency department：a prospective cohort study [J]. Critical Care（London，England），2013，17（3）：1-10.

[29] Van Montfoort ML，Stephan F，Lauw MN，et al. Circulating nucleosomes and neutrophil activation as risk factors for deep vein thrombosis [J]. Arteriosclerosis Thcombosis and Vascnlar Biology，2013，33（1）：147-151.

[30] Diaz JA，Fuchs TA，Jackson TO，et al. Plasma DNA is Elevated in Patients with Deep Vein Thrombosis [J]. Journal of Vascular Surgery Venous and Lymphatic Disorders，2013，1（4）：341-348.

[31] Medeiros SK，Emery B，Bhagirath V，et al. Does cell-free DNA promote coagulation and inhibit fibrinolysis in patients with unprovoked venous thromboembolism? [J]. Thrombosis Research，2020，186：13-19.

[32] Gould TJ，Vu TT，Stafford AR，et al. Cell-free DNA modulates clot structure and impairs fibrinolysis in sepsis [J]. Arteriosclerosis，Thrombosis and Vascular Biology，2015，35（12）：

2544-2553.
[33] 廖小龙，李洁，郭伟新，等. 线粒体DNA在脓毒血症患者中的发病机制及对血栓形成的影响[J]. 血栓与止血学，2018，24（03）：374-376.
[34] 刘巧，吴俊. 血浆游离DNA在老年骨折患者深静脉血栓形成中的辅助诊断价值[J]. 临床检验杂志，2017，35（12）：913-916.
[35] Hisada Y，Geddings JE，Ay C，et al. Venous thrombosis and cancer：from mouse models to clinical trials [J]. Journal of Thrombosis and Haemostasis，2015，13（8）：1372-1382.
[36] Hisada Y，Mackman N. Update from the laboratory：mechanistic studies of pathways of cancer-associated venous thrombosis using mouse models [J]. Hematology American Society of Hematology Education Program，2019，2019（1）：182-186.
[37] Choi JJ，Reich CF，3RD，Pisetsky DS. The role of macrophages in the in vitro generation of extracellular DNA from apoptotic and necrotic cells [J]. Immunology，2005，115（1）：55-62.
[38] Maurice S，Pierre M，Valery V，et al. The origin and mechanism of circulating DNA [J]. Annals of the New York Academy of Sciences，2006，906：161-168.
[39] Gahan PB，Swaminathan R. Circulating nucleic acids in plasma and serum：recent Developments [J]. Annals of the New York Academy of Sciences，2008，1137（1）：1-6.
[40] Diehl F，Li M，Dressman D，et al. Detection and quantification of mutations in the plasma of patients with colorectal tumors [J]. Proceedings of the National Academy of Sciences of the Onited States of America，2005，102（45）：16368-16373.
[41] Jahr S，Hentze H，Englisch S，et al. DNA fragments in the blood plasma of cancer patients：quantitations and evidence for their origin from apoptotic and necrotic cells [J]. Cancer Research，2001，61（4）：1659-1665.
[42] Schwarzenbach H，Alix-panabières AC，Müller I，et al. Cell-free tumor DNA in blood plasma as a marker for circulating tumor cells in prostate cancer [J]. Clinical Cancer Research，2009，15（3）：1032-1038.
[43] Schwarzenbach H，Chun FK，Lange I，et al. Detection of tumor-specific DNA in blood and bone marrow plasma from patients with prostate cancer [J]. International Journal Cancer，2007，120（7）：1465-1471.
[44] Woodruff RS，Sullenger B，Becker RC. The many faces of the contact pathway and their role in thrombosis [J]. Journal of Thrombosis and Thrombolysis，2011，32（1）：9-20.
[45] Swystun LL，Mukherjee S，Liaw PC. Breast cancer chemotherapy induces the release of cell-free DNA，a novel procoagulant stimulus [J]. Journal of Thrombosis and Haemostasis，2011，9（11）：2313-2321.
[46] Lysov Z，Dwivedi DJ，Gould TJ，et al. Procoagulant effects of lung cancer chemotherapy：impact on microparticle and cell-free DNA [J]. Blood Coagulation and Fibrinolysis，2017，28（1）：72-82.
[47] Wang X，Sundquist K，Svensson PJ，et al. Association of recurrent venous thromboembolism and circulating microRNAs [J]. Clinical Epigenetics，2019，11（1）：28.
[48] Xiang Q，Zhang HX，Wang Z，et al. The predictive value of circulating microRNAs for venous thromboembolism diagnosis：A systematic review and diagnostic meta-analysis [J]. Thrombosis Research，2019，181：127-134.
[49] Oto J，Navarro S，Larsen AC，et al. MicroRNAs and neutrophil activation markers predict venous thrombosis in pancreatic ductal adenocarcinoma and distal extrahepatic cholangiocarcinoma [J]. International Journal of Molecular Sciences，2020，21（3）：840-856.

第五章

肿瘤相关性血栓的风险评估工具

血栓风险评估是指医务人员在临床工作中，使用预测性能高的风险评估工具对肿瘤患者进行风险评估，识别高危患者，来对患者实施分层管理，指导血栓预防工作。目前血栓风险评估工具很多，有的工具是针对肿瘤患者开发的，有的工具的使用范围包括了肿瘤患者。根据风险评估工具适用的人群是否仅针对肿瘤患者，分为肿瘤特异性血栓风险评估工具和普适性血栓风险评估工具。

第一节　肿瘤特异性血栓风险评估工具

此类工具基于一种或多种肿瘤患者人群发展而来，结合了 CA-VTE 危险因素，属于肿瘤特异性血栓风险评估工具。如 Khorana 评分 [1]、Vienna 评分 [2]、Protecht 评分 [3]、CONKO 评分 [4]、ONKOTEV 评分 [5] 和 COMPASS-CAT 评分 [6] 等。特异性工具的发展、验证和改进得到越来越多的关注 [7-8]。

一、Khorana 评分

Khorana 评分 [1] 由美国学者 Khorana 及其团队于 2008 年发展，主要用于恶性肿瘤门诊化疗患者下肢深静脉血栓（DVT）的风险评估。该模型包含 1 个 2 分条目（原发肿瘤类型）和 4 个 1 分条目（化疗前白细胞水平、血小板水平、红细胞水平或使用促红细胞生成素类药物情况，以及 BMI 水平），风险等级分为低危（0 分）、中危（1 ~ 2 分）、高危（≥ 3 分）3 级。Khorana 等 [1] 收集了 4 066 例患者（中位随访时间 2.5 个月）的临床资料进行模型发展与模型验证，截点值为 3 分时的阴性预测值、阳性预测值、灵敏度和特异度分别为 98.5%、7.1%、40%、88%（模型发展队列）和 98.5%、6.7%、35.7%、89.6%（模型验证队列），ROC 曲线下面积（AUC）均为 0.7，模型的 H-L 拟合优度分别为 P=0.75（模型发展队列）和 P=0.15（模型验证队列）。

多个CA-VTE指南均推荐使用Khorana评分预测门诊化疗患者的DVT风险[9-11]。国外学者（美国、法国、意大利、日本等）应用Khorana评分进行一种（胰腺癌[12]、胃癌[13]、肺癌[8,14]、肝癌[15]、非霍奇金淋巴瘤[16]等）或多种门诊或急诊化疗肿瘤患者的DVT风险评估[17-18]，结果表明，Khorana评分的指标情况容易获得，可以用于肿瘤门诊化疗患者的DVT风险评估，但其有效性仍需要进一步验证。Patell等[19]和Parker等[20]首次应用Khorana评分评价住院肿瘤患者的DVT风险的结果表明，Khorana评分有助于指导住院肿瘤患者的DVT预防。国内对此研究较少，张雪[21]的研究表明，Khorana评分评价住院化疗肿瘤患者DVT风险的特异度较高，但整体诊断价值中等。杜慧姣等[22]纳入9篇国内外研究（共10 001例研究对象），系统性评价Khorana评分对肿瘤患者中CA-VTE高危患者的筛查效能，meta分析结果显示，汇总灵敏度、特异度、AUC值和DOR值分别为0.22（95% CI为0.19 ~ 0.25），0.87（95% CI为0.87 ~ 0.88），0.65和2.26（95% CI为1.51 ~ 3.38），Khorana评分对CA-VTE高危患者筛查效能处于中等水平，提示今后临床工作者要谨慎使用Khorana评分区分CA-VTE高危患者。

二、Vienna评分

Vienna评分[2]由奥地利学者Ay及其团队于2010年发展，该模型是Khorana评分的扩展模型，同样用于恶性肿瘤门诊化疗患者的DVT风险评估。该模型的2分条目中，极高危肿瘤类型增加了脑瘤，1分条目增加了2个血液生化检测指标（D-二聚体和可溶性P-选择素水平），风险等级仍分为低危（0分）、中危（1 ~ 2分）、高危（≥ 3分）3级。Ay等[2]收集了819例肿瘤患者平均随访656天的临床资料进行模型构建和验证，模型对DVT的预测效果与Khorana评分具有可比性，截点值为3分时的阴性预测值、阳性预测值、灵敏度和特异度分别为96.9%（Khorana评分：均为98.5%）、19.7%（Khorana评分：7.1%和6.7%）、63.8%（Khorana评分：40%和35.7%）、81.3%（Khorana评分：88%和89.6%）。增加D-二聚体和可溶性P-选择素两个指标后，阳性预测值和灵敏度增高，阴性预测值和特异度降低。Khorana评分通过logistic回归构建了模型，H-L拟合优度较好（P=0.75和P=0.15）；Vienna评分通过Cox风险回归，画出了Kaplan-Meier曲线，log-rank检验有显著性（$P < 0.001$）。Vienna评分为0、1、2、≥ 3分的DVT预测概率具有线性趋势（$P < 0.001$），Vienna评分为1 ~ 4分相比于0分的HR值分别为3.7（95%CI为1.2 ~ 11.5），2.9（95%CI为0.9 ~ 9.1），7.0（95%CI为2.3 ~ 21.4），和15.6（95%CI为4.9 ~ 50.0）。

该模型的前期研究验证了D-二聚体和可溶性P-选择素对肿瘤DVT的风险预测效果[23-24]。加入这两个指标后，DVT预测准确性高于Khorana评分，但增加了额外的检测费用，是否在临床应用该模型需要进一步的成本-效益分析和随机对照研究[2]。

基于 Vienna 评分，Thaler 等[25]对包括全血细胞计数、D- 二聚体水平和可溶性 P- 选择素水平等在内的 11 个生化指标进行了筛选，构建了两个生化指标模型（D- 二聚体和可溶性 P- 选择素分别被纳入 2 个模型），用于神经胶质瘤患者的 DVT 风险评估。此外，Florian 等[26]应用 Vienna 评分构建了关于肿瘤患者高凝状态、DVT 风险和死亡率的多级评估模型。

三、Protecht 评分

Protecht 评分[3]由意大利学者 Verso 及其团队在 2012 年发展，该模型是 Khorana 评分的调整模型，增加 1 个 1 分条目（铂类药物为主的化疗或吉西他滨类药物化疗），其他条目不变。Protecht 评分对化疗药物的赋分基于文献回顾和前期研究，而不是模型回归系数[27-29]。Protecht 评分的截点值与 Khorana 评分、Vienna 评分一致，均为 3 分（≥ 3 分为高危）。既往研究表明，铂类药物为主的化疗或吉西他滨类药物化疗是肿瘤患者发生 DVT 的高危因素之一[27-28]。对 PROTECHT（PROphylaxis of ThromboEmbolism during ChemoTherapy，PROTECHT）这项那曲肝素预防化疗相关 DVT 的 RCT 研究的回顾性分析再次验证了这一结论[29]。Verso 等[3]回顾性比较了 Protecht 评分和 Khorana 评分对 PROTECHT 研究中那曲肝素安慰剂组肿瘤患者的 DVT 预测效果，安慰剂组共 15 例患者发生 DVT，Protecht 评分预测的高危组命中 10 例，Khorana 评分则命中 5 例，Protecht 评分准确性较高；而且，Protecht 评分排除了 1/3 不需要药物预防的患者。

四、CONKO 评分

CONKO 评分[4]由德国学者 Pelzer 及其团队于 2013 年发展，该模型也是 Khorana 评分的调整模型。由于 CONKO 评分的研究对象是参加 CONKO-004 研究的姑息化疗的胰腺癌患者（DVT 极高危类型），因此剔除了 Khorana 评分中的 2 分条目（肿瘤类型）。CONKO 评分还使用 Karnofsky 功能状态评分（Karnofsky performance status，KPS）替换了 Khorana 评分中的 BMI。CONKO 评分的截点值为 3 分（≥ 3 分为高危）[4]。在原始研究中，应用 CONKO 评分并没有带来进一步的临床获益，但研究结果提示，晚期胰腺癌患者应在化疗同期开展至少 3 个月的 DVT 预防[4]。

五、ONKOTEV 评分

ONKOTEV 评分[5]由意大利学者 Cella 及其团队于 2017 年发展，该模型也是 Khorana 评分的扩展模型。ONKOTEV 评分包含 4 个 1 分变量：Khorana 评分＞ 2 分、有既往 VTE 史、发生远处转移、血管 / 淋巴管受压。ONKOTEV 评分＞ 2 分时划分为高危组，≤ 2 分为低危组（高危）[5]。ONKOTEV 模型应用了一种全新的统计方法（bootstrap）[30]，从原始队列中抽取 999 例患者进行 Cox 风险回归分析，来构建和验证模型。ONKOTEV 评分为 1、2 和＞ 2 的患者与评分为 0 的患者相比，HR 值分别为 3.29(95% CI 为 1.57 ~ 6.89, P=0.002), 6.54(95% CI 为 2.84 ~ 15.03, P ＜ 0.001)，和 13.74（95% CI 为 6.08 ～ 31.07，P ＜ 0.001）[5]。ONKOTEV 评分时间独立的 AUC 值显著优于 Khorana 评分：3 个月（0.719 vs．0.579，P = 0.001）、6 个月（0.754 vs．0.586，P ＜ 0.001）、12 个月（0.698 vs．0.583，P=0.014）[5]。尽管 ONKOTEV 评分的预测准确性优于 Khorana 评分，但是目前仍缺少其他研究的外部验证以及与其他模型的预测效果比较。

六、COMPASS-CAT 评分

COMPASS-CAT 评分 [6] 由法国学者 Gerotziafas 及其团队于 2017 年发展，该模型的发展独立于 Khorana 评分模型，基于对 1 355 例乳腺癌、结直肠癌、肺癌和卵巢癌门诊治疗患者的研究。该模型包括 4 个肿瘤相关指标、3 个血栓倾向指标和 1 个生化指标（血小板计数），每个指标的赋值范围 1 ～ 6 分。风险等级分为低中危（0 ～ 6 分）、高危（≥ 7 分）。截点值为 7 分时的阳性预测值、阴性预测值、灵敏度、特异度和 ROC 曲线下面积（AUC）分别为 13%、98%、88%、52% 和 0.85，此外，该模型对应的 logistic 方程的 R^2 值为 0.99。

七、Nomogram 评分

Nomogram 评分由奥地利学者 Pabinger 等 [31] 于 2018 年发展，该评分模型的发展和验证分别基于两个独立的大样本的前瞻性队列，维也纳血栓研究项目（Vienna Cancer and Thrombosis Study，VCTS）的共 1 423 例患者（80 例发生 DVT）的数据用于模型发展，确定静脉血栓栓塞症高风险癌症患者的跨国研究队列（Multinational Cohort Study to Identify Cancer Patients at High Risk of Venous Thromboembolism，MICA）共 823 例患者（48 例发生 DVT）的数据用于模型验证。该评分主要包括两个变量：肿瘤部位风险分级和 D- 二聚体水平。肿瘤部位风险分级的赋分原则与 Khorana 评分中“原发肿瘤类型”基本一致，分为低危或中危、高危和极高危 3 级，D- 二聚体未设置截点值，而是将其对数化（log2），即患者 DVT 的发生风险随着 D- 二聚体水平翻倍而增加。该评分以列线图（nomogram）的形式呈现，便于医护专业人员在临床使用，快速估计患者确诊肿瘤 6 个月内的 DVT 发生风险。该评分的截点值设置为 15%，即使用该评分预测 DVT 发生风险在 15% 及以上的肿瘤患者为高危患者，应考虑给予预防措施。该研究使用多个评价指标在 VCTS 和 MICA 这两个大样本队列中评价 Nomogram 评分的有效性，包括衡量区分度的 C 指数、衡量校准度的校准曲线和衡量临床收益的决策曲线，该评分的区分度中等（在两个队列的 C 指数分别为 0.66 和 0.68），校准度良好（校准曲线表明 Nomogram 评分预测的

DVT 发生概率与实际观测到的概率差异较小），能够获得临床收益（决策曲线表明基于该评分模型给予预防措施优于对所有患者实施或不实施预防）。目前尚无其他研究应用和进一步验证 Nomogram 评分。

八、Tic-ONCO 评分

Tic-ONCO 评分由西班牙学者 Munoz 等[32]于 2018 年发展。该学者及其团队针对门诊化疗的肿瘤患者开展了一项前瞻性观察研究，纳入 391 例患者，对其随访 6 个月，最终 71 例患者发生 DVT。该研究采用 logistic 回归分析筛选高危因素，构建多因素模型。其最大的亮点是收集了血栓相关的基因检测结果，将基因变量纳入，对 Khorana 评分进行改进，最终构建了 Tic-ONCO 评分。Tic-ONCO 评分共包括基因风险评分、BMI、原发肿瘤类型和肿瘤分期 4 个变量，以 ROC 曲线约登指数（Youden index）最大时的 DVT 预测概率为截点值。该评分的 AUC 值、灵敏度、特异度、阳性预测值和阴性预测值均显著优于 Khorana 评分，但该工具既未根据 logistic 回归中每个变量的回归系数或 OR 值进行赋分，又未可视化为列线图工具，不利于临床医护人员的快速应用。此外，该研究使用相同的数据建立评分模型和评价其有效性，缺少其他研究的外部验证。

九、MD Anderson Cancer Center CAT 评分

MD Anderson Cancer Center CAT 评分由美国学者 Rojas-Hernandez 等[33]于 2020 年发展。美国德州大学 MD 安德森癌症中心开展了一项前瞻性大队列研究，Rojas-Hernandez 等从该队列中共纳入 548 例肿瘤患者（2 年内发生了 56 例 DVT）采用 logistic 回归分析构建多因素模型，并进一步将该模型可视化为列线图工具。MD Anderson Cancer Center CAT 评分共包括 4 个变量：远处转移情况、促红细胞生成素类药物的使用情况、肿瘤类型（淋巴癌、乳腺癌、泌尿 / 肾癌、头颈肿瘤、妇科肿瘤、胃肠道 / 胰腺癌）和铂类化疗药的使用情况，每个变量的取值范围均为 0 ～ 100 分，根据列线图能够得到每个变量的单项分数及其总分，最后对应得到 DVT 的发生概率。该研究从区分度和校准度两个方面评价了该评分的有效性，该评分的 *C* 指数为 0.74（区分度中等偏上），通过 bootstrap 重抽样方法进行校正后的校准曲线良好，表明评分预测的 DVT 发生概率与实际发生率差异较小。但该研究使用同一队列的数据来构建和验证评分的有效性，相比 Nomogram 评分采用两个独立的队列交叉验证评分的有效性，其可推广性受限，需要其他研究进行外部验证。

十、其他评分模型

1．多发性骨髓瘤评分　国际骨髓瘤工作组基于专家共识在 2008 年发展了多发

性骨髓的 DVT 风险评估模型[34]，专门用于多发性骨髓瘤患者在沙利度胺、来那度胺和泊马度胺门诊治疗期间的 DVT 风险评估，2019 年版的美国国立综合癌症网络（NCCN）指南推荐在门诊使用该模型评估多发性骨髓瘤患者的 DVT 风险。

2．ThroLy 评分　塞尔维亚学者 Antic 等[35]于 2016 年发展了用于淋巴瘤患者的 DVT 风险评估模型——ThroLy 评分。该模型截点值为 3 分时具有较好的阳性预测值（25.1%）、阴性预测值（98.5%）、灵敏度（75.4%）和特异度（87.5%），评价淋巴瘤患者 DVT 风险的可靠性优于其他模型，而且适用于住院患者和门诊患者，但尚未得到其他研究的外部验证[36]。

3．台湾 Nation-wide 评分　中国台湾学者 Yu 及其团队[37]于 2012 年基于全台湾省 497 180 例肿瘤患者构建了一个 DVT 风险评估模型。该模型截点值为≥ 3 分时的灵敏度、特异度、阳性预测值和阴性预测值分别为 2.8%、99.7%、8.7%、98.9%（模型发展队列）和 4.1%、99.6%、9.4%、99%（模型验证队列）。该模型包括年龄、既往 VTE 史和原发肿瘤类型 3 个变量，危险分级为极低危（–4 ～ –1）、低危（0 分）、中危（1 ～ 2 分）和高危（≥ 3 分）4 级。该模型同样缺少其他研究的应用和验证。

4．Ottawa 复发评分　Ottawa 复发评分[38]由加拿大学者 Louzada 及其团队于 2012 年发展而来，该模型是唯一一个用于肿瘤患者 DVT 复发风险评估的模型[39]。该模型包含性别（女性 1 分，男性 0 分）、原发肿瘤类型（肺癌 1 分，乳腺癌 –1 分，其他肿瘤 0 分）、TNM 分期（Ⅰ期 –2 分，淋巴结转移和远处转移 0 分）和既往 VTE 史（有 VTE 史 1 分，无 0 分）4 个指标，得分范围为 –3 ～ 3 分。危险分级为低（≤ 0 分）和高（≥ 1 分）。该研究共包含 1 362 例患者，其中 543 例用于建立模型，819 例用于验证模型。该模型在验证队列截点值为 1 分时的灵敏度、阴性预测值分别为 100% 和 98.1%，排除了 48.1% 的低危患者，具有良好的阴性似然比（0.155）。该模型在应用低分子肝素和双香豆素治疗血栓形成的两个 RCT 研究得到了部分外部验证。在这两项研究中，由于缺少 TNM 分期相关信息，仅有Ⅰ期至Ⅳ期的信息，因此对 Ottawa 评分的指标分类进行了调整（由Ⅰ期淋巴结转移和远处转移调整为Ⅰ期 + Ⅱ期与Ⅲ期 + Ⅳ期）[40-41]。一项最新发表的系统综述和 meta 分析纳入 9 项研究共 14 963 例肿瘤患者对 Ottawa 复发评分的有效性进行了评价，原始评分的灵敏度、特异度和 AUC 值分别为 70%、50% 和 0.7，调整评分的灵敏度、特异度和 AUC 值分别为 50%、60% 和 0.5[42]。

十一、不同血栓风险评估工具的比较

血栓风险评估工具的比较主要考虑评估预测工具的区分度（discrimination）、校准度（calibration）、临床应用性（clinical usefulness）以及临床可操作性（clinical operability）等[43-44]。区分度评价指标主要包括受试者操作特征（receiver operator characteristic，ROC）曲线、*C* 指数（C-index）、灵敏度（sensitivity，Se）、特异度（specificity，Sp）、阳性预测值（positive predictive value，PPV）、阴性预测值

（negative predictive value，NPV）和 *Kappa* 值等，校准度评价指标主要指校准曲线（calibration curve）的斜率（calibration slope）和截距（calibration-in-the-large），临床应用性评价指标主要指决策曲线（decision curve）和净真阳性分类率（net true-positive classification rate），临床可操作性指风险评估工具是否快速简易。

血栓形成诊断的“金标准”为血管造影，但血管造影费用昂贵，而且为有创操作。计算机断层扫描（computed tomography，CT）和核磁共振成像（nuclear magnetic resonance imaging，NMRI）也能够用于血栓形成的诊断。目前临床上最常用的诊断标准是静脉超声，具有较高的灵敏度，价格比较便宜，而且为无创检查。因此，多数研究以静脉超声作为“金标准”，比较不同评估工具的灵敏性和特异性。

荷兰学者 Es 等 [45] 在多个国家开展的多中心前瞻性队列研究表明，对于门诊化疗的恶性肿瘤患者的 DVT 风险评估，尽管 Vienna 评分和 Protecht 评分对低、中、高危患者有更好的区分度，但包括 CONKO 评分和 Khorana 评分在内的 4 个评分模型的预测准确性均较差，Khorana 评分、Vienna 评分、Protecht 评分和 CONKO 评分的 *C* 指数分别为 0.52、0.58、0.59 和 0.53，均需要进一步改善。此外，德国学者 Kruger 等 [46] 比较了活化部分凝血活酶时间（aPTT）、CONKO 评分、Khorana 评分单独预测姑息化疗治疗的胰腺癌患者 DVT 风险的准确性，三者均表现较差，将 aPTT 纳入 CONKO 评分和 Khorana 评分中，可能会改善模型预测效果，但有待其他前瞻性队列研究的独立验证。Di 等 [47] 使用 4 种评分模型（Khorana 评分、Protecht 评分、CONKO 评分和 ONKOTEV 评分）来预测肿瘤患者化疗前、开始化疗后 3 ~ 6 个月以及 12 个月的 CA-VTE 风险，4 种评分模型在 6 个月的时间独立的 *C* 指数分别为 0.61（95% CI 为 0.56 ~ 0.66）、0.61（95% CI 为 0.55 ~ 0.66）、0.60（95% CI 为 0.54 ~ 0.66）和 0.59（95% CI 为 0.52 ~ 0.66），它们的筛查效能均较低，并且筛查准确性随着随访时间延长而降低。2018 年，Matysek 等 [48] 比较了 Khorana 评分（灵敏度为 10%，特异度为 100%，阳性预测值为 17%、阴性预测值为 83%）、Protecht 评分（灵敏度为 20%，特异度为 78%，阳性预测值为 18%，阴性预测值为 84%）、CONKO 评分（灵敏度为 55%，特异度为 48%，阳性预测值为 15%，阴性预测值为 82%）和 COMPASS-CAT 评分（灵敏度为 100%，特异度为 35%，阳性预测值为 24%，阴性预测值为 100%）预测门诊化疗肺癌患者 DVT 风险的准确性。结果表明，COMPASS-CAT 评分（*C* 指数为 0.89）的临床应用效果好于其他 3 个模型，主要原因是该模型的 8 个指标包括肿瘤相关指标（激素受体阳性的女性乳腺癌患者接受抗激素治疗或蒽环类药物治疗、肿瘤诊断时间≤ 6 个月、中心静脉置管、肿瘤进展期）、患者相关指标（患有至少 2 项心血管疾病、近期由于急性内科病住院、有既往 VTE 史）和生化指标（血小板计数≥ 350×10^9/L）3 个方面的相关因素，并且临床获取便捷，更适用于常见实体肿瘤患者的 DVT 风险评估。但是，COMPASS-CAT 评分仍有待更多的研究来进行外部验证，例如向其他原发肿瘤类型和住院肿瘤患者拓展验证。

总之，虽然肿瘤特异性血栓风险评估工具的发展、验证、比较和改进受到越来越多的关注，但是目前尚无研究能够从区分度、校准度、临床应用性和临床可操作性 4 个角度规范完整地验证、评价和比较特异性工具的整体效果。综上所述，目前已有至少 10 余种特异性工具，用于实体肿瘤、多发性骨髓瘤和淋巴瘤患者血栓形成风险或血栓复发风险的预测和评估（表 5-1）。这十余种工具中，Khorana 评分是最早的肿瘤特异性工具，由门诊化疗的肿瘤患者人群发展而来，因其仅包含 5 个临床方便获取的预测因子，临床应用简便快捷而受到广泛关注，且国内外多个指南推荐 Khorana 评分用于门诊化疗肿瘤患者的 DVT 风险评估。Vienna 评分、Protecht 评分、CONKO 评分、ONKOTEV 评分均在 Khorana 评分的基础上改进或扩展而来，例如 Vienna 评分在保留了 Khorana 评分的 5 个预测因子的基础上，增加了 D-二聚体和可溶性 P- 选择素两个生化指标，从而改善了其预测 DVT 的准确性，但包括 Khorana 评分在内的特异性评估工具对 CA-VTE 的预测效果并不理想，均处于中等及以下水平（*C* 指数＜ 0.7）。2018 年，Khorana 等 [7] 对 Khorana 评分及其他特异性评分工具进行了 10 年展望与总结，提出了改善肿瘤患者特异性 DVT 风险评估工具的 4 条建议：①从基因与肿瘤 DVT 形成机制的角度尝试寻找新的肿瘤特异性 DVT 指标（如组织因子阳性微粒、可溶性 P- 选择素、DVT 相关基因等）；②提高工具模型的准确性，将对 ROC 曲线下面积（AUC）的要求从 0.6 提高至 0.7 以上或预测高危的肿瘤人群中 DVT 的发生率达到 30% ～ 40%；③综合考虑其他结局事件（如动脉血栓、卒中、心肌梗死）以及对出血风险的评估；④支持 Khorana 评分的持续性验证性研究，与发展其他评分工具的研究开展合作。COMPASS-CAT 评分（*C* 指数 =0.89）的发展，提示研究者应综合考虑肿瘤相关因素、患者自身因素、特异性或重要的生化指标构建评分工具。近年来，在大量临床数据的基础上运用人工智能和机器学习的方法筛选潜在预测因子，构建高准确性的肿瘤特异性血栓风险评估工具，也是一种新颖的、值得借鉴的方法和思路 [49-50]。此外，一些研究从提高临床可操作性的角度出发，将开发的模型由过去的取整数评分调整为列线图工具，这样便于医护专业人员使用该工具快速计算分值，同时快速估计患者的 DVT 发生概率和风险分级 [31,33]。

（北京大学　路　潜　靳　帅）

参考文献

[1] Khorana AA，Kuderer NM，Culakova E，et al．Development and validation of a predictive model for chemotherapy-associated thrombosis［J］．Blood，2008，111（10）：4902-4907．

[2] Ay C，Dunkler D，Marosi C，et al．Prediction of venous thromboembolism in cancer patients［J］．Blood，2010，116（24）：5377-5382．

[3] Verso M，Agnelli G，Barni S，et al．A modified Khorana risk assessment score for venous thromboembolism in cancer patients receiving chemotherapy：the Protecht score［J］．Intern Emerg Med，2012，7（3）：291-292．

表5-1 肿瘤特异性血栓风险评估工具的介绍

工具名称	发展年份	开发者	指标数量	分层方法	优选适用范围	指南推荐
Khorana 评分	2008	Khorana 等（美国）	5	0 分：低危 1 ~ 2 分：中危 ≥ 3 分：高危	门诊化疗患者	*NCCN Clinical Practice Guidelines in Oncology*：*Cancer-Associated Venous Thromboembolic Disease*（《肿瘤相关静脉血栓栓塞症：NCCN 临床实践指南》） *Venous thromboembolism prophylaxis and treatment in patients with cancer*：*American Society of Clinical Oncology Clinical Practice Guideline*（《肿瘤相关静脉血栓栓塞症预防与治疗：ASCO 临床实践指南》） *Management of venous thromboembolism*（*VTE*）*in cancer patients*：*ESMO Clinical Practice Guidelines*（《肿瘤相关静脉血栓栓塞症管理：ESMO 临床实践指南》） 《肿瘤相关静脉血栓栓塞症的预防与治疗中国专家指南》
Vienna 评分	2010	Ay 等（奥地利）	7	0 分：低危 1 ~ 2 分：中危 ≥ 3 分：高危	门诊化疗患者	无
Protecht 评分	2012	Verso 等（意大利）	6	0 ~ 2 分：低 / 中危 ≥ 3 分：高危	门诊化疗患者	无
CONKO 评分	2013	Pelzer 等（德国）	4	0 ~ 2 分：低 / 中危 ≥ 3 分：高危	门诊化疗患者	无
ONKOTEV 评分	2017	Cella 等 意大利	4	0 ~ 2 分：低 / 中危 > 2 分：高危	门诊化疗患者	无
COMPASS-CAT 评分	2017	Gerotziafas 等（法国）	8	0 ~ 6 分：低 / 中危 ≥ 7 分：高危	门诊化疗患者	无
Nomogram 评分	2018	Pabinger 等（奥地利）	2	< 15.0%：低 / 中危 ≥ 15.0%：高危	门诊化疗患者	无

续表

工具名称	发展年份	开发者	指标数量	分层方法	优选适用范围	指南推荐
Tic-ONCO 评分	2018	Munoz 等（西班牙）	4	无	门诊化疗患者	无
MD Anderson Cancer Center CAT 评分	2020	Rojas-Hernandez 等（美国）	4	无	门诊化疗患者	无
台湾 Nation-wide 评分	2012	Yuan-Bin Yu（中国台湾）	3	−4 ～ −1 分：极低危 0 分：低危 1 ～ 2 分：中危 ≥ 3 分：高危	门诊化疗患者	无
多发性骨髓瘤评分	2008	国际骨髓瘤工作组	11	危险因素 0 ～ 1 个 危险因素 ≥ 2 个	门诊化疗的多发性骨髓瘤患者	《肿瘤相关静脉血栓栓塞症：NCCN 临床实践指南》 *European Myeloma Network Guidelines for the Management of Multiple Myeloma-related Complications*（《多种骨髓瘤相关并发症管理：EMN 指南》）
ThroLy 评分	2016	Antic（塞尔维亚）	7	0 ～ 1 分：低危 2 ～ 3 分：中危 ＞ 3 分：高危	淋巴瘤患者	无
Ottawa 复发评分	2012	Louzada（加拿大）	4	≤ 0 分：低危 ≥ 1 分：高危	诊断 DVT 前后 6 个月内接受抗肿瘤治疗的患者	无

[4] Pelzer U, Sinn M, Stieler J, et al. Primary pharmacological prevention of thromboembolic events in ambulatory patients with advanced pancreatic cancer treated with chemotherapy? [J]. Dtsch Med Wochenschr, 2013, 138 (41): 2084-2088.

[5] Cella CA, Di MG, Carlomagno C, et al. Preventing Venous Thromboembolism in Ambulatory Cancer Patients: The ONKOTEV study [J]. Oncologist, 2017, 22 (5): 601-608.

[6] Gerotziafas GT, Taher A, Abdel RH, et al. A predictive score for thrombosis associated with breast, colorectal, lung, or ovarian cancer: the prospective COMPASS-Cancer-Associated Thrombosis Study [J]. Oncologist, 2017, 22 (10): 1222-1231.

[7] Khorana AA, Francis CW. Risk prediction of cancer-associated thrombosis: appraising the first decade and developing the future [J]. Thromb Res, 2018, 164 (2018): S70-S76.

[8] Mansfield AS, Tafur AJ, Wang CE, et al. Predictors of active cancer thromboembolic outcomes: validation of the Khorana score among patients with lung cancer [J]. J Thromb Haemost, 2016, 14 (9): 1773-1778.

[9] Lyman GH, Bohlke K, Kohorana AA, et al. Venous thromboembolism prophylaxis and treatment in patients with cancer: American Society of Clinical Oncology clinical practice guideline update 2014 [J]. J Clin Oncol, 2015, 33 (6): 654-656.

[10] Kearon C, Akl EA, Ornelas J, et al. Antithrombotic therapy for VTE disease [J]. Chest, 2016, 149 (2): 315-352.

[11] Mandalà M, Falanga A, Roila F, et al. Management of venous thromboembolism (VTE) in cancer patients: ESMO Clinical Practice Guidelines [J]. Ann Oncol, 2011, 22 (Suppl 6): S85-S92.

[12] Muñoz Martín AJ, García Alfonso P, Rupérez Blanco AB, et al. Incidence of venous thromboembolism (VTE) in ambulatory pancreatic cancer patients receiving chemotherapy and analysis of Khorana's predictive model [J]. Clin Transl Oncol, 2014, 16 (10): 927-930.

[13] Fuentes HE, Paz LH, Wang Y, et al. Performance of current thromboembolism risk assessment tools in patients with gastric cancer and validity after first treatment [J]. Clin Appl Thromb Hemost, 2017, 24 (5): 790-796.

[14] Hiraide M, Shiga T, Minowa Y, et al. Identification of risk factors for venous thromboembolism and evaluation of Khorana venous thromboembolism risk assessment in Japanese lung cancer patients [J]. J Cardiol, 2020, 75 (1): 110-114.

[15] Wang Y, Attar BM, Fuentes HE, et al. Performance of Khorana Risk Score for prediction of venous thromboembolism in patients with hepatocellular carcinoma [J]. Clin Appl Thromb Hemost, 2018, 24 (3): 471-476.

[16] Santi RM, Ceccarelli M, Catania G, et al. Khorana score and histotype predict the incidence of early venous thromboembolism (VTE) in non hodgkin lymphoma (NHL). A pooled data analysis of twelve clinical trials of Fondazione Italiana Linfomi (FIL) [J]. Thromb Res, 2016, 140 (1546): S168-S177.

[17] Abdel-Razeq H, Mansour A, Saadeh SS, et al. The application of current proposed venous thromboembolism risk assessment model for ambulatory patients with cancer [J]. Clin Appl Thromb Hemost, 2018, 24 (3): 429-433.

[18] Ferroni P, Zanzotto FM, Scarpato N, et al. Risk assessment for venous thromboembolism in chemotherapy-treated ambulatory cancer patients: a machine learning approach [J]. Med Decis Making, 2017, 37 (2): 234-242.

[19] Patell R, Rybicki L, Mccrae KR, et al. Predicting risk of venous thromboembolism in

hospitalized cancer patients：utility of a risk assessment tool [J]. Am J Hematol, 2017, 92 (6): 501-507.

[20] Parker A, Peterson E, Lee AYY, et al. Risk stratification for the development of venous thromboembolism in hospitalized patients with cancer [J]. J Thromb Haemost, 2018, 16 (7): 1321-1326.

[21] 张雪. 肿瘤患者血栓风险评估及其高凝状态下早期干预的临床意义 [D]. 河北医科大学, 2016.

[22] 杜慧姣, 胡小冬, 彭玉晓, 等. Khorana 工具筛选肿瘤患者静脉血栓栓塞高风险者的 meta 分析 [J]. 护理实践与研究, 2018, 15 (07): 5-9.

[23] Ay C, Vormittag R, Dunkler D, et al. D-dimer and prothrombin fragment 1 + 2 predict venous thromboembolism in patients with cancer: results from the Vienna Cancer and Thrombosis Study [J]. J Clin Oncol, 2009, 27 (25): 4124-4129.

[24] Ay C, Simanek R, Vormittag R, et al. High plasma levels of soluble P-selectin are predictive of venous thromboembolism in cancer patients: results from the Vienna Cancer and Thrombosis Study (CATS) [J]. Blood, 2008, 112 (7): 2703-2708.

[25] Thaler J, Ay C, Kaider A, et al. Biomarkers predictive of venous thromboembolism in patients with newly diagnosed high-grade gliomas [J]. Neuro-Oncol, 2014, 16 (12): 1645-1651.

[26] Posch F, Riedl J, Reitter EM, et al. Hypercoagulabilty, venous thromboembolism, and death in patients with cancer: a multi-state model [J]. Thromb Haemost, 2016, 115 (4): 817-826.

[27] Kröger K, Weiland D, Ose C, et al. Risk factors for venous thromboembolic events in cancer patients [J]. Ann of Oncol, 2006, 17 (2): 297-303.

[28] Dasanu CA. Gemcitabine: vascular toxicity and prothrombotic potential [J]. Expert Opin Drug Saf, 2008, 7 (6): 703-716.

[29] Sandro B, Roberto L, Giancarlo A, et al. Chemotherapy-associated thromboembolic risk in cancer outpatients and effect of nadroparin thromboprophylaxis: results of a retrospective analysis of the PROTECHT study [J]. J Transl Med, 2011, 9 (1): 179-185.

[30] Sauerbrei W, Schumacher M. A bootstrap resampling procedure for model building: application to the Cox regression model [J]. Stat Med, 1992, 11 (16): 2093-2109.

[31] Pabinger I, VanEs N, Heinze G, et al. A clinical prediction model for cancer-associated venous thromboembolism: a development and validation study in two independent prospective cohorts [J]. Lancet Haematol, 2018, 5 (7): e98-e289.

[32] Munoz Martin AJ, Ortega I, Font C, et al. Multivariable clinical-genetic risk model for predicting venous thromboembolic events in patients with cancer [J]. Br J Cancer, 2018, 118(8): 1056-1061.

[33] Rojas-Hernandez CM, Tang VK, Sanchez-Petitto G, et al. Development of a clinical prediction tool for cancer-associated venous thromboembolism (CAT): the MD Anderson Cancer Center CAT model [J]. Support Care Cancer, 2020, 28 (8): 3755-3761.

[34] Palumbo A, Rajkumar SV, Dimopoulos MA, et al. Prevention of thalidomide- and lenalidomide-associated thrombosis in myeloma [J]. Leukemia, 2008, 22 (2): 414-423.

[35] Antic D, Milic N, Nikolovski S, et al. Development and validation of multivariable predictive model for thromboembolic events in lymphoma patients [J]. Am J Hematol, 2016, 91 (10): 1014-1019.

[36] Rupa-Matysek J, Brzezniakiewicz-Janus K, GIL L, et al. Evaluation of the ThroLy score for the prediction of venous thromboembolism in newly diagnosed patients treated for lymphoid

malignancies in clinical practice [J]. Cancer Med, 2018, 7 (7): 2868-2875.
[37] Yu YB, Gau JP, Liu CY, et al. A nation-wide analysis of venous thromboembolism in 497, 180 cancer patients with the development and validation of a risk-stratification scoring system [J]. Thromb Haemost, 2012, 108 (2): 225-235.
[38] Louzada ML, Carrier M, Lazo-Langner A, et al. Development of a clinical prediction rule for risk stratification of recurrent venous thromboembolism in patients with cancer-associated venous thromboembolism [J]. Circulation, 2012, 126 (4): 448-454.
[39] Kyrle PA. Predicting recurrent venous thromboembolism in cancer: is it possible? [J]. Thromb Res, 2014, 133 (Suppl 2): S17-S22.
[40] Prandoni P. Low-molecular-weight heparin versus a coumarin for the prevention of recurrent venous thromboembolism in patients with cancer—NEJM [J]. Acc Current Journal Review, 2003, 12 (5): 146-153.
[41] Meyer G, Marjanovic Z, Valcke J, et al. Comparison of low-molecular-weight heparin and warfarin for the secondary prevention of venous thromboembolism in patients with cancer: a randomized controlled study [J]. Acc Current Journal Review, 2002, 162 (15): 1729-1735.
[42] Delluc A, Miranda S, Exter PD, et al. Accuracy of the Ottawa score in risk stratification of recurrent venous thromboembolism in patients with cancer-associated venous thromboembolism: a systematic review and meta-analysis [J]. Haematologica, 2020, 105 (5): 1436-1442.
[43] Collins GS, Reitsma JB, Altman DG, et al. Transparent reporting of a multivariable prediction model for individual prognosis or diagnosis (TRIPOD): the TRIPOD statement [J]. BMJ, 2015, 350: g7594-g7602.
[44] Steyerberg EW, Vergouwe Y. Towards better clinical prediction models: seven steps for development and an ABCD for validation [J]. Eur Heart J, 2014, 35 (29): 1925-1931.
[45] Van Es N, Di Nisio M, Cesarman G, et al. Comparison of risk prediction scores for venous thromboembolism in cancer patients: a prospective cohort study [J]. Haematologica, 2017, 102 (9): 1494-1501.
[46] Kruger S, Haas M, Burkl C, et al. Incidence, outcome and risk stratification tools for venous thromboembolism in advanced pancreatic cancer-a retrospective cohort study [J]. Thromb Res, 2017, 157: 9-15.
[47] Di Nisio M, Van Es N, Rotunno L, et al. Long-term performance of risk scores for venous thromboembolism in ambulatory cancer patients [J]. J Thromb Thrombolys, 2019, 48 (1): 125-133.
[48] Rupa-Matysek J, Lembicz M, Rogowska EK, et al. Evaluation of risk factors and assessment models for predicting venous thromboembolism in lung cancer patients [J]. Med Oncol, 2018, 35 (5): 63-72.
[49] Ferroni P, Zanzotto FM, Scarpato N, et al. Risk assessment for venous thromboembolism in chemotherapy-treated ambulatory cancer patients [J]. Med Decis Making, 2017, 37 (2): 234-242.
[50] Ferroni P, Zanzotto FM, Scarpato N, et al. Validation of a Machine Learning Approach for Venous Thromboembolism Risk Prediction in Oncology [J]. Dis Markers, 2017, 2017: 1-7.

第二节　普适性血栓风险评估工具

普适性血栓风险评估工具适用的人群不仅仅是肿瘤患者，此类工具往往只纳入一个肿瘤相关变量“是否患恶性肿瘤”，如 Caprini 评分 [1-3]、Wells 评分 [4,5]、Autar 评分 [6-7]、RAPT 评分 [8,9]、Kucher 评分 [10]、Rogers 评分 [11]、Padua 评分 [12]、IMPROVE 评分 [13]、Qthrombosis 评分 [14]、Pannuci 评分 [15] 和普适性 Nomogram 评分 [16] 等，国内外多项研究尝试验证 Wells 评分、Caprini 评分等普适性评估工具预测 CA-VTE 的准确性，但预测效果一般 [17-18]。

一、Caprini 评分

Caprini 评分由 Caprini 等在 1991 年提出并验证 [3,19]，研究者在回顾既往文献总结的危险因素的基础上，归纳出 20 个测评条目并进行赋值。根据评估总分将患者 VTE 风险分为低危（0 ~ 1 分）、中危（2 ~ 4 分）和高危（> 4 分），并提出了早期活动、分级加压弹力袜、间歇性气囊加压装置、药物预防等预防措施的使用方案。2005 年与 2010 年该团队在新增证据的基础上对该工具进行了两次修改 [1-2]，修改后的工具条目增加至 40 条，内容按 1 分条目、2 分条目、3 分条目、5 分条目和女性特有条目分为 5 个模块，两个版本的结果划分相同，根据其总分，分为低危（0 ~ 1 分）、中危（2 分）、高危（3 ~ 4 分）和极高危（≥ 5 分）。此工具评估内容中包括的年龄、手术时间、卧床时间均与肿瘤患者息息相关，且其中包括的“既往恶性肿瘤”（2 分）、“中心静脉置管”（2 分）、“现患恶性肿瘤者”（3 分）直接体现了肿瘤患者的特点。此外，该工具还包括基础疾病条目和异常生化指标条目，均为肿瘤患者发生 DVT 的高危因素。Caprini 评分科学、严谨，不仅可以进行风险评估，还能够给予预防措施建议及相应的安全思考，可应用于内、外科所有肿瘤患者 [3,19]。

Caprini 评分在国内应用广泛。刘晓涵 [20] 收集了 1 078 例住院患者的病历资料，对 2005 版 Caprini 评分进行了汉化并验证其有效性。该学者采用 logistic 回归，分析 Caprini 评分低、中、高、极高危患者的 DVT 发生风险，发现中危及以上患者的 DVT 发生风险分别为低危患者的 2.13 倍（$P < 0.05$）、5.67 倍（$P < 0.05$）和 18.70 倍（$P < 0.05$）。Caprini 评分评估住院患者 DVT 的 ROC 曲线下面积为 0.774（95% CI 为 0.746 ~ 0.802）。当截点值取 2 分时，灵敏度、特异度、阳性预测值、阴性预测值分别为 75.14%、65.86%、68.76% 和 72.60%。Caprini 评分预测内科和外科住院患者时的 ROC 曲线下面积分别为 0.770（95% CI 为 0.733 ~ 0.806）和 0.793（95% CI 为 0.751 ~ 0.835），预测外科患者的灵敏度显著高于内科患者（81.27% vs. 70.94%，$P < 0.05$）。

《肿瘤相关静脉血栓栓塞症的预防与治疗中国专家指南（2015 版）》中推荐对

肿瘤患者使用 Caprini 评分 [21]。

刘双双对 1 471 例妇科肿瘤行手术治疗的患者进行研究，认为 2005 年版本的 Caprini 评分有分层及预测效果，对临床的指导意义更大，2010 年版本的有效性还需进一步验证 [22-23]。

娄英华等 [24] 比较了 53 例发生 DVT 和 106 例未发生 DVT 的妇科肿瘤患者的 Caprini 评分，发现病例组评分显著高于对照组（$P < 0.001$）。代玲玉等 [25] 探讨了 Caprini 评分联合 D- 二聚体诊断妇科恶性肿瘤患者 DVT 的价值，对两组有无 DVT（各 95 例）的患者进行了回顾性分析，Caprini 评分、D- 二聚体水平及二者联合诊断 DVT 的 ROC 曲线下面积分别为 0.817、0.860、0.884，灵敏度分别为 67.4%、90.5%、61.1%，特异度分别为 87.4%、69.5%、95.8%。王首骏等 [26] 选取 1 409 例乳腺癌患者（703 例合并 DVT，706 例不合并）分析 Caprini 评分对 DVT 的预测价值，两组患者的 Caprini 评分差异显著（$P < 0.001$），Caprini 评分的 ROC 曲线下面积为 0.595，截点值为 5 分时的灵敏度和特异度分别为 75.0% 和 41.1%。

刘柱等 [27] 探讨了 Caprini 评分对指导胃肠道肿瘤术后患者早期干预 CA-VTE 的应用及临床疗效。对照组（134 例）采用常规预防措施，干预组（92 例）根据 Caprini 评分推荐的预防方案进行预防。干预组的 DVT 发生率显著低于对照组（2.17% vs. 9.70%，$P < 0.05$），表明根据 Caprini 评分对胃肠道恶性肿瘤根治术后的高危患者进行早期预防能有效降低 DVT 的发生率。

杜慧姣等 [28] 首先对 Caprini 评分和 Khorana 评分在肿瘤患者中的应用效果进行了系统评价，对 Caprini 评分的评价纳入了 4 项研究，共 18 174 例肿瘤患者，其 AUC 值和 DOR 值分别为 0.78 和 5.11（95%CI 为 1.79 ～ 14.58）；对 Khorana 评分的评价纳入了 9 项研究，共 10 001 例肿瘤患者，其 AUC 值和 DOR 值分别为 0.65 和 2.26（95%CI 为 1.51 ~ 3.38）。然后纳入接受化疗的肿瘤患者（伴和不伴 DVT 各 345 例）评价 Caprini 评分的预测有效性，其 AUC 值为 0.80（95%CI 为 0.76 ~ 0.84），截点值为 6 分时的灵敏度、特异度、阳性预测值、阴性预测值、阳性似然比和阴性似然比分别为 68.09%、77.87%、75.50%、70.90%、3.08 和 0.41。该研究表明 Caprini 评分和 Khorana 评分均能有效预测肿瘤患者的 DVT 发生风险，Caprini 评分较 Khorana 评分可能更为有效。

邝允勋 [29] 等纳入 504 例恶性肿瘤患者比较 Caprini 评分和 Khorana 评分的预测效果，Caprini 评分的 ROC 曲线下面积为 0.611（95%CI 为 0.54 ~ 0.69，P=0.004），截点值取 6 分；而 Khorana 评分的 ROC 曲线下面积为 0.65（95%CI 为 0.57 ~ 0.72，$P < 0.001$），两种评分预测效果无差异。但在手术患者（0.85 vs. 0.72，$P < 0.001$）和非手术化疗患者（0.68 vs. 0.55，$P < 0.001$）中，Caprini 评分和 Khorana 评分分别表现更优。

另有其他学者评价了 Caprini 评分在大肠癌 [30]、肺癌 [31-33] 等肿瘤患者 VTE 预测中的有效性。此外，也有一些研究评估了 Caprini 评分预测肿瘤患者外周中心静脉导管（PICC）相关性血栓发生风险的准确性 [34-35]。

董煜廷等[36]对Caprini评分临床应用的局限性进行了系统阐述，提出Caprini评分是目前认可率、使用率较高的一种静脉血栓评分工具，但其危险等级划分、危险因素选择、预防措施有待进一步修订。关于肿瘤患者，Caprini评分仅有“恶性肿瘤”一项危险因素，而不同肿瘤患者的DVT发生风险不同，无法进一步分级，来更加精确地预测肿瘤患者的DVT发生风险。

Caprini评分在国外同样得到了广泛应用。美国学者Frankel等[37]开展了一项回顾性病例对照研究，从3 719例接受机器人辅助的前列腺根治性切除术患者中选取了52例发生DVT（出院90天内）和97例未发生DVT的前列腺癌患者，两组患者通过淋巴结清扫术和手术的外科医生进行匹配，采用logistic回归模型和ROC曲线分析Caprini评分的预测效果，发现Caprini评分和手术时间能够独立预测DVT发生风险（P=0.005和P=0.044）。Caprini评分的AUC值为0.64（P=0.004），截点值为6分时的灵敏度和特异度分别为61.5%和59.8%。美国学者Sterbling等[38]在波士顿医疗中心实施了一项干预性研究，对2014年7月以后进行肺癌和食管癌切除术的64例患者行Caprini评分，并根据评分分级采取推荐的DVT预防措施（干预组），对2014年7月及之前的302例患者给予常规预防措施（对照组），发现干预组的DVT发生率低于对照组（7.3% vs. 3.1%，P=0.28）。美国学者Stroud等[39]在1 123例妇科肿瘤并接受手术的患者中验证Caprini评分的有效性，发现Caprini评分准确地将全部37例DVT患者划分为极高危组。约旦学者Abdel-Razeq等[40]认为Caprini评分可以加强对肿瘤患者DVT的风险评估和预防实施，该研究纳入了606例住院治疗的肿瘤患者，根据Caprini评分将患者分为低危（≤2分）、中危（3～4分）、高危（≥5分）3级，不同级别的DVT发生率分别为0.0、3.4%和4.2%，不同级别预防措施（包括药物预防和物理预防措施）的使用率分别为25.9%、53.3%和62.2%。级别越高的患者，预防措施使用率越高（$P<0.05$）。俄罗斯学者Lobastov等[41]纳入80例结直肠癌术后的患者，使用Caprini评分和血栓动力学测试（thrombodynamic testing，TD）预测患者的DVT发生风险，Caprini评分和TD中两个指标：血凝块初始生长速度（initial velocity of clot growth，Vin）、血凝块大小（clot size，CS）的AUC值分别为0.839±0.045（$P<0.001$）、0.697±0.063（$P<0.001$）和0.790±0.059（$P<0.001$）。Caprini评分的截点值取11分时的灵敏度和特异度分别为76.2%和74.6%。该研究还探索了Caprini评分与多个TD指标联合预测DVT的准确性，Caprini评分与全部4个TD指标联合使用时，AUC值最高（0.924±0.029），截点值为12分，灵敏度和特异度分别为85.7%和81.4%。韩国学者Kim等[42]回顾性纳入了1 966例腹膜肿瘤并接受手术的患者，这些患者的Caprini评分为7.5±0.7分，98.4%的患者被评估为高危。这些患者的DVT发生率约为0.4%（8/1 966），DVT患者的Caprini评分为8.8±1.9分。Caprini评分为5～9分、>10分两组患者的DVT发生率分别为0.3%～0.5%和1.12%。Kim等还发现Caprini评分的分级规则需要基于韩国人群的DVT实际发生率进行调整。

二、Wells 评分

该工具由 Wells 等 [5] 于 1995 年提出并验证，包括 7 个主要危险因素和 5 个次要危险因素，将疑似 DVT 患者发生 DVT 的可能性分为低、中、高 3 个级别。工具开发者希望通过风险评估和超声检查方法简化 DVT 诊断过程，并提高诊断准确性。2003 年 Wells 等 [4] 将此评分法修改为 10 个条目，其中前 9 条均为 1 分，最后一条为阴性条目记为 –2 分；同时将 DVT 临床可能性改分为两类，即不太可能（总评分 ＜ 2 分）和很有可能（总评分 ≥ 2 分）；并验证其是否可有效预防 DVT 发生的风险。Wells 评分中包含 5 个 DVT 相关症状因素（沿静脉行走的局限性压痛、双下肢肿胀、单侧肿胀小腿周径大于无症状小腿 3cm、凹陷性水肿和浅静脉侧支循环且非静脉曲张），因此可用于 DVT 的症状预警。Wells 评分的形成与修改，均基于门诊患者，目前已广泛应用到所有住院患者中，在中国、德国、瑞士、澳大利亚等国家中使用。该工具包括的条目“肿瘤”（1 分）、“近期卧床大于 3 天或 4 周内大手术”（1 分）、“全下肢水肿”（1 分）、“凹陷性水肿”（1 分）同样体现了对肿瘤患者的适用性。

目前，在我国 Wells 评分已经被应用于恶性肿瘤患者的 DVT 和 PE 的风险评估中。谷秉红等 [43] 对 477 例住院恶性肿瘤患者进行 Wells 评分和 D- 二聚体水平测定，并进一步对 Wells 评分 ≥ 1 分且 D- 二聚体水平升高的患者进行双下肢彩色多普勒检查，从而发现 44 例 DVT 患者（9.22%），并通过 logistic 回归发现两个 DVT 风险因素（卧床＞ 3 天和有吸烟史）。曹春风等 [44] 对 195 例髋关节，膝关节术后疑似 DVT 的患者进行研究，发现 Wells 评分联合 D- 二聚体水平排除 DVT 诊断的灵敏度、特异度、阳性预测值和阴性预测值分别为 97.0%、88.9%、65.3% 和 99.3%，具有较高的临床诊断价值。林雪烽等 [45] 选取 97 例消化道肿瘤手术患者（9 例发生 DVT）和 30 例健康体检者作为对照组，通过多因素 logistic 回归发现，Wells 评分 ＞ 1 分与 DVT 发生风险呈正相关（OR=3.37，95%CI 为 1.53 ～ 6.19）。该研究还发现术后 1 天的 D- 二聚体水平具有较高的预测价值，其 AUC 值为 0.925，截点值取 4.23 时的灵敏度、特异度分别为 87.5% 和 86.6%。林茂煌等 [46-47] 开展了两项研究，分别评估了 Wells 评分和（或）D- 二聚体水平预测恶性肿瘤患者 PE 发生风险的准确性，112 例患者（59 例发生 PE）用于评估 Wells 评分，其 AUC 值为 0.746（95%CI 为 0.656 ～ 0.836），截点值取 4 分时的灵敏度、特异度为 62.71% 和 71.70%。联合指标 D- 二聚体水平后，灵敏度提高至 100%，特异度降低至 24.53%。134 例疑似 PE 患者（60 例为恶性肿瘤）用于比较 D- 二聚体水平不同截点值的预测效能，发现取 500 μg/L 时，灵敏度和特异度分别为 100% 和 7.9%；提高至 800 μg/L 时，灵敏度和特异度分别为 100% 和 31.6%。

国外多项研究应用 Wells 评分评估肿瘤患者的 DVT 和 PE 发生风险。塞尔维亚学者 Maksimović 等 [48] 对 31 例卵巢癌术后接受抗凝药物预防的患者进行研究，评价 Wells 评分和 D- 二聚体水平对 DVT 的预测效能，Wells 评分和 D- 二聚体水平的灵敏度、特异度、阳性预测值和阴性预测值分别为 66.7%、36.4%、30.0%、72.7%

和 100%、18.2%、33.3%、100%。但美国一项大样本的 meta 分析和荷兰一项纳入 6 项前瞻性研究（共 938 例肿瘤患者）表明，在肿瘤患者中联合应用 Wells 评分（低危）和 D- 二聚体（阴性）排除 DVT 诊断的方法是不够安全的，其划分失败率达到 2.2%（95%CI 为 0.5% ～ 8.6%）和 2.4%（95% CI 为 0.3% ～ 1.5%）；而对于具有“既往 DVT 史”肿瘤患者，采用上述方法是安全的 [49]。美国学者 Tannus 等 [50] 回顾性纳入 208 例门诊治疗的肿瘤患者，PE 发生率为 5.7%，Wells 评分＞ 4 分的患者 PE 发生率更高（16.3% vs. 2.2%，$P < 0.001$），Wells 评分的灵敏度、特异度和 AUC 值分别为 66.7%、92.9% 和 0.868。约旦学者 Mansour 等 [51] 对 778 例住院肿瘤患者进行研究，发现 Wells 评分为低危、中危和高危 3 组患者的 PE 发生率分别为 10.2%、16.1% 和 62.5%，等级越高，PE 发生率越高（$P < 0.001$）。巴基斯坦学者 Karamat 等 [52] 对 177 例肿瘤患者进行分析，发现 Wells 评分和 D- 二聚体水平预测 PE 的灵敏度分别为 97.0% 和 95.5%，特异度分别为 21.4% 和 28.2%。

三、Autar 评分

该工具由 Autar [7] 在 1996 年提出，并明确指出是护士使用的预测工具。它最初针对骨科患者，在广泛回顾文献的基础上形成，评估内容包括患者活动能力、外伤风险、手术风险高危因素等 7 个模块，每个模块中的条目分别赋予 1 ～ 7 分，根据总分，结果分为无风险（0 ~ 6 分）、低风险（7 ~ 10 分）、中风险（11 ~ 14 分）、高风险（＞ 15 分）。2003 年，Autar [6] 在新证据的基础上，对原有量表进行修改并扩大样本量进行验证，结果分为低风险（≤ 10 分）、中风险（11 ～ 14 分）、高风险（≥ 15 分），并对每一风险级别增加预防建议。目前该工具已在德国、荷兰、土耳其等国家使用，但其在中国的汉化过程并不清晰。该评分精简清晰，临床护士更易接受，同时能够体现肿瘤患者的高危因素，高龄、活动受限、手术时间长、合并基础疾病的肿瘤患者，均可通过该工具筛选为较高 DVT 风险人群，为临床医护提供预防证据。

国内较多护理研究者应用 Autar 评分评估肿瘤患者的 DVT 发生风险。陈晓洁等 [53] 使用 Autar 评分评估乳腺癌术后患者发生 DVT 的风险，并针对不同风险级别的患者实施不同的护理措施，显著降低了 DVT 的发生率。Autar 评分在妇科肿瘤研究中应用较为广泛 [54]。詹爱丁等 [55] 和魏国兰等 [56] 研究发现，应用 Autar 评分指导妇科肿瘤患者 DVT 预防干预，能够降低患者的 DVT 发生率。李家秀等 [57] 纳入 553 例接受宫颈癌根治术的患者，采用 logistic 回归自行构建了一种下肢深静脉血栓评分（LEDVT 评分），并与 Autar 评分的预测效果进行比较，该评分的 AUC 值为 0.841（95%CI 为 0.789 ～ 0.893），截点值为 0.180 时的灵敏度、特异度分别为 62.7% 和 88.0%；Autar 评分的 AUC 值为 0.759（95%CI 为 0.687 ～ 0.832），截点值为 11.5 分时的灵敏度、特异度分别为 62.7% 和 77.1%。两评分的预测效能均为中等，LEDVT 评分可能略优于 Autar 评分。此外，部分研究比较了 Autar 评分与

Caprini 评分等多种评分工具预测肿瘤患者导管相关性血栓的准确性。关晨阳等[58]的研究发现，Caprini 评分的准确性（AUC = 0.600，95% CI 为 0.536 ~ 0.664）显著优于 Autar 评分（AUC = 0.563，95% CI 为 0.497 ~ 0.629）。李钱玲等[59]的研究也发现，Caprini 评分的其他指标（灵敏度为 0.661，特异度为 0.724，AUC = 0.724）同样优于 Autar 评分（灵敏度为 0.624，特异度为 0.555，AUC = 0.632）。

国外护理研究者主要将 Autar 评分用于骨科手术患者的 DVT 风险评估，在肿瘤患者中应用的研究较少。土耳其学者 Büyükyılmaz 等[60]对 102 例骨科大手术患者（其中 8 例患者切除肿瘤）进行研究，所有患者的 Autar 评分为 12.77 ± 5.66 分，整体处于中等风险水平。根据 logistic 回归分析结果，Autar 评分包含的各个因素中，年龄、肥胖、制动和急慢性疾病与 DVT 风险增加有关（$P < 0.05$）。尽管 Autar 评分应用方便，有利于护士在临床推广；但也有学者提出不同观点，认为该工具 / 量表效度很好，但是信度一般[61]。

四、Rogers 评分

Rogers 评分由美国 Rogers 等[11]学者于 2007 年发展得到，原始研究共收集了 183 609 名血管手术、普外科、胸科手术患者的数据，采用多元 logistic 回归分析 DVT 相关风险因素，其中 90 223 例数据用于建立评估模型和评分工具，90 136 例数据用于验证工具的有效性。Rogers 评分在模型发展队列和模型验证队列的 AUC 值分别为 0.856($P < 0.001$) 和 0.863($P < 0.001$)。Rogers 评分包括手术类型、性别、美国麻醉医师协会（ASA）分级、术前实验室指标、手术切口分类、术前输血情况、围术期化疗史、恶性肿瘤转移情况等肿瘤及手术相关因素共 28 个变量，根据相对风险赋予 0 ~ 9 分，依据总分分为低危（< 7 分，发生率 0.1%）、中危（7 ~ 10 分，发生率 0.5%）、高危（> 10 分，发生率 1.5%）共 3 个等级。

Rogers 评分被美国胸科医生协会推荐为非骨科手术患者 DVT 风险评估工具之一，而《胸部恶性肿瘤围术期静脉血栓栓塞症预防中国专家共识（2018 版）》认为将 Rogers 评分单独用于胸外科手术患者可能不太合适，联合使用 Caprini 评分和 Rogers 评分，能够提高预测准确性[62-63]。Rogers 评分的可推广性仍需要更多前瞻性研究进行验证。Rogers 评分直接用于评估肿瘤患者的国内外研究仍比较少。郭海等[64]对 152 例胸外科肺癌围术期患者进行研究，比较 Rogers 评分和 Caprini 评分预测 DVT 的准确性，发现 Rogers 评分低危组和中高危组、Caprini 评分高危组与极高危组间的 DVT 发生率均无显著差异（$P > 0.05$）。这表明尽管两种工具对预防 DVT 具有积极的指导意义，但两种工具对胸外科肺癌患者围术期 DVT 风险层级评估的有效性尚不确切，应探索建立符合我国肺癌人群特质的胸外科血栓风险评估体系。吴晶静等[65]对 118 例肺癌围术期患者进行研究，发现 Rogers 评分的灵敏度、阳性预测值、阴性预测值显著低于 Caprini 评分（$P < 0.05$），特异度高于 Caprini 评分（$P < 0.05$），AUC 值显著低于 Caprini 评分（0.586 vs. 0.776，$P < 0.01$）。Barber

等[66]对17 713例妇科肿瘤患者（1.8%发生DVT）的数据进行分析，根据Caprini评分，没有患者被划分为低危，中危、高危、极高危患者比例分别为0.1%、3.0%和96.9%，高危患者的DVT发生率反而高于极高危组（2.5% vs. 1.7%，P=0.40），这表明Caprini评分与DVT发生风险不相关。但如果将Caprini评分极高危（≥5分）的患者进一步分层时，Caprini评分又与DVT发生风险密切相关（R^2 = 0.93）。类似地，Rogers评分划分的低危、中危、高危患者比例分别为0.2%、36.9%和63.0%，对高危组进一步分层时，Rogers评分与DVT发生风险密切相关（R^2=0.99）。Heft等[67]对783例妇科手术后的患者进行分析，根据Caprini评分，低危、中危、高危患者占比分别为10%、61%和29%；根据Rogers评分，低危、中危、高危患者占比分别为3.1%、0.1%和96.8%。Caprini评分的分层结果可能更合适，但本研究仅有2例发生DVT事件，无法对两种工具的预测有效性进行评价和比较。

五、Padua评分

Padua评分由意大利学者Barbar等[12]于2010年设计开发。该评分由11个危险因素组成，其中活动性癌症、VTE病史、活动度下降、血栓形成倾向的病情赋分为3分，创伤手术（1个月内）赋分为2分，高龄（≥70岁）、心/肺衰竭、急性心肌梗死/卒中、急性感染/风湿性疾病、肥胖（BMI≥30 kg/m^2）、正在进行激素治疗赋分为1分。总分＞4分为DVT高危人群，总分≤4分为DVT低危人群。研究者对1 180名内科住院患者随访90天发现，高危患者占39.7%，低危患者占60.3%，评分高危且没有采取预防措施的人群中有11%发生DVT，而低危人群中仅有0.3%。该工具是基于内科患者研发，血栓事件发生率较低，但仍可作为基础的评估工具。

Padua评分是最常用于内科住院患者的风险评估工具之一，如呼吸内科等。该评分被*Prevention of VTE in Nonsurgical Patients Antithrombotic Therapy and Prevention of Thrombosis*，*9th ed*：*American College of Chest Physicians Evidence-based Liinical Practice Guidelines*（《美国胸科医师协会非手术患者抗栓治疗与血栓预防临床实践指南（第9版）》）[68]和《内科住院患者静脉血栓栓塞症预防中国专家建议（2015）》[69]推荐。Padua评分直接用于评估肿瘤患者的国内外研究仍比较少。以色列学者Saliba等[70]纳入253例内科住院患者（包括17例进展期肿瘤患者），根据Padua评分，187例患者评分＜4分（低危组），66例患者评分≥4分（高危组），两组患者间的血栓弹力图参数没有显著差异：时差（lag time，P=0.066）、内源性凝血酶电位（endogenous thrombin potential，P=0.266）、峰高（peak height，P=0.418）和达到顶峰的时间（time to peak，P=0.415）。Padua评分包含的风险因素中，仅“进展期肿瘤”与峰高（P=0.04）和“急性心梗和卒中”与时差（P=0.02）显著相关。Liang等[70]对134例宫颈癌患者进行研究，发现Padua评分与凝血指标（纤溶酶抑制剂-纤溶酶复合物和D-二聚体水平）呈显著的正相关关系（r=0.459和r=0.488），而静脉血栓阳性组的凝血指标水平显著升高（纤溶酶抑制剂 - 纤溶酶复合物、凝血酶 - 抗凝血酶复合物和 D- 二聚体）。门学千等 [71] 共纳入 252 例肿瘤内科住院患者，应用 Khorana 评分和 Padua 评分评估 DVT 发生风险（有 DVT 的 63 例为研究组，无 DVT 的 189 例为对照组），Khorana 评分为低、中风险的研究组和对照组有显著差异，而 Khorana 评分的高风险组和 Padua 评分的低、中、高风险组 4 个研究组和对照组均无显著差异。这说明 Khorana 评分能够预测低、中风险患者，Padua 评分的预测能力较差。张新娣等 [72] 选取 270 例住院化疗的肿瘤患者，比较 Padua 评分和 Autar 评分的预测效能，Padua 评分特异度高，Autar 评分灵敏度更高。Padua 评分和 Autar 评分 AUC 值分别为 0.56 和 0.50，Cronbach α 系数分别为 0.92 和 0.48。Chen 等 [73] 开展了一项住院患者的病例对照研究，以 189 例有 DVT（57 例肿瘤）的患者为病例组，201 例无 DVT（54 例肿瘤）的患者为对照组，比较 Padua 评分和 Caprini 评分。整体上，Padua 评分的灵敏度低于 Caprini 评分，特异度高于 Caprini 评分；单独分析肿瘤患者，两种工具的表现没有显著差异（AUC 为 0.78 vs. 0.79，$P > 0.05$）；单独分析非肿瘤患者，Caprini 评分更优（AUC 为 0.54 vs. 0.74，$P < 0.05$）。

六、其他应用较少的评分

1．RAPT 评分　RAPT 评分由美国学者 Greenfield 等 [8] 于 1997 年开发。该评分主要应用于创伤患者，为国内《创伤骨科患者深静脉血栓形成筛查与治疗的专家共识》所推荐 [74]。该工具包括病史、创伤程度、医源性损伤情况及年龄 4 部分，共 16 个因素，其中包括“是否患恶性肿瘤”一个肿瘤相关因素。RAPT 评分的每一部分可细分出多个具体的危险因素，并赋分 2 ~ 4 分。RAPT 评分在肿瘤人群中应用较少。

2．Kucher 评分　该评分由美国学者 Kucher 等 [10] 于 2005 年研发，能够为医生提供有关预防的电子预警。该评分包括 8 个加权风险因素：恶性肿瘤、既往 DVT 病史、血液高凝状态、中等手术、高龄、制动、肥胖、雌激素替代疗法或口服避孕药，分别赋予 1 ~ 3 分。当总分≥ 4 分时提示高危，由计算机发出电子信息，临床医生确认警示信息，然后暂停或者开始实施物理预防或药物预防。该评分适合临床应用，能够提高 DVT 风险评估和预防的依从性。一项研究表明，临床应用该评分可将 DVT 发生率从 8.2% 降至 4.9%，但仍有 20% 的低风险患者发生 DVT，表明该评分的灵敏度有待提高 [75]。Kucher 评分在肿瘤人群中的预测准确性有待进一步验证。

3．IMPROVE 评分　IMPROVE 评分由加拿大学者 Spyropoulos 等 [76] 于 2011 年开发。该研究共纳入了 15 156 例前瞻性和回顾性住院患者的数据，通过多元回归分析建立了 2 种评分模型，最终选择了其中一种，适用于住院患者。IMPROVE 评分共包括 7 个危险因素：DVT 病史、已知的血栓形成倾向、下肢瘫痪、恶性肿瘤、制动≥ 7 d、入住 ICU 或 CCU、年龄＞ 60 岁，每个危险因素赋值 1 ~ 3 分。总得分为 0 ~ 1 分的患者，有症状 DVT 的发生率≤ 1%；总得分≥ 2 分的患者，有症状 DVT 的发生率≥ 2%。有研究表明，IMPROVE 评分可识别出更多的 DVT 低风险患者，从而降低了 DVT 药物预防的使用率[77]。李呈芹等[78]选取接受腹部手术的 98 例患者（观察组 44 例，对照组 54 例），根据 IMPROVE 评分和 Caprini 评分评估患者术后血栓形成风险等级和出血风险。观察组采取 IMPROVE 评分和 Caprini 评分指导下的分级护理，对照组采取常规护理，术后随访 6 个月，发现观察组 DVT 发生率显著低于对照组（4.5% vs. 20.4%，P=0.022）。多元 logistic 回归发现，Caprini 评分与 DVT 发生率显著相关（P=0.002），而 IMPROVE 评分与 DVT 发生率相关性不显著（P=0.80）。

4．Qthrombosis 评分　Qthrombosis 评分由英国学者 Hippisley-Cox 等[14]于 2011 年开发。该评分基于一项前瞻性大样本队列研究，其建模队列纳入了 2 314 701 例住院患者（包括 14 756 例 DVT 患者），验证队列纳入了 1 240 602 例患者（包括 6 913 例 DVT 患者），采用 Cox 风险比例回归分析分别构建男性评分模型和女性评分模型（考虑 1 年 DVT 风险和 5 年 DVT 风险），并从区分度（R^2、D 统计量和 ROC 曲线下面积）和校准度（实际观测到的 DVT 发生风险 vs. 预测的 DVT 发生风险）两个维度评价模型的预测效能。最终的男性模型、女性模型均包括吸烟状况、病史（如是否患恶性肿瘤）和目前正在使用的药物（如抗精神类药物）3 个维度共 12 个影响因素。预测 1 年和 5 年 DVT 发生风险的模型的截点值均界定为前 0.5%、1%、5% 和 10%。在验证队列中，男性、女性 5 年 DVT 发生风险模型的 R^2、D 统计量和 ROC 曲线下面积分别为 32.78% 和 33.51%、1.43 和 1.45、0.75 和 0.75。根据校准图，男性、女性模型预测的 5 年 DVT 发生风险与实际发生风险十分接近。Qthrombosis 评分在肿瘤人群的有效性仍有待进一步验证。

5．Pannuci 评分　Pannuci 评分由美国学者 Pannuci 等[15]于 2012 年开发。Pannuci 评分的发展基于一项大样本前瞻性观察性队列研究，这项研究使用的数据来自美国外科医师学院国家外科手术质量改善计划（American College of Surgeons National Surgical Quality Improvement Program，ACS-NSQIP），其中建模队列纳入 173 501 例门诊手术患者，验证队列纳入 85 730 例患者，手术后 30 天内 DVT 的整体发生率大约为 0.15%。采用 logistic 回归分析构建评分模型，根据各独立危险因素的回归系数和 OR 值赋予权重分值，该评分模型最终包含年龄≥ 60 岁、男性、体重指数≥ 40 kg/m^2、癌症、DVT 家族史、DVT 既往史及败血症 / 全身炎症反应综合征共 7 个危险因素，分别赋予分值 1 ~ 5 分，依据总分划分为低危（0 ~ 2 分）、中危（3 ~ 5 分）、高危（6 ~ 8 分）、极高危（> 8 分）4 个等级。该评分模型在验证队列的 AUC 值为 0.70，预测效能中等。该评分模型适用于门诊手术后需要进一步治疗的患者，可在术前对患者进行评估和风险分级，从而预测患者术后 30 天内的 DVT 发生风险，但该评分模型尚未直接应用于肿瘤患者。

6．普适性 Nomogram 评分　普适性 Nomogram 评分[16]不同于上文介绍的肿瘤特异性 Nomogram 评分[79-80]，其纳入的患者中包含部分肿瘤患者。普适性

Nomogram 评分由美国学者 Shah 等[16]基于一项大样本队列研究（纳入 471 867 例腹部或胸部手术患者）在 2013 年开发，因此主要用于术后住院患者 30 天内和出院后的 DVT 风险评估。该研究采用 logistic 回归分别建立住院 30 天和出院后的模型，住院的模型选出 10 个危险因素，包括年龄、BMI、ASA 评分（麻醉风险评分）、术前输血、术前感染、肿瘤手术、急诊手术、手术类型（阑尾手术 / 胆囊手术 / 粘连松解术、探查术 / 分期手术 / 活检术、泌尿生殖系统手术 / 妇科手术、肝胆 / 胰腺手术、复杂疝手术、胃肠道手术、肺手术、脾手术、复杂手术）、多脏器切除术和非老年患者腔镜手术；出院后的模型选出 7 个高危因素，包括年龄、BMI、术前感染、肿瘤手术、手术类型、多脏器切除术和非老年患者腔镜手术。每个变量均根据列线图赋分，然后累加计算总分，最后得出患者的 DVT 发生概率。两个列线图评分的一致性指数分别为 0.77 和 0.67，准确性中等。

七、不同的风险评估工具的比较

目前已有多项研究对上述普适性工具（Caprini 评分、Wells 评分、Autar 评分、Padua 评分）以及经典特异性工具（Khorana 评分）在肿瘤人群的预测有效性进行比较，多数为国内研究和病例对照研究，其研究结论各有不同。

Wang 等[17]比较了 Caprini 评分、Autar 评分、Padua 评分和 Khorana 评分在 361 例实体肿瘤患者（230 例有 DVT，131 例无 DVT）的病例对照研究中预测 DVT 发生风险的有效性，4 种评分的 AUC 值分别为 0.631±0.030、0.686±0.028、0.654±0.029 和 0.599±0.032，Caprini 评分和 Padua 评分、Caprini 评分和 Khorana 评分、Autar 评分和 Padua 评分 3 组之间的 AUC 值差异显著（$P < 0.05$）。4 种评分均有其优点和局限性，Khorana 评分灵敏度最高（80.9%），Caprini 评分特异度最高（86.3%），Autar 评分约登指数最大（29.6%）。该研究提出，调整 BMI 的截点值或者联合使用上述评分可能会改善预测准确性。Wang 等[81]采用病例对照研究，纳入 212 例妇科肿瘤患者（有无 DVT 各 106 例），比较 Caprini 评分、Wells 评分和 Khorana 评分的预测有效性，3 种评分的 AUC 值分别为 0.567±0.039，0.995±0.002 和 0.642±0.038，Wells 评分能够更准确地划分高危和低危患者，临床医护人员也可以考虑联合使用 Wells 评分和 Caprini 评分。覃芹丹等[82]选取了 141 例有 DVT 和 282 例无 DVT 的住院肿瘤患者比较 Caprini 评分、Padua 评分和 Khorana 评分的预测效果，3 种评分的 AUC 值分别为 0.789、0.660 和 0.536，Caprini 评分的预测准确性显著优于 Padua 评分和 Khorana 评分（$P < 0.05$）。佟彤等[83]选取了 31 例发生 DVT 和 62 例未发生 DVT 的妇科肿瘤患者，在术前和术后分别比较 4 种评分的预测效果（Caprini 评分、Wells 评分、Padua 评分和 Autar 评分），术前 4 种评分的 AUC 值分别为 0.686、0.500、0.758 和 0.721，术后分别为 0.788、0.839、0.690 和 0.721，术前、术后可以选择或者搭配不同的评分来对妇科肿瘤患者进行 DVT 风险分级。代俊利等[84]选取有无 DVT 的住院肿瘤患者各 150 例，比较 Padua 评分、Caprini 评

分、Wells 评分和 Autar 评分的预测效果，Padua 评分、Caprini 评分和 Wells 评分低危组和高危组的 DVT 发生率有差异显著，而 Autar 评分的两组差异不显著。Padua 评分、Caprini 评分和 Wells 评分的 AUC 值分别为 0.867、0.714 和 0.631，3 种评分的两两比较均差异显著（$P < 0.05$），Padua 评分预测价值最高。

普适性血栓风险评估工具的介绍见表 5-2。

表5-2 普适性血栓风险评估工具的介绍

工具名称	发展年份	开发者	指标数量	分层方法	优选适用范围	指南推荐
Caprini 评分	1991	Caprini（美国）	40	0 ~ 1 分：低危 2 分：中危 3 ~ 4 分：高危 ≥ 5 分：极高危	非骨科手术患者、肿瘤患者	《美国胸科医师协会非骨科手术患者抗栓治疗与血栓预防临床实践指南（第 9 版）》《肿瘤相关静脉血栓栓塞症预防与治疗中国专家指南（2015 版）》
Wells 评分	1995	Wells（加拿大）	10	＜ 2 分：不太可能 ≥ 2 分：很有可能	门诊患者	《深静脉血栓形成的诊断和治疗指南（第三版）》
Autar 评分	1996	Autar（英国）	7	≤ 10 分：低风险 11 ~ 14 分：中风险 ≥ 15 分：高风险	骨科患者	无
Rogers 评分	2007	Rogers（美国）	28	＜ 7 分：低危 7 ~ 10 分：中危 ＞ 10 分：高危	非骨科手术患者、肿瘤患者	《美国胸科医师协会非骨科手术患者抗栓治疗与血栓预防临床实践指南（第 9 版）》《胸部恶性肿瘤围术期静脉血栓栓塞症预防中国专家共识（2018 版）》
Padua 评分	2010	Barbar（意大利）	11	0 ~ 4 分：低危 ＞ 4 分：高危	内科住院患者	《美国胸科医师协会非手术患者抗栓治疗与血栓预防临床实践指南（第 9 版）》《内科住院患者静脉血栓栓塞症预防中国专家建议（2015）》
RAPT 评分	1997	Greenfield（美国）	16	0 ~ 4 分：低危 5 ~ 14 分：中危 ＞ 14 分：高危	创伤患者	《创伤骨科患者深静脉血栓形成筛查与治疗的专家共识》
Kucher 评分	2005	Kucher（美国）	8	＜ 4 分：低危 ≥ 4 分：高危	住院患者	无

续表

工具名称	发展年份	开发者	指标数量	分层方法	优选适用范围	指南推荐
IMPROVE 评分	2011	Spyropoulos（加拿大）	7	0 ~ 1 分：低危 ≥ 2 分：高危	住院患者	无
Qthrombosis 评分	2011	Hippisley-Cox（英国）	12	前 0.5%、1%、5% 和 10% 分别为不同程度的高风险	住院患者	无
Pannuci 评分	2012	Pannuci（美国）	7	0 ~ 2 分：低危 3 ~ 5 分：中危 5 ~ 8 分：高危 > 8 分：极高危	门诊术后需住院治疗的患者	无
普适性 Nomogram 评分	2013	Shah（美国）	10（住院模型）	无	术后住院患者	无
			7（出院模型）	无	术后出院患者	无

（北京大学　路　潜　靳　帅）

参考文献

[1] Caprini JA. Risk assessment as a guide to thrombosis prophylaxis [J]. Curr Opin Pulm Med, 2010, 16 (5): 448-452.

[2] Caprini JA. Thrombosis Risk Assessment as a Guide to Quality Patient Care [J]. Dis-Mon, 2005, 51 (2-3): 70-78.

[3] Caprini JA, Arcelus JI, Hasty JH, et al. Clinical assessment of venous thromboembolic risk in surgical patients [J]. Semin Thromb Hemost, 1991, 17 (Suppl 3): 304-312.

[4] Wells PS, Anderson DR, Rodger M, et al. Evaluation of D-dimer in the diagnosis of suspected deep-vein thrombosis [J]. N Engl J Med, 2003, 349 (13): 1227-1235.

[5] Wells P, Hirsh J, Anderson D, et al. Accuracy of clinical assessment of deep-vein thrombosis [J]. The Lancet, 1995, 345 (8961): 1326-1330.

[6] Autar R. The management of deep vein thrombosis: The Autar DVT risk assessment scale revisited [J]. Journal of Orthopaedic Nursing, 2003, 7 (3): 114-124.

[7] AUTAR R. Nursing assessment of clients at risk of deep vein thrombosis (DVT): the Autar DVT scale [J]. J Adv Nurs, 1996, 23 (4): 763-770.

[8] Greenfield LJ, Proctor MC, Rodriguez JL, et al. Posttrauma thromboembolism prophylaxis [J]. J Trauma, 1997, 42 (1): 100-103.

[9] Hegsted D, Gritsiouk Y, Schlesinger P, et al. Utility of the risk assessment profile for risk stratification of venous thrombotic events for trauma patients [J]. Am J Surg, 2013, 205 (5): 517-520.

[10] Kucher N, Koo S, Quiroz R, et al. Electronic alerts to prevent venous thromboembolism among hospitalized patients [J]. N Engl J Med, 2005, 352 (10): 969-977.

[11] Johnson RG，Arozullah AM，Neumayer L，et al．Multivariable predictors of postoperative respiratory failure after general and vascular surgery：results from the patient safety in surgery study [J]．J Am Coll Surg，2007，204（6）：1188-1198．
[12] Barbar S，Noventa F，Rossetto V，et al．A risk assessment model for the identification of hospitalized medical patients at risk for venous thromboembolism：the Padua Prediction Score [J]．JTH HLM，2010，8（11）：2450-2457．
[13] Spyropoulos ACMDF，Anderson FAP，Fitzgerald GP，et al．Predictive and Associative Models to Identify Hospitalized Medical Patients at Risk for VTE [J]．Chest，2011，140（3）：706-714．
[14] Hippisley-Cox J，Coupland C．Development and validation of risk prediction algorithm（QThrombosis）to estimate future risk of venous thromboembolism：prospective cohort study [J]．BMJ，2011，343：d4656-d4667．
[15] Pannucci CJ，Shanks A，Moote MJ，et al．Identifying patients at high risk for venous thromboembolism requiring treatment after outpatient surgery [J]．Annals of Surgery，2012，255（6）：1-19．
[16] Shah DR，Wang H，Bold RJ，et al．Nomograms to predict risk of in-hospital and post-discharge venous thromboembolism after abdominal and thoracic surgery：an American College of Surgeons National Surgical Quality Improvement Program analysis [J]．J Surg Res，2013，183（1）：462-471．
[17] Wang MM，Qin XJ，He XX，et al．Comparison and screening of different risk assessment models for deep vein thrombosis in patients with solid tumors [J]．J Thromb Thrombolysis，2019，48（2）：292-298．
[18] 王鑫丹，黄静，赵冰冰，等．不同风险评估模型对妇科恶性肿瘤相关深静脉血栓形成的预测价值比较 [J]．现代妇产科进展，2018，5（06）：409-413．
[19] Arcelus JI，Candocia S，Traverso CI，et al．Venous thromboembolism prophylaxis and risk assessment in medical patients [J]．Semin Thromb Hemost，1991，17（Suppl 3）：313-318．
[20] 刘晓涵．住院患者静脉血栓栓塞症风险评估工具的应用研究 [D]．上海：第二军医大学，2015．
[21] 中国临床肿瘤学会肿瘤与血栓专家共识委员会．肿瘤相关静脉血栓栓塞症的预防与治疗中国专家指南（2015 版）[J]．中国肿瘤临床，2015，42（020）：979-991．
[22] 刘双双．不同版本 Caprini 静脉血栓风险评估模型在妇科手术患者中的应用价值 [D]．兰州：兰州大学．2016．
[23] Pannucci CJ，Barta RJ，Portschy PR，et al．Assessment of postoperative venous thromboembolism risk in plastic surgery patients using the 2005 and 2010 Caprini Risk score [J]．Plast Reconstr Surg，2012，130（2）：343-353．
[24] 娄英华，沈怡．Caprini 血栓风险评估模型预测妇科恶性肿瘤手术患者 DVT 风险的有效性研究 [J]．东南大学学报（医学版），2017，36（03）：333-337．
[25] 代玲玉，赵红乐，赵广芳，等．Caprini 评分联合 D- 二聚体诊断妇科恶性肿瘤深静脉血栓形成的价值 [J]．中国医药导报，2020，17（02）：85-88．
[26] 王首骏，王帅兵，王彤，等．乳腺癌术后发生下肢深静脉血栓的危险因素及血栓风险评估 [J]．中国肿瘤临床，2017，44（23）：1199-1203．
[27] 刘柱．Caprini 评估表指导胃肠道恶性肿瘤患者围术期干预静脉血栓形成的研究 [D]．昆明：云南中医学院，2018．
[28] 杜慧姣．肿瘤患者静脉血栓栓塞症风险评估工具的应用研究 [D]．石家庄：河北医科大学，2018．

[29] 邝允勋，李佳玉，何海龙，等. Caprini 风险评估模型预测恶性肿瘤住院患者深静脉血栓形成的确证性研究 [J]. 中国肿瘤临床，2019，46（13）：682-685.

[30] 李巧莲. 基于 Caprini 评估模型对大肠癌术后患者静脉血栓栓塞危险因素的分析 [D]. 唐山：华北理工大学，2019.

[31] 李静，徐敏. Caprini 血栓风险评估在肺癌术后患者中的应用价值 [J]. 中国实用护理杂志，2018，34（35）：2753-2758.

[32] 徐洁，徐治波. 肺癌患者伴发静脉血栓栓塞症的风险预警及危险因素分析 [J]. 中国医学前沿杂志（电子版），2019，11（02）：105-108.

[33] 周建西，代俊利，宋冀. Caprini 血栓风险评估模型预测肺癌患者深静脉血栓形成风险的有效性研究 [J]. 大连医科大学学报，2020，42（01）：21-26.

[34] 李钱玲，唐玮，李冬雪，等. Caprini 风险评估模型评估肿瘤患者 PICC 相关静脉血栓的有效性研究 [J]. 重庆医科大学学报，2019，44（07）：959-964.

[35] 李钱玲，唐玮，李源，等. Caprini 风险评估模型评估肿瘤患者 PICC 相关静脉血栓诊断界值及危险因素的分析 [J]. 全科护理，2019，17（27）：3345-3348.

[36] 董煜廷，徐建萍. Caprini 血栓评估表临床使用局限性分析 [J]. 护理学杂志，2020，35（04）：104-107.

[37] Frankel J，Belanger M，Tortora J，et al. Caprini score and surgical times linked to the risk for venous thromboembolism after robotic-assisted radical prostatectomy [J]. Turk J Urol，2020，46（2）：108-114.

[38] Sterbling HM，Rosen AK，Hachey KJ，et al. Caprini risk model decreases venous thromboembolism rates in thoracic surgery cancer patients [J]. Ann Thorac Surg，2018，105（3）：879-885.

[39] Stroud W，Whitworth JM，Miklic M，et al. Validation of a venous thromboembolism risk assessment model in gynecologic oncology [J]. Gynecol Oncol，2014，134（1）：160-163.

[40] Abdel-Razeq HN，Hijjawi SB，Jallad SG，et al. Venous thromboembolism risk stratification in medically-ill hospitalized cancer patients. A comprehensive cancer center experience [J]. J Thromb Thrombolysis，2010，30（3）：286-293.

[41] Lobastov K，Dementieva G，Soshitova N，et al. Utilization of the Caprini score in conjunction with thrombodynamic testing reduces the number of unpredicted postoperative venous thromboembolism events in patients with colorectal cancer [J] .J Vasl Surg-Venous L，2020，8(1)：31-41.

[42] Kim MH，Jun KW，Hwang JK，et al. Venous thromboembolism following abdominal cancer surgery in the korean population：incidence and validation of a risk assessment model [J]. Ann Surg Oncol，2019，26（12）：4037-4044.

[43] 谷秉红，杨萍. 住院恶性肿瘤患者下肢深静脉血栓发生风险预测及相关因素分析 [J]. 护理管理杂志，2013，05)：370-372.

[44] 曹春风 邱，王群波，李波，卢旻鹏，屈一鸣. Wells 评分联合 D- 二聚体排除下肢深静脉血栓形成的应用价值研究 [J]. 中国全科医学，2016，19（21）：2581-2584.

[45] 林雪烽，居旻杰. D- 二聚体对消化道肿瘤患者术后深静脉血栓形成的预测价值 [J]. 中国现代医生，2020，58（14）：27-30，193.

[46] 林茂煌，张伟林，张盛斌，等. Wells 评分对恶性肿瘤患者的肺栓塞诊断价值 [J]. 中华临床医师杂志（电子版），2016，10（06）：895-897.

[47] 林茂煌，张伟林，张盛斌，等. 调整 D- 二聚体截值在恶性肿瘤患者肺栓塞诊断中的价值 [J]. 临床肺科杂志，2016，21（08）：1472-1475.

[48] Maksimović M，Maksimović M，Gojnić M，et al．Surgical treatment of ovarian cancer and early detection of venous thromboembolism [J]．Eur J Gynaecol Oncol，2011，32（4）：415-418．

[49] Geersing GJ，Zuithoff NP，Kearon C，et al．Exclusion of deep vein thrombosis using the Wells rule in clinically important subgroups：individual patient data meta-analysis [J]．BMJ，2014，348：g1340-g1352．

[50] Tannous P，Mukadam Z，Kammari C，et al．Yield of computed tomography pulmonary angiogram in the emergency department in cancer patients suspected to have pulmonary embolism [J]．Hematology/Oncology and Stem Cell Therapy，2016，9（4）：131-136．

[51] Mansour A，Ismael Y，Abunasser M，et al．The application of clinical variables and models to predict pulmonary embolism in cancer patients：a comprehensive single cancer center experience [J]．Patient Preffer Adher，2013，7：1111-1116．

[52] Karamat A，Awan S，Hussain M G，et al．Usefulness of clinical prediction rules，d-dimer，and arterial blood gas analysis to predict pulmonary embolism in cancer patients [J]．Oman Med J，2017，32（2）：148-153．

[53] 陈晓洁，汪永坚，俞菁菁，等．Autar 量表在预防乳腺癌术后并发下肢深静脉血栓形成应用的效果观察 [J]．护理研究，2016，30（019）：2414-2415．

[54] 戴诚，王东红．妇科手术后发生静脉血栓风险评估工具的研究进展 [J]．中国医药导报，2016，13（33）：60-63．

[55] 詹爱丁，蒋国洪．改良 Autar 量表在妇科肿瘤术后深静脉血栓预防中的应用 [J]．全科护理，2017，15（25）：3142-3143．

[56] 魏国兰．Autar 评估表在妇科恶性肿瘤患者术后深静脉血栓预防中的应用 [J]．中外女性健康研究，2018，12（13）：81-82．

[57] 李家秀，王东红，张振东，等．宫颈癌根治术后并发 LEDVT 危险因素分析及其 RAM 构建．贵州：[出版者不详]，2019．

[58] 关晨阳．肿瘤患者 PICC 导管相关性血栓危险因素及血栓与凝血指标变化关系的研究 [D]．南宁：广西医科大学，2017．

[59] 李钱玲，甘秀妮，李源，等．Autar 量表与 Caprini 评估模型对肿瘤患者 PICC 相关静脉血栓形成预测效果的对比研究 [J]．护理学报，2019，26（22）：1-5．

[60] Buyukyilmaz F，Sendir M，Autar R，et al．Risk level analysis for deep vein thrombosis（DVT）：a study of Turkish patients undergoing major orthopedic surgery [J]．J Vasc Nurs，2015，33（3）：100-105．

[61] Müller G，Fritz E，Them C．Translation of the "Autar Deep Vein Thrombosis Scale" to assess the risk of thrombosis [J]．Pflege Zeitschrift，2008，61（2）：94-99．

[62] Gharaibeh L，Albsoul-Younes A，et al．Evaluation of VTE prophylaxis in an educational hospital：comparison between the institutional guideline（Caprini 2006）and the ACCP guideline（ninth edition）[J]．Clin Appl Thromb Hemost，2016，22（7）：627-632．

[63] 李莉红，李辉．《胸部恶性肿瘤围术期静脉血栓栓塞症预防中国专家共识（2018 版）》解读之高危患者筛查篇 [J]．中国肺癌杂志，2019，22（12）：747-751．

[64] 郭海，方强，黄建鸣，等．Caprini 和 Rogers 血栓风险评估模型在胸外科肺癌患者围术期应用的验证研究 [J]．肿瘤预防与治疗，2019，32（08）：660-667．

[65] 吴晶静，郭旗，张学军．Caprini 和 Rogers 血栓风险评估模型筛查肺癌患者围术期静脉血栓栓塞症的效果 [J]．河北医药，2019，41（18）：2740-2743，2748．

[66] Barber EL，Clarke-Pearson DL．The limited utility of currently available venous

thromboembolism risk assessment tools in gynecological oncology patients [J]. Am J Obstet Gynecol，2016，215（4）：e1-e9.

[67] Heft J，Goulder A，Schneiter M，et al. Venous thromboembolism prediction in postoperative urogynecology patients：the utility of risk assessment tools [J]. Female Pelvic Med Reconstr Surg，2020，26（8）：e27-e32.

[68] Kahn SR，Lim W，Dunn AS，et al. Prevention of VTE in nonsurgical patients：antithrombotic therapy and prevention of thrombosis，9th ed：American College of Chest Physicians evidence-based clinical practice guidelines [J]. Chest，2012，141（2 Suppl）：e195S-e226S.

[69]《内科住院患者静脉血栓栓塞症预防中国专家建议》写作组. 内科住院患者静脉血栓栓塞症预防中国专家建议（2015）[J]. 中华老年医学杂志，2015，34（04）：345-352.

[70] Saliba W，Zahalka W，Goldstein L，et al. Padua prediction score and thrombin generation in hospitalized medical patients [J]. Thromb Res，2014，134（4）：803-806.

[71] 门学千，李贺明，董茜，等. 肿瘤内科住院患者静脉血栓危险因素分析及现有风险评估模型预测价值研究 [J]. 中国实用内科杂志，2019，39（08）：694-697.

[72] 张新娣，龚萍，刘建红. 比较 Autar 和 Padua 两种风险模型在预测癌症患者静脉血栓栓塞症的评估效果 [J]. 中国肿瘤外科杂志，2018，10（04）：237-240.

[73] Chen X，Pan L，Deng H，et al. Risk assessment in Chinese hospitalized patients comparing the Padua and Caprini scoring algorithms [J]. Clin Appl Thromb Hemost，2018，24（9 suppl）：35S-127S.

[74] 中华医学会骨科学分会创伤骨科学组. 创伤骨科患者深静脉血栓形成筛查与治疗的专家共识 [J]. 中华创伤骨科杂志，2013，15（12）：1013-1017.

[75] Kumar HR，Vavra AK，Kibbe MR. The utility of venous thromboembolism risk assessment models in general and vascular surgery [J]. J Vasl Surg-Venous L，2014，2（3）：335-341.

[76] Spyropoulos ACMDF，Anderson FAP，Fitzgerald GP，et al. Predictive and associative models to identify hospitalized medical patients at risk for VTE [J]. Chest，2011，140（3）：706-714.

[77] Rafizadeh R，Turgeon RD，Batterink J，et al. Characterization of venous thromboembolism risk in medical inpatients using different clinical risk assessment models [J]. Can J Hosp Pharm，2016，69（6）：454-459.

[78] 李呈芹，王建国，孙岩，等. 基于 Caprini 和 IMPROVE 评分的分级护理预防腹部手术后深静脉血栓形成的临床观察 [J]. 中国中西医结合外科杂志，2020，26（01）：136-141.

[79] Pabinger I，Van Es N，Heinze G，et al. A clinical prediction model for cancer-associated venous thromboembolism：a development and validation study in two independent prospective cohorts [J]. Lancet Haematol，2018，5（7）：e289-e98.

[80] Rojas-Hernandez CM，Tang VK，Sanchez-Petitto G，et al. Development of a clinical prediction tool for cancer-associated venous thromboembolism（CAT）：the MD Anderson Cancer Center CAT model [J]. Support Care Cancer，2020，28（8）：3755-3761.

[81] Wang X，Huang J，Bingbing Z，et al. Risk factors，risk assessment，and prognosis in patients with gynecological cancer and thromboembolism [J]. J Int Med Res，2019，300060519893173.

[82] 覃芹丹，王春秀，李芬，等. 3 种风险评估量表预测肿瘤住院患者静脉血栓栓塞症发生的应用研究 [J]. 西北国防医学杂志，2019，40（11）：712-717.

[83] 佟彤，高红，孙涛. 四种常见风险评估模型对妇科恶性肿瘤患者术后静脉血栓栓塞症预测价值的对比研究 [J]. 实用心脑肺血管病杂志，2018，26（07）：94-98.

[84] 代俊利，李金玲，孙同友. 四种不同量表对住院肿瘤患者深静脉血栓形成的预测价值 [J]. 河北医学，2020，26（05）：845-850.

第六章

肿瘤相关性血栓的诊断

第一节　主要症状与体征

血栓根据体内解剖部位可以分为静脉血栓、动脉血栓和微循环血栓[1]。根据组或成分可以为血小板血栓、红细胞血栓、混合血栓和纤维蛋白血栓。也可根据肉眼所见的颜色分为白色血栓、红色血栓和混合血栓等[2]。临床上常常按照解剖部位分类，以便于临床诊断和处理。血栓形成的主要病变是血管闭塞、受阻引起相关的血管供应组织缺血、缺氧甚至坏死而产生相应组织、器官功能障碍。根据血栓形成的部位、速度、大小及侧支循环建立的情况等，可有不同的临床表现。

一、静脉血栓

静脉血栓作为临床上较为常见的血栓，通常由血流缓慢或淤滞引起。静脉血栓含有大量红细胞和纤维蛋白。血小板在血栓表面聚集，有脱颗粒改变，其数量较少。血栓外观似试管内的全血凝块，颜色暗红，为红色血栓。静脉血栓形成常常引起血管闭塞，因此血栓近端以红细胞为主，尾端往往有新的血小板黏附在表面。

静脉血栓通常见于大静脉，常见的如腘静脉、股静脉、髋静脉，可表现为下肢疼痛、水肿、皮肤颜色改变。血栓脱落后可进入肺动脉，引起肺动脉栓塞症。

下肢静脉曲张、静脉输注浓度过高的刺激性药物等，易致血栓性静脉炎，局部皮肤发红，皮肤温度增高，病变呈条索状，跳动性疼痛和压痛。严重者可发生静脉闭塞。多数表现为腓肠肌疼痛和压痛，小腿肌肉有硬结，患侧下肢水肿和表浅静脉怒张；在妊娠、老年人、卧床过久、外伤、外科术后多见[3]。

肺动脉栓塞症和肺梗死是体循环内血栓性静脉炎处或静脉血栓脱落的栓子，或右心的栓子，沿血流进入肺循环，堵塞肺动脉及其分支。临床表现除原发病的症状外，大多数为非特异性肺部症状，如突发性胸痛、呼吸困难、咳嗽，咯血或咳血性痰。半数患者的肺动脉瓣区第二心音（P_2）增强。肺动脉栓塞症患者不一定都发生肺梗死，因此本病症状与是否有肺梗死、梗死的范围和患者原有的心肺疾病等都有关。胸部X线检查是肺梗死的常规诊断方法之一，肺动脉造影更是本病的诊断依据，如肺血管内出现残缺或肺动脉闭塞则可以诊断。

如肠系膜上静脉、肝静脉、门静脉主干等部位的血栓形成，起病较缓慢，往往伴有血栓性静脉炎病变及其他体征[4]。

二、动脉血栓

动脉血栓又称白色血栓，主要由血小板和纤维蛋白组成，通常发生在血流较快而血管壁有损伤的部位，或血管异常部位[5]。血小板只黏附在病变的血管壁上，形成血小板血栓，血液通过时可有纤维蛋白在局部形成，并附着于血小板血栓表面。纤维蛋白丝上残留的凝血酶又可以使血流中血小板附着于纤维蛋白丝上，结果形成血小板和纤维蛋白一层一层地反复覆盖。纤维蛋白丝也可以网住部分红细胞和白细胞。如果血栓的头、体、尾3部分明显即称混合血栓（这是一种特殊情况）。血小板血栓逐渐长大，则可以闭塞血管、影响血流，引起该病变动脉所支配的组织缺血、缺氧，发生严重的缺血性损伤，动脉血栓形成病变多在血管分支开口的内侧或血管固定于周围组织的部位，因此易累及中等动脉，常见的有心肌缺血、心肌梗死、脑动脉血栓形成、肠系膜动脉血栓形成及肢体动脉血栓形成。表现为心绞痛、偏瘫、意识障碍，肢端疼痛及肢体缺血性坏死等。血栓脱落可随动脉血流进入较小的动脉内引起栓塞，常见于脑、脾、肾等器官。若栓塞发生在冠状动脉或脑动脉分支，常可危及生命。动脉血栓形成和栓塞是两种不同病因所致的动脉闭塞性病变。

动脉栓塞主要是其他部位脱落的栓子，随动脉血流导致动脉分支的狭窄部位发生栓塞。病情严重的可在1至数小时内即出现典型症状，表现为突发性疼痛、皮肤苍白、麻木、麻痹和血管搏动消失等，也可出现虚脱。栓塞时间过久可致远端组织坏死，组织坏死在体表的界限较为明显，易于诊断[6]。

三、微循环血栓

微循环血栓为以纤维蛋白的沉积为主的纤维蛋白血栓，或可称透明血栓[7]。微循环血栓的形成可由于微循环障碍，引起血管内凝血而导致，也可由脱落的栓子堵塞小血管，或因某些因素直接损伤微血管内皮细胞，导致纤维蛋白沉积，使血栓形成。常见的有微循环血栓形成的疾病有DIC、溶血性尿毒症综合征、血栓性血小板减少性紫癜等。

（湖南省肿瘤医院　谌永毅　刘翔宇　黄　聪）

参考文献

[1] Segal JB，Streiff MB，Hofmann LV，et al．Management of venous thromboembolism：a systematic review for a practice guideline．Ann Intern Med，2007，146（3）：211-222.

[2] 林宛兵，陈楠．血栓性微血管病发病机制及分类新认识．中国实用内科杂志，2011，31（10）：799-801.

[3] 罗小云，张福先，张昌明，等．以下肢深静脉血栓形成为最初临床表现的恶性肿瘤病例分析．中华普通外科杂志，2013，28（12）：935-937.

[4] 冷瑞，李春民，任华亮，等．肠系膜静脉血栓形成 22 例治疗效果分析．中国普外基础与临床杂志，2020，27（10）：1245-1248.

[5] 金跃．白色微血栓临床意义的长期观察．微循环技术杂志，1995，6（01）：13-15.

[6] Bourgain RH. White platelet arterial thrombus formation is inhibited by indomethacin in vivo. Arch Physiol Biochem，1978，86（1）：56-59.

[7] 陈宇，杨涛．静脉血栓栓塞症抗凝治疗微循环血栓防治专家共识．中华老年多器官疾病杂志，2017，16（04）：241-244.

第二节 实验室检查

血管损伤后会引起出血，之后是血凝块形成、止血、创伤愈合几个过程，在这一看似简单的生理现象里，发生着由血管、血小板以及血液凝血成分参与的既复杂又极其协调的一系列反应，即血栓与止血（thrombosis and hemostasis）。血栓与止血是一个十分复杂的病理生理过程[1]。

血管内皮细胞位于循环血液与血管壁内皮皮下组织之间的特殊解剖部位，便于内皮细胞参与重要的调节作用，血管的收缩与舒张、凝血与抗凝、纤溶激活与抑制等许多过程都有内皮细胞参与，内皮细胞在血管壁的止血中起着重要的作用。

血小板的主要生理功能是止血和形成血栓，这一作用在血管壁切率较大的血管，如毛细血管和小动脉中显得特别重要。在止血过程中，血小板发生黏附、聚集和释放等反应，许多血小板膜糖蛋白在这些生理过程中起着关键作用[2]。

血管损伤后的止血反应可分为两个阶段。初期止血为血小板黏附于暴露的内皮纤维的立即反应、邻近的血小板活化形成聚集物以及血管的收缩。这些反应可有效地愈合一个小的血管破损。二期止血主要为血浆凝血因子活化并形成纤维蛋白[3]。纤维蛋白对起初形成的血小板聚集物起到加固作用。纤维蛋白凝块形成的过程是一系列依次的酶促反应，这些反应中各种凝血因子参与并使其不断扩大，促进了最后的关键酶（凝血酶）的形成，从而导致血液凝固。按传统将凝血反应分为两条途径：内源性途径和外源性途径。内源性凝血途径主要反应在血浆内；外源性凝血途径的反应在起始阶段需要组织因子，不在血管、血浆内，故称外源性途径[4]。

在正常生理状态下，血管内血液凝固受到若干抗凝体系的控制，使体内的凝血与抗凝血处于一个动态平衡的状态。抗凝血体系主要有丝氨酸蛋白酶抑制物［如抗凝血酶（AT-Ⅲ）、肝素等］、蛋白C/蛋白S抗凝体系（如维生素K、凝血酶、FⅧ等）、表面结合抑制物（如磷脂酶、狼疮抗凝物）及凝血启动抑制物［如组织因子途径抑制物（TFPI）］。

纤维蛋白溶解系统简称纤溶系统，这一系统主要功能是降解沉积在血管壁的纤维蛋白，清除已形成的血栓，维持血液通畅。参与纤溶系统的酶都归类于丝氨酸蛋白酶。这些酶在血液中可通过二级或三级酶促反应活化，从而迅速地激活纤溶酶原，形成的纤溶酶最终降解纤维蛋白。在正常情况下纤溶系统的活化与抑制处于动态平衡。纤溶系统的主要成员有十余种：纤溶酶原、组织型纤溶酶原激活剂（t-PA）、尿激酶（UK）、纤溶酶原激活物抑制物-1（PAI-1）、PAI-2、α_2-抗纤溶酶（α_2-AP）等。

因此，参与血栓和止血过程中的某个成分缺陷或由激活物和抑制物组成的调节系统出现调节功能障碍，均可导致止血与抗凝血功能失衡，引起出血或形成血栓等疾病。近年来，各实验室增加了许多相关疾病的检测项目，并将其中的若干项作为凝血因子的常规筛选检测项目，如凝血酶原时间（PT）测定、活化部分凝血活酶时间（aPTT）测定、凝血酶时间（TT）测定、血浆纤维蛋白原（Fg或FIB）含量测定等[5]。

凝血因子和抗凝因子测定是血液学实验诊断的基础。经过七十余年的创立和淘汰，我们逐步建立起完善的方法学。它不仅能作为出血性疾病（如血友病）的诊断和疗效观察（如DIC）的有效的实验方法，同时也是易栓症（如蛋白C缺乏症）的检测法。长期以来手工操作束缚了许多试验项目开展，20世纪90年代初，国内逐渐使用半自动血液凝固测定仪（血凝仪）代替手工操作。十多年来，随着临床医学发展的需要，我们从国外引进了全自动血凝仪，它采用多参数检定质控，具有加样、预温、检测、报告结果全部自动化及快速、准确、定量的优势，使全自动血液凝固测定法广泛应用于止血与血栓形成等实验诊断学中。血液学家和工程技术专家联手合作，不断研制出适用于全自动血凝仪的各种试剂盒，使其全方位地替代手工法，为临床诊治所接受。全自动血液凝固测定法为医学科研提供了重要的检测数据。

一、血小板功能与抗体检查

血小板功能与抗体检查包括血小板聚集试验（PAgT），血块收缩试验（CRT），血小板黏附试验（PAdT），血小板膜α-颗粒膜蛋白-140（GMP-140）测定，血小板第Ⅲ因子有效性测定（$PF_{3a}T$），血浆β-血小板球蛋白（β-TG）测定，血小板第Ⅳ因子（PF_4）测定，血栓素（烷）B_2（TXB_2）测定，血小板钙流测定，血浆纤维连接蛋白（FN）测定，血小板表面相关抗体IgG、IgM、IgA和补体C3测定，血小板膜糖蛋白（GPⅡb/Ⅲa）自身抗体测定，抗心磷脂抗体（ACA）测定，血小板寿命测定等。

1．血小板聚集试验　血小板之间互相聚集的特性称为血小板聚集功能。当血管壁受损后，血小板立即黏附于受损血管壁的创面处，继之发生聚集反应，形成白色血栓，以利于止血。在体外，将腺苷二磷酸（ADP）、肾上腺素、凝血酶、胶原等血小板聚集诱导剂加入富含血小板的血浆内，通过肉眼、显微镜或血小板聚集仪观察血小板聚集反应，称为血小板聚集试验（PAgT）。

血小板聚集性增高见于动脉硬化、冠心病、急性心肌梗死、糖尿病、血栓性疾病、肾炎、肾病综合征、家族性高脂血症Ⅲ型、脑血管病、外科大手术（如门静脉高压行脾切除术）后等。

血小板聚集性降低见于血小板无力症、巨球蛋白血症、骨髓异常增生综合征、先天性纤维蛋白原缺乏血症、肝硬化、肿瘤、坏血病、尿毒症、真性红细胞增多症、维生素 B_{12} 缺乏症、细菌性心内膜炎、使用影响血小板聚集性的药物（如阿司匹林、双嘧达莫、右旋糖酐、保泰松、磺吡酮）等。

2．血块收缩试验（CRT）　血液完全凝固后，由于血小板有收缩蛋白质的作用，使纤维蛋白网收缩，将网隙中的血清挤出，出现血块收缩现象。其收缩的程度取决于血小板的量和质、纤维蛋白原的浓度、凝血因子的水平、血细胞比容及试验时的温度。血清量占原有全血量的百分比例可反映血块收缩的程度。

（1）血块收缩不佳或完全不收缩见于血小板减少性紫癜、血小板无力症、血小板增多症、严重凝血因子缺乏、纤维蛋白原明显减少及凝血酶原减少、红细胞增多症等。

（2）血块收缩加快常见于贫血。

3．血小板黏附试验（PAdT）　血小板具有黏附于伤口或异物表面及互相黏附的生理功能，称为血小板黏附性[6]。血小板黏着在受伤血管的内皮下是受损伤血管最早的止血反应，参与此反应的基本成分是胶原、微纤维、冯·维勒布兰德因子（von Willebrand factor，vWF）及血小板膜糖蛋白Ⅰ。

vWF 为血小板黏着在胶原的桥梁，促进血小板黏附，保护血小板第Ⅷ因子活性，促进血小板第Ⅷ因子的合成和分泌，vWF 和 FN 与血小板膜糖蛋白（GPⅡb/Ⅲa）结合，诱导血小板的聚集[7]。在体外，一定量的血液与一定表面积的异物接触一定时间后，即有一定数目的血小板黏附于异物表面上，测定接触前后血小板数之差，即黏附于异物表面的血小板数，并由此求出其占血小板总数的百分数。

黏附性增高见于心肌梗死、动脉粥样硬化、静脉血栓栓塞症、糖尿病、缺血性脑血管疾病、家族性高脂血症Ⅲ型、多发性硬化、高血压病、肾炎和肾病综合征，以及手术后、创伤后及烧伤后等。

黏附性减低见于血小板无力症、血管性血友病、尿毒症、严重的肝疾病，纤维蛋白原缺乏血症、巨血小板综合征、急性白血病、DIC、多发性骨髓瘤、骨髓纤维化、坏血病、长时间应用阿司匹林等。

二、血管壁和内皮细胞功能的检查

在正常情况下，血管壁内膜光滑。血管内皮细胞既不与血浆成分反应发生凝血，也不与血小板等细胞反应，从而防止细胞（尤其是血小板）的黏附聚集；内皮细胞之间的黏合质紧密相连，与内皮细胞一起发挥着阻止血液成分渗出血管外的屏障作用；内皮细胞下层的结缔组织（如胶原、弹力纤维等）结构完整，能维持血管壁有一定的张力。以上各种因素保证血液在血管内既畅通无阻，又不致渗出于血管外。完整的血管壁对防止出血或血栓形成有着重要的作用，当血管壁的结构发生缺陷或受到损伤时，便会引起出血或血栓形成。血管壁和内皮细胞功能的检查包括以下几个：

1．毛细血管脆性试验　毛细血管脆性试验（CFT）通过向前臂局部加压，使静脉血流受阻，给毛细血管以负荷，观察前臂皮肤一定范围内新出现的出血点数目，来估计血管壁的完整性及其脆性。5 cm 直径圆内新出血点的数目男性应少于 5 个，女性及儿童应少于 10 个[8]。

阳性见于：①血管壁结构和（或）功能缺陷，如遗传性出血性毛细血管扩张症、过敏性紫癜、单纯性紫癜及其他血管性紫癜。②血小板的量和（或）质异常，如原发性和继发性血小板减少症、血小板增多症、先天性（遗传性）血小板功能缺陷症和获得性血小板功能缺陷症。③血管性血友病（vWD）[9]。

2．出血时间测定　出血时间（BT）是指皮肤受到特定条件的外伤后，出血自行停止所需要的时间。该过程反映了皮肤毛细血管与血小板的相互作用，包括血小板的黏附、活化、释放和聚集等。当与这些反应相关的血管和血浆凝血因子，如血管性血友病因子（vWF）和纤维蛋白原含量有缺陷时，出血时间也可出现异常。

（1）BT 延长见于血小板数量异常，如血小板减少症；血小板质量缺陷，如先天性和获得性的血小板病和血小板无力症等；某些凝血因子缺乏，如血管性血友病（vWD）和弥散性血管内凝血（DIC）等；还可见于血管疾病，如遗传性出血性毛细血管扩张症等。

（2）BT 缩短见于某些严重的高凝状态和血栓形成时。

3．阿司匹林耐量试验　（ATT）在试验前 57 天内禁服含有阿司匹林的制剂，测定 BT 后立即口服阿司匹林 0.6 g（6 岁以下服 0.3 g），服药后 2 h、4 h 测定 BT。服药后 2 h、4 h BT 都比服药前延长 2 min 以上者即为阳性。

阿司匹林可抑制血小板花生四烯酸代谢过程中的环氧化酶，使血小板内过氧化物（PGG_2、PGH_2）及血栓素 A_2 不能合成，从而抑制血小板聚集并使血管扩张，导致出血时间延长。有学者认为，阿司匹林与乙酰胆碱均有乙酰基，阿司匹林与胆碱酯酶作用，阻断了乙酰胆碱的水解，乙酰胆碱能使血管扩张，故 BT 延长。ATT 临床意义同 BT，但较敏感。轻型或亚临床型患者，BT 可正常而本试验呈阳性。临床上主要用以诊断血管性血友病。

三、凝血系统功能的检测

血液凝固是指血液由流动状态变为凝胶状态的过程，它是十分复杂的理化反应。肉眼可见的血凝块形成既是纤维蛋白形成的物理现象，也是一系列酶促生化反应的终点。血管壁损伤时，除了血管收缩和血小板形成白色血栓达到初期止血目的外，还需要靠血液凝固才能彻底止血。由于血管收缩、血流减慢，凝血因子在伤口附近被激活，受损的内皮细胞、释出的组织因子及暴露的胶原纤维等，分别启动内源性及外源性凝血途径，最后形成牢固的纤维蛋白凝块，将血细胞网罗其中成为红色血栓，从而起到持续止血的作用。

“凝血常规”检验项目是一组凝血因子筛选试验，包括凝血酶原时间、活化部分凝血活酶时间、凝血酶时间和纤维蛋白原水平。现绝大多数实验室由全自动血凝仪来进行检测。

1．血浆凝血酶原时间（PT）测定　在被检血浆中加入足量的组织凝血活酶（兔或人脑粉浸出液）和适量的钙离子，使凝血酶原转变成凝血酶，后者使纤维蛋白原转变为纤维蛋白。测定血浆凝固时间（即凝血酶原时间），可反映患者血浆中凝血酶原、FⅤ、FⅦ、FⅩ及纤维蛋白原的水平。

由于不同来源、不同制备方法的组织凝血活酶对结果影响很大，造成结果的可比性差，特别影响口服抗凝剂的治疗效果。世界卫生组织（WHO）提出以人脑凝血活酶 67/40 批号作为标准品，并以国际敏感度指数（international sensitivity index，ISI）表示各种制剂与人脑凝血活酶 67/40 之间相互关系。人脑凝血活酶 67/40 为原始参考品，定为 1ISI。因此，各种制剂必须标以 ISI 值，选用 ISI ＜ 2.0 的组织凝血活酶为宜[3]。

现在采用国际标准化（凝血酶原时间）比值（international normalized ratio，INR）统一判断治疗效果。为此必须通过该组织凝血活酶的 S，经下列公式计算：患者的 INR 与凝血酶原时间比值（PTR）的值相等。PTR = 待检血浆凝血酶原时间（s）/ 正常参比血浆的凝血酶原时间（s）。参考值为 0.82 ～ 1.15。监测口服抗凝剂时，我国人群 INR 以 1.8 ～ 2.5 s 为宜，不超过 3.0 s。在全自动血凝仪上，事先将 ISI 和正常参比血浆的 PT 等参数输入后，仪器会自动计算并打印报告 INR。

PT 延长见于凝血酶原缺乏症，先天性或获得性 FⅡ、FⅤ、FⅦ、FⅩ缺乏，纤维蛋白原明显降低或异常纤维蛋白原血症，胃肠功能紊乱，维生素 K 吸收下降，肝胆疾病及抗凝物质增加（如口服抗凝剂、肝素）等。

PT 缩短见于 DIC 早期血液呈高凝状态时。

2．活化部分凝血活酶时间（aPTT）测定　在 37 ℃时，白陶土可激活 FⅪ和 FⅫ。部分凝血活酶即脑磷脂可代替血小板第Ⅲ因子，亦可加速 FⅩ的活化。aPTT 即在加入足够的白陶土及部分凝血活酶和钙离子的条件下，测定血浆凝固所需时间。本试验为内源性凝血系统的过筛试验，但缺乏特异性。对本试验延长的病例，应进一步做其他检查，以判定凝血功能障碍的类型。aPTT 较正常对照延长 10 s 以上有意义。

aPTT 延长见于 FⅧ、FⅨ、FⅪ和 FⅫ缺乏，严重的 FⅤ、FⅩ、凝血酶原和纤维蛋白原缺乏。血循环中有抗凝物质时，aPTT 也延长。

aPTT 缩短见于 FⅧ和 FⅤ活性增高，DIC 高凝期、血栓性疾病、血小板增多症等疾病，静脉穿刺时混有组织液，以及婴幼儿等。

3．凝血酶时间（TT）测定 在凝血酶（亦称纤维蛋白酶）作用下，纤维蛋白原转变为纤维蛋白。在血浆中加入标准化的凝血酶溶液后，血浆凝固所需的时间为凝血酶时间，如果血浆中抗凝物质增多，则 TT 延长。

TT 延长见于血浆中纤维蛋白降解产物（FDP）增多、肝素或类肝素物质存在及抗凝血酶Ⅲ活性增强，亦见于纤维蛋白原缺乏血症、异常纤维蛋白原血症、血小板第Ⅱ因子缺乏、DIC 等。

TT 缩短见于有钙离子存在时及血浆 pH 呈酸性等。

四、凝血因子活性检测

近年来，凝血系统的研究取得了相当大的进步。虽然凝血反应过程的研究仍然以 1964 年创立的凝血瀑布学说为骨架，但近年来修正和填补了许多内容。例如，以多成分酶复合物为单位来研究凝血反应，通过阐明凝血酶的正反馈激活反应在加速和放大凝血中的作用及负反馈激活反应在调节凝血中的作用的研究，更深入地揭示了凝血行为。至 20 世纪 90 年代组织因子（TF）和组织因子途径抑制物（TFPI）作用机制的阐明，使经典的外源性与内源性凝血途径之间的内在关系不断拓展，已经不能简单地把凝血机制理解为外源和内源两个系统。凝血反应的调节受到重视，如丝氨酸蛋白酶抑制剂和凝血酶抑制剂与凝血酶之间的相互作用机制及蛋白 C/ 蛋白 S 抗凝体系等调节凝血反应的作用得到进一步阐明，参与凝血的各种成分也得到了认识和明确。凝血因子（coagulation factor，CF）或称凝血蛋白（coagulation protein，CP）迄今已知至少有 14 种，包括 12 个经典凝血因子和 2 个激肽系统的因子。除 FⅣ是无机钙离子（Ca^{2+}）以外，其余的 CF 均是蛋白质。除 FⅢ存在于组织外，其余均存在于血浆中。FⅥ是 FⅤ的活化形式，已被废除。

凝血因子活性是通过纠正缺乏因子的血浆所致凝血时间延长的能力而测得。稀释的受检者血浆与缺乏因子血浆的混合物所测的 aPTT 或 PT 值与受检者血浆的凝血因子浓度成反比。稀释的已知凝血因子活性血浆与缺乏因子血浆的混合物用来建立参考曲线，该曲线能将受检者血浆的 aPTT、PT 测定值转化为活性单位。内源性凝血途径的凝血因子（FⅧ、FⅨ、FⅪ、FⅫ等）活性用 aPTT 试验测定，外源性凝血途径的凝血因子（FⅡ、FⅤ、FⅦ、FⅩ等）活性采用 PT 试验测定。测得的凝血时间可以通过查已知凝血因子活性的参考曲线或代入回归方程，得到其凝血因子的相对活性。

凝血因子活性降低，常见于出血性疾病；凝血因子异常激活，常见于血栓性疾病。

五、抗凝系统功能的检测

在生理状态下，为调控血管内血液的凝固，由丝氨酸蛋白酶抑制物、蛋白 C/蛋白 S 抗凝体系、表面结合抑制物及凝血启动抑制物等组成抗凝系统，使止血与抗凝血处于平衡状态，保持血流通畅。一旦受某种因素刺激，立即会产生既复杂又极其协调的一系列反应，使机体暂时的局部失衡，经调控又恢复到原来的平衡。某些出血性疾病或血栓性疾病的患者需要做抗凝系统的检测。

1．抗凝血酶Ⅲ抗原含量（AT-Ⅲ：Ag）测定　血浆中含有一组结构上相对应而功能上不同的蛋白质抑制物，如丝氨酸蛋白酶抑制物（serpin），包括抗凝血酶Ⅲ（AT-Ⅲ）、肝素辅因子Ⅱ（HCⅡ）、纤溶酶抑制剂、纤溶酶原激活物抑制物、抗胰蛋白酶、抗糜蛋白酶及蛋白 C 抑制物。其中 AT-Ⅲ是构成这个抗凝系统的重要组成部分，在调节止血方面起着至关重要的作用。

AT-Ⅲ是单链糖蛋白，由 4 个氨基葡萄糖碱基单位组成。在肝素的存在下，AT-Ⅲ抑制凝血酶、FX 以及其他丝氨酸蛋白酶。肝素与 AT-Ⅲ的亲和性是抗凝活性的关键因素，由肝素促进的 AT-Ⅲ和 AT-Ⅲ-FX 的灭活反应是肝素主导的抗凝机制。

AT-Ⅲ：Ag 降低见于孕中晚期、肝病、败血症、血栓性疾病、糖尿病、动脉粥样硬化、肾病、DIC 早期、口服避孕药等。

AT-Ⅲ Ag 增高见于血友病及再生障碍性贫血患者出血时。某些肿瘤、DIC 低凝期、尿毒症、心脏瓣膜病、肾移植后以及口服抗凝药等亦可见增高 [10]。

2．抗凝血酶Ⅲ活性（AT-Ⅲ：A）测定　AT-Ⅲ与凝血酶生成复合物，使凝血酶丧失转化纤维蛋白原为纤维蛋白的活性，肝素可加速这一反应。检品在含肝素的凝胶板中扩散一定时间后，以纤维蛋白原溶液作为指示剂，发现凝血酶凝胶的本底呈淡乳色，被 AT-Ⅲ抑制部分呈大小不等的圆形空斑，空斑直径的大小和 AT-Ⅲ活性的对数成比例。

遗传性 AT-Ⅲ缺陷患者，除做抗凝血酶Ⅲ抗原含量（AT-Ⅲ：Ag）测定外，还应做抗凝血酶Ⅲ活性（AT-Ⅲ：A，这里的 A 表示“活性”或“活力”）测定。两者都降低，提示 AT-Ⅲ含量不足；AT-Ⅲ：A 正常，AT-Ⅲ：A 降低，提示 AT-Ⅲ结构异常。

3．凝血酶 - 抗凝血酶复合物（TATC）测定　TATC 是体内凝血酶原激活成凝血酶（thrombin，T）后，迅速被抗凝血酶（antithrombin，AT）结合，生成共价键相连的无活性不可逆复合物 TATC，由此维持凝血 - 抗凝血之间的生理平衡。目前认为该复合物的形成是凝血酶生成的直接证据，标志着凝血系统的激活。检测血浆中 TATC 水平可以监测凝血系统的激活情况，是研究生理病理状态下凝血系统行为的一项有用指标 [11]，主要用于溶栓治疗监测。

虽缺血性心脏病时：①冠心病患者血浆 TATC 水平明显增高。②不稳定型心绞痛及急性心肌梗死的血浆 TATC 水平显著升高，后者高于前者。患其他血栓性疾病时：①深部静脉血栓形成、脑动脉血栓形成等在急性期血浆 TATC 可较正常升高

5 ~ 10 倍。② DIC 时血浆 TATC 水平显著升高，其阳性率可达 95% ~ 98%。急性白血病患者血浆 TATC 水平明显升高，且与临床出血程度相关 [12]。

4．血浆肝素浓度测定 肝素是一种混杂的氨基葡聚糖，广泛分布于哺乳动物的各种器官，如肝、肺、心、肾和肠。它的主要成分有糖醛酸（L- 艾杜糖醛酸和 D- 葡萄糖醛酸）和氨基糖（D- 氨基葡萄糖或 D- 半乳糖胺），并由这两类成分构成糖类的骨架。它与 AT- Ⅲ的亲和性越高，抗凝活性越强。它能加速 AT -Ⅲ对凝血酶的灭活作用，主要抑制 FⅧ、FⅤ、FⅨ和 FⅩ，也可抑制凝血酶 [13]。因此，肝素是众所周知的高效抗凝物。

过敏性休克、使用氮芥化疗和放疗后严重肝病和 DIC、流行性出血热、急性白血病、恶性肿瘤、系统性红斑狼疮（SLE）、异常球蛋白血症、肝叶切除后或肝移植术后等患者血浆中肝素增多。本试验主要应用于肝素治疗时的检测，我国人群以维持在 0.2 ~ 0.4 U/ml 为宜。

六、纤维蛋白溶解系统功能的检测

纤维蛋白溶解系统（fibrinolyic system，FS）简称纤溶系统，是指纤溶酶原（PLG）转变成纤溶酶（PL），以及纤溶酶降解纤维蛋白或纤维蛋白原和其他蛋白质的过程。纤溶系统是维持人体生理功能所必需的。纤溶活性亢进易发生出血，减低则可导致血栓形成。因此，具有重要的生理和病理意义。纤溶系统成分不仅参与了溶解纤维蛋白和血栓，还参与了溶解结缔组织的过程。因此，纤溶的字面意思已经不能准确地反应这一系统的生理作用，要从广义的内涵去理解参与纤溶系统的酶都归类于丝氨酸蛋白酶。纤维蛋白溶解系统功能的检测包括以下几点：

1．纤溶酶原活性（PLG ：A）测定 纤溶酶原（plasminogen，PLG）为单链糖蛋白，因其含糖的量和种类不同，在分离时可得到两种纤溶酶原，即谷 - 纤溶酶原（Glu-plasminogen）和赖 - 纤溶酶原（Lys-plasminogen），这两种 PLG 分子量和生物活性无显著差异。PLG 由肝分泌入血，血中浓度为 1.5 ~ 2.0 μmol/L，半衰期为 2.2 天。它除了对纤维蛋白和纤维蛋白原作用之外，还能水解纤维连接蛋白（fibronectin，纤连蛋白）、凝血酶敏感蛋白（thombospondin）、层粘连蛋白（laminin）、多种凝血因子以及某些胶原蛋白，提示纤溶酶可以参与结缔组织的破坏。

PLG ：A 活性增高表明其激活物的活性减低，见于血栓形成前状态及血栓性疾病。

PLG ：A 活性减低表明其激活物的活性增强，见于原发性纤维蛋白溶解、重症肝炎、肝硬化、肝叶切除、门静脉高压症、肝移植、大型手术、前置胎盘、胎盘早剥、肿瘤扩散、严重感染以及弥散性血管内凝血等。

2．纤溶酶原抗原含量（PLG ：Ag）测定 PLG ：Ag 的临床意义同 PLG ：A 测定。

3．组织型纤溶酶原激活物活性（t-PA ：A）测定 t-PA 是一种丝氨酸蛋白酶，由血管内皮细胞合成，有单链和双链两种类型。t-PA 激活 PLG 为 PL，t-PA 也能与 PAI-1 结合，形成 1∶1 的复合物，从而失活。t-PA 在血管内皮细胞内合成时含 562 个氨基酸，经过修饰后分泌到血液的 t-PA 含 530 个氨基酸，分子量为 68 000 Da，含糖基。纤维蛋白是 t-PA 激活纤溶酶原必要的辅助条件。在不存在纤维蛋白的条件下，无论单链或双链 t-PA 激活纤溶酶原的速度均很低，纤维蛋白可使其激活速度提高 400 倍，t-PA 除了与纤维蛋白有特异性结合之外，还可与肝素、纤连蛋白、凝血酶敏感蛋白、富组氨酸糖蛋白等形成复合物。

t-PA 活性增高表明纤溶活性亢进，见于原发性纤溶亢进和继发性纤溶亢进，如 DIC 等。

t-PA 活性减低表明纤溶活性减低，见于血栓形成前状态和血栓性疾病。

4．血浆鱼精蛋白副凝固试验（plasma protamine paracoagulation test，简称 3P 试验） 鱼精蛋白能分离纤维蛋白降解产物（FDP）与可溶性纤维蛋白单体（FM）结合的复合物，使 FM 游离，并自行聚合，形成肉眼可见的纤维蛋白胶冻状物（纤维丝条），这种不经凝血酶而使血浆发生凝固的现象，称为副凝固现象。

DIC 早期，因有 FDP 存在，本试验可呈阳性；DIC 晚期，因 FDP 均已被降解为低分子量的小碎片，本试验可呈阴性。原发性纤维蛋白溶解时，本试验呈阴性；局部发生纤溶现象时，本试验也可呈假阳性。

5．D- 二聚体（D-D）水平测定 D-D 是凝血酶及 FⅫ作用下的交联纤维蛋白经纤溶酶降解作用后的终末产物，为继发性纤维蛋白溶解的特有代谢物，是体内血浆凝血因子活化和纤维蛋白溶解系统作用启动的首选分子标志物，也可作为无创伤性的体内血栓形成的指标。

非交联的纤维蛋白（如蛇毒类凝血酶）和纤维蛋白原在纤溶酶的降解作用下所产生的降解产物为非交联的碎片 X、Y、E 和 D 片段，均不形成交联性 D-D。因此，D-D 检测可用于原发性纤维蛋白溶解与继发性纤维蛋白溶解的鉴别试验。

D-D 在 DVT、肺动脉栓塞症、DIC、重症肝炎、急性心肌梗死、肝硬化、肿瘤、急性非淋巴细胞白血病、产科疾病、外科手术、败血症等疾病中升高[14]，也可作为溶栓治疗效果的观察指标（如使用尿激酶治疗时，D-D 水平显著升高，尤以用药后 6 h 时最高，24 h 恢复至用药前水平）。陈旧性血栓患者 D-D 并不升高。

（湖南省肿瘤医院 谌永毅 刘翔宇 黄 聪）

参考文献

[1] Cuker A Clinical Scoring Systems in Thrombosis and Hemostasis [J]. Semin Thromb Hemost, 2017, 43 (5): 234-239.

[2] 王光伟．血栓与止血检验的临床应用探讨 [J]．世界复合医学，2019，5（09）：196-198.

[3] Neal Matthew D. The great platelet paradox: evolution of platelet contribution to hemostasis, inflammation, and thrombosis after injury [J]. Blood Adv, 2020, 4 (11): 34-39.

[4] Recent Advances in Thrombosis and Hemostasis—Part II [J]. Semin Thromb Hemost，2017，43（8）：89-93.
[5] 卢彩莲. 血栓与止血检验研究进展 [J]. 世界最新医学信息文摘. 2017. 17（17）：37-38.
[6] ElChoufani Samer E. Platelet adhesion testing may predict early hemodialysis arteriovenous graft and fistula failure in end-stage renal disease patients [J]. Clin Appl Thromb-Hem，2008，14（4）：23-29.
[7] Nowak G，Wiesenburg A，Schumann A，et al. Platelet adhesion assay-a new quantitative whole blood test to measure platelet function [J]. Semin Thromb Hemost，2005，31（4）：17-22.
[8] Simmonds M.，Bernussi N.，Espey R.，et al.（126）Submaximal Effort Tourniquet：a test of pain and motor function [J]. J Pain，2016，17（4）：13-19.
[9] Gregory CJ，Lorenzi OD，Colón L，et al. Utility of the Tourniquet Test and the White Blood Cell Count to Differentiate Dengue among Acute Febrile Illnesses in the Emergency Room [J]. PLoS Negl Trop Dis，2011，5（12）：109-114.
[10] 王兆钺. 血小板与凝血因子的相互作用及其意义. 中华血液学杂志，2004，25（3）：187-189.
[11] 刘发益，文志斌，何晓凡，等. XIIa 因子受抑稀释凝血活酶试验的影响因素及其临床意义 [J]. 中华检验医学杂志，2002，25（3）：33-36.
[12] 李波，王海滨. 凝血因子Ⅷ及其检测方法的研究进展 [J]. 国际检验医学杂志,2003,2(12)：12-14.
[13] 苏庆军，王一男，陈建国，等. 纤维蛋白原的临床意义及测定 [J]. 实用医技杂志，2006，13（23）：4273-4274.
[14] 张鸿艳，任静，门剑龙. D 二聚体监测非手术癌症住院患者短期内静脉血栓风险的评价 [J]. 临床检验杂志，2019，37（11）：838-841.

第三节 影像学诊断

1. 血管造影术 血管造影术是诊断血栓栓塞病较为准确可靠的方法之一。可了解血栓的部位、大小、形状、闭塞程度和侧支循环是否建立，另外下肢逆行性静脉造影还可以诊断静脉瓣损伤程度及血液反流情况[1]。对血栓性疾病的治疗措施和预后判断有较大的价值。但血管造影是一种创伤性检查方法，缺点较多，包括：①造影剂可引起过敏反应，如轻度荨麻疹、瘙痒、呃逆、支气管痉挛，重者可致过敏性休克；②少数患者可有深静脉炎、浅静脉炎、造影剂外渗，可引起局部血肿及造影后静脉血栓形成；③对下肢膝关节以下的腓肠肌静脉血栓常有假阳性结果[2]。

2. 放射性纤维蛋白原试验 这是一种无创伤性的检查方法，利用纤维蛋白原能渗入血栓及借其所标的放射性核素，在体表扫描计数。局部测定值持续升高 24 h 以上者，提示该处有血栓形成。本试验操作简便，灵敏度及准确性高，常用来做筛选检查。其缺点是常因肢体炎症、外科切开、溃疡、骨折、蜂窝织炎等，出现假阳性；对急性小腿静脉、下肢远端静脉及腘静脉血栓形成有诊断价值，但对股静脉、髂静脉、髂总静脉及下腔静脉的血栓形成诊断灵敏度较小。

3．电阻抗体积描记法 电阻抗体积描记法的检查原理是利用血液具有导电能力，及当血流量变化时能导致电阻（阻抗）的变化而影响电压，根据电压测定的结果来间接了解血容量的改变。其方法为大腿中部用压脉带加压后，使小腿深部静脉血容量增大，大腿减压时正常人小腿的血液迅速回流。如果有血栓形成，则小腿的血液回流缓慢或由侧支循环回流，在它的阻抗体积描记图上会出现异常曲线。这是一种非创伤性检查方法，对腘静脉、股静脉、髂静脉血栓形成有诊断价值，但对小腿静脉血栓形成的检测的灵敏度较差。缺点包括：①对近端静脉闭塞伴有大量侧支静脉形成者本方法的检测结果可呈假阴性；②在严重动脉血流减少使静脉充盈不佳时，可呈假阳性；③不能区别血栓形成性阻塞及非血栓形成性阻塞。

4．Doppler 超声检查法 Doppler 超声流量计是利用 Doppler 效应观察血流速度的改变对频差的影响。当静脉血流通畅时，肢体加压可以增加血液流速，超声波信号增强；当血管闭塞时，则信号减弱或消失。这可以判断血管有否血栓形成[3]。此法简便、易行，对腘静脉、股静脉和髂静脉的血栓形成有诊断价值，特别是血管完全闭塞者诊断率甚高。已有侧支循环或表浅静脉血栓形成者，可能出现假阴性[4]。

5．双功能扫描（duplex scanning）检查 这是一种非创伤性检查，是目前一种快速、精确的证实动脉、静脉闭塞的有价值的方法，本法能精确地辨识动静脉血栓的解剖学部位，还能测定静脉反流血量（ml/s）。资料证明当静脉通流量低于 10 ml/s 时，不发生皮肤变化和溃疡形成。尤其适用于对血管造影剂有过敏而不能进行血管造影者。

6．CT 和 MRI CT 和 MRI 可以确定脑部病变部位，并能将其区别于其他脑肿瘤、脑出血等疾病，但不能对肢体动静脉血栓清晰显像、正确诊断。

（湖南省肿瘤医院 谌永毅 刘翔宇 黄 聪）

参考文献

[1] Ilan G，Aurélio P，Jeff AB，et al．Diagnostic accuracy of arterial phase 64-slice multidetector CT angiography for left atrial appendage thrombus in patients undergoing atrial fibrillation ablation．J Cardiovasc Electrophysiol，2008，19（3）：146-149．

[2] 吴云，梅志军．数字减影血管造影下手术取栓联合持续灌注治疗中期下肢动脉血栓 46 例报告．武汉大学学报（医学版），2007，28（6）：806-809．

[3] 陈竹，张坤，邹蕾．彩色多普勒超声诊断下肢静脉曲张合并血栓性浅静脉炎的应用价值．血栓与止血学，2020，26（05）：810-811．

[4] 杨登强．彩色多普勒超声诊断下肢静脉血栓的临床价值体会．影像研究与医学应用，2020，4（20）：109-110．

第七章

肿瘤相关性血栓的治疗

CA-VTE 作为静脉血栓栓塞症（venous thromboembolism，VTE）的一种类型，治疗遵循 VTE 的一般治疗原则，但 CA-VTE 相对复杂，治疗也具有一些特殊性。VTE 的一般治疗包括深静脉血栓形成（DVT）和肺动脉栓塞症的治疗。因 CA-VTE 在临床上以 DVT 多见，此章节主要是讲述 DVT 的治疗。CA-VTE 的治疗目的主要是抑制血栓的进展，降低肺动脉栓塞症尤其是致死性肺动脉栓塞症的发生率；消除血栓或促进血栓溶解，减轻临床症状，降低深静脉血栓后综合征（postthrombotic syndrome，PTS）、慢性血栓栓塞性肺动脉高压等后遗症的发生率和严重程度。

第一节　药物治疗

治疗 CA-VTE 的药物包括抗凝药物、溶栓药物、静脉活性药物。根据病期可分为早期、长期、延长期的治疗。

一、抗凝治疗

抗凝是 CA-VTE 的基本治疗，它并不能溶解已形成的血栓，但能抑制血栓蔓延和复发，降低 PE 的发生率和病死率，同时促进血栓自溶和管腔再通，从而减轻症状、减少后遗症。DVT 和肺动脉栓塞症的抗凝治疗相同。抗凝治疗贯穿于 VTE 治疗的全过程，也是溶栓、介入、手术治疗 VTE 的基础。抗凝治疗的绝对禁忌证包括近期中枢神经系统出血、存在高危出血的颅内或脊髓病变，以及 24 h 内需要输血＞ 2 U 的严重活动性出血。必须逐一考虑抗凝的风险与收益，相对禁忌证包括：①慢性、临床显著的出血（＞ 48 h）；②最近的大手术与高危出血有关；③跌倒和（或）头部外伤（高危）；④血小板减少症，血小板＜ 50 000/μl；⑤严重的血小板功能障碍（如尿毒症、药物引起、造血系统发育异常）；⑥潜在出血性凝血功能障碍；⑦硬膜外麻醉或腰椎穿刺术。在硬膜外麻醉的情况下，当使用低分子肝素（LMWH）时需要考虑时机。在给予预防剂量的抗凝剂后，应将硬膜外导管的放置或移除延迟至少 12 h。对于接受治疗量 LMWH 的患者，考虑延迟长达 24 h 是合适的。LMWH 的术后给药通常应在导管拔除 4 h 后。对于所有出血风险增加的癌症患者，专家组推荐经常重新评估这些禁忌证和抗凝治疗的风险与收益。

抗凝药物有普通肝素、低分子肝素、维生素 K 拮抗剂和新型口服抗凝剂 [1]，后者包括直接凝血酶抑制剂、Xa 因子抑制剂，它们具有抗凝效果稳定、药效不受食物影响、药物之间相互作用很小、半衰期较短、用药剂量固定、服药期间无需定期监测凝血功能等特点。患者诊断后，应尽早抗凝治疗。

（一）注射用药

1．普通肝素（unfractionated heparin，UFH） 普通肝素使用剂量个体差异较大，使用时必须监测凝血功能，一般静脉持续给药。起始剂量为按体重 80 ~ 100 U/kg 静脉注射，之后以 10 ~ 20 U/（kg·h）静脉泵入，再每 4 ~ 6 h 根据 aPTT 做调整，使其延长至正常对照值的 1.5 ~ 2.5 倍。普通肝素可引起肝素诱导的血小板减少症（hepatic induced thrombocytopenia，HIT），常于应用肝素 5 天后出现为 HIT，在使用的第 3 ~ 10 天复查血小板计数，如血小板计数较应用前下降大于 30% ~ 50%，或应用肝素 5 天后血小板计数进行性降至（8 ~ 10）$\times 10^9$ /L 以下应高度怀疑，此时可行 4T 评分和相关抗体的实验室检测进行确诊。HIT 诊断一旦成立，应立即停用肝素，改用非肝素抗凝剂（如阿加曲班、利伐沙班）治疗。

2．低分子肝素（low molecular weight heparin，LMWH） 低分子肝素出血不良反应少，HIT 发生率低于普通肝素，使用时大多数患者无需监测。临床按体重给药，每次 100 U/kg，每 12 h 一次，皮下注射。大多数患者按体重给药有效，对于过度肥胖、孕妇等特殊患者可监测抗 Xa 因子活性。肾功能不全者慎用，严重肾功能患者建议使用普通肝素。常用低分子肝素包括：伊诺肝素（克赛）为按体重给药 100 U/kg，每 12 h 一次或 1.0 mg/kg，每 12 h 一次；那屈肝素（速碧林）为 86 U/kg，每 12 h 一次或 0.1 ml/kg，每 12 h 一次；达肝素（法安明）为 100 U/kg，每 12 h 一次或 200 U/kg，每日一次。

3．间接 Xa 因子抑制剂 磺达肝素为选择性 Xa 因子抑制剂，治疗剂量个体差异小，每日一次，无需监测凝血功能。对肾功能的影响要小于低分子肝素。对于中度肾功能不全（肌酐清除率 30 ~ 50 ml/min）患者，剂量减半。严重肾功能不全（肌酐清除率＜ 30 ~ 50 ml/min）患者禁用。用法为体重＜ 50 kg 者，5.0 mg，每日一次；体重 50 ~ 100 kg 者，7.5 mg，每日一次；体重＞ 100 kg 者，10.0 mg，每日一次。

4．直接 Ⅱa 因子抑制剂 阿加曲班为精氨酸的哌啶羧酸衍生物，分子量小，能进入血栓内部，与凝血酶活性部位结合发挥抗凝作用。对血栓中凝血酶的抑制能力强于肝素，药物的清除明显受肝功能的影响。主要适用于急性期、HIT 及存在 HIT

风险的患者。用法为静脉泵入，维持 aPTT 于基线值的 1.5 ～ 3.0 倍（≤ 100 s），酌情调整用量 [一般＜ 10 ug/(kg·min)]。

5．比伐卢定　比伐卢定是一种直接凝血酶抑制剂，作用短暂而且可逆。用法：肌酐清除率＞ 60 ml/min，起始剂量为 0.15 ～ 0.2 mg/（kg · h），维持 aPTT 与基线值的 1.3 ～ 2.5 倍；肌酐清除率在 30 ～ 60 ml/min 与＜ 30 ml/min，起始剂量分别为 0.1 ～ 0.2 kg/h 和 0.05 ～ 0.1 kg/h。

（二）口服抗凝药

1．维生素 K 拮抗剂　维生素 K 拮抗剂（如华法林）是长期抗凝治疗的主要口服药物，效果评估需监测凝血功能的国际标准化比值（international normalized ratio，INR）。治疗剂量范围窄，个体差异大，药效易受多种食物和药物影响。治疗初始常与低分子肝素联合使用，建议剂量为 2.5 ～ 6.0 mg/d。2 ～ 3 天后开始测定 INR，当 INR 稳定在 2.0 ～ 3.0，并持续 24 h 后停用低分子肝素，继续华法林治疗。华法林对胎儿有害，孕妇禁用。低强度（INR=1.5 ～ 1.9）的治疗效果有限，而且未能减少出血的发生率。高强度（INR=3.1 ～ 4.0）的治疗并不能提供更好的抗血栓治疗效果，相反出血的风险增加。中等强度（INR=2.0 ～ 3.0）的抗凝治疗是目前临床采用的标准。

2．新型的口服抗凝药　新型的口服 Xa 因子抑制剂应用越来越广。在 CA-VTE 中已应用的有利伐沙班、依度沙班，阿哌沙班等。在国内，新型的口服 Xa 因子抑制剂（达比加群）因具有药物之间相互作用小、给药剂量固定、生物利用度高（＞ 80%）等优点被广泛使用。该药经肝、肾排泄，33% 通过肾代谢，无需监测，轻、中度肾功能不全的患者可以正常使用。疗效与控制良好的华法林的疗效相当，但大出血风险低。推荐用法：利伐沙班，前三周 15 mg，每日二次；维持剂量为 20 mg，每日一次。阿哌沙班，在拒绝或无法使用低分子肝素时考虑，前 7 天 10 mg，每日二次；维持剂量为 5 mg，每日二次。依度沙班，在低分子肝素或肝素抗凝至少 5 天后，60 mg，每日一次或 30 mg，每日一次（体重＜ 60 kg 或肌酐清除率 30 ～ 50 ml/min）。

对于 CA-VTE 患者，低分子肝素抗凝为首选治疗 [2]。目前新型的口服抗凝药在肿瘤患者中的应用证据越来越多，有应用逐渐扩大的趋势。对临床高度怀疑 DVT 的患者，如无禁忌，在等待检查结果期间，可先给予抗凝治疗，然后根据确诊结果决定是否继续抗凝。有肾功能不全的患者建议使用普通肝素。对于出血风险较高的肿瘤患者推荐使用 LMWH，特定的口服直接 Xa 因子抑制剂是可替代方案。出血风险较高的患者人群包括原发病灶完整的胃肠道肿瘤，泌尿生殖系统肿瘤、膀胱和肾盂肿瘤、输尿管高出血风险的肿瘤，活动性胃肠道黏膜异常（如十二指肠溃疡、胃炎、食管炎或结肠炎）患者。

（三）化疗引起的血小板减少症患者 VTE 的抗凝治疗

癌症患者常出现血小板减少症。它增加了 VTE 治疗性抗凝中的出血风险。资料显示在血小板计数＜ 50 000/μl 的患者中，超过 75% 的患者血小板减少是化疗所致。HIT占血小板减少事件的比例不足1%。此时应用低分子肝素的剂量应根据血小板计数以及化疗的情况进行调整。NCCN指南建议：血小板计数＞50 000/μl，给予全量依诺肝素，按体重给药1 mg/kg，每日两次或1.5 mg/kg，每日一次；血小板计数为25 000～50 000/μl时，给予半量依诺肝素，0.5 mg/kg，每日两次；血小板计数＜25 000/μl，暂停给予依诺肝素。对于VTE复发高危人群和预期持续很久的血小板减少症患者，可以考虑输注血小板以维持血小板计数＞25 000/μl，以继续使用依诺肝素[3]。

（四）抗凝治疗疗程的确定

VTE的患者需长期抗凝，抗凝治疗的时间需根据血栓发生的原因、部位、有无肿瘤等情况决定。长期抗凝过后，是否需要延长抗凝要根据血栓的复发和抗凝出血风险进行评估。对于手术或一过性非手术因素所引起的腿部近端或腿部孤立性远端的深静脉血栓形成或肺动脉栓塞症患者，推荐抗凝治疗3个月。对于无诱因的腿部近端或腿部孤立性远端的深静脉血栓形成或肺动脉栓塞症患者，推荐抗凝治疗至少3个月；3个月后，应评估延长治疗的风险收益比，决定是否延长抗凝，D-二聚体水平可作为重要参考。无诱因的首次腿部近端深静脉血栓形成或肺动脉栓塞症的患者，伴有低、中度出血风险，建议延长抗凝治疗；伴有高度出血风险者，推荐抗凝治疗3个月。复发的VTE患者，如伴有低、中度出血风险，推荐延长抗凝治疗；伴有高度出血风险，建议抗凝治疗3个月[1]。

对于CA-VTE的患者，长期抗凝治疗可降低静脉血栓的复发，推荐至少3个月的抗凝治疗[3]。如无高出血风险，恶性肿瘤等高危因素仍存在，大多数患者需延长抗凝治疗，原则上直至肿瘤等危险因素去除。CA-VTE患者常常需延长抗凝治疗，在判定血栓是否处于稳定期时，D-二聚体水平的测定对恶性肿瘤患者参考意义不大。

对于临床较常见的小腿肌间静脉血栓形成，应根据患者是否有症状、肿瘤的活动性等进行判断，大多数肿瘤患者需完成3个月的标准抗凝时间。高出血风险患者如无法进行抗凝，需严密观察临床表现和进行血栓的超声检查。如血栓进展，需考虑抗凝，必要时需放置腔静脉滤器。

二、溶栓治疗

抗凝治疗无法彻底去除血栓。理论上溶栓治疗应优于单纯的抗凝治疗，血栓的消除有助于减轻症状和降低PTS发生率，但因为溶栓治疗有引起出血的风险，而且深静脉血栓形成患者的血栓形成的危险因素、血栓形成时间差异大，溶栓治疗疗效不一致，导致溶栓治疗并未成为常规的治疗。尤其是CA-VTE患者，全身状况较复杂，临床表现多样，引起血栓的高危因素持续存在，预期寿命不一样，出血风险不同（如胃肠道肿瘤出血的风险高），使得溶栓治疗在CA-VTE的治疗中应用相对较少。溶栓治疗大多在早期急性发作的严重髂静脉和股静脉血栓，如股青肿有导致肢体坏疽的危险时才考虑使用。总之，对于绝大多数患者，还没有证据支持在深静脉血栓形成早期使用溶栓治疗。而且，接受抗凝治疗后，肺动脉栓塞症的发生是很少见的。对于高危肺动脉栓塞症，溶栓是首选治疗，溶栓可迅速溶解血栓，恢复肺组织再灌注，降低肺动脉压，改善右心室功能，降低病死率。

溶栓的时间窗大多在 14 天内。溶栓给药方式包括导管溶栓和系统溶栓术，系统溶栓是经外周静脉全身应用溶栓药物。导管溶栓将在血管介入治疗章节详细介绍。

（一）溶栓药物

1．尿激酶最常用，对急性期的治疗具有起效快、效果好、过敏反应少的特点。常见的不良反应是出血。溶栓剂量至今无统一标准，一般首剂为按体重 4 000 U/kg，30 min 内静脉注射；继以 60 ～ 120 万 U/d，维持 72 ～ 96 h；必要时延长至 5 ～ 7 d。

2．重组链激酶　溶栓效果较好，但过敏反应多，出血发生率高，目前临床应用很少。

3．新型溶栓药物　新型溶栓药物有重组组织型纤溶酶原激活物（rTPA）——阿替普酶、瑞替普酶（rTPA）、替奈普酶（TNK-IPA）等，溶栓能力强。在治疗深静脉血栓形成时，具体用药剂量差异较大。国内对于高危肺动脉栓塞症患者，推荐使用链激酶负荷量 25 万 U，静脉注射 30 min；继以 10 万 U/h 持续静脉滴注 12 ~ 24 h，或 150 万 U，持续静脉滴注 2 h。尿激酶负荷量为按体重 4 400 U/kg，静脉注射 10 min；继以 2 200 U/（kg・h），持续静脉滴注 12 h，或快速给药 2 万 U/kg，持续静脉滴注 2 h。rtPA 应给予 50 mg 持续静脉滴注 2 h。对于肺动脉栓塞症患者国外 NCCN 建议使用阿替普酶 100 mg，持续静脉滴注 2 h 以上。年龄＞ 75 岁、近期手术（1 个月内）或出血风险高的患者建议滴注阿替普酶 50 mg [3]。

4．降纤类药物　常用巴曲酶，是单一组分降纤类制剂，通过降低血中纤维蛋白原的水平抑制血栓形成。

（二）溶栓治疗的适应证和禁忌证

溶栓治疗的适应证：①威胁肢体 / 危及生命的心近端深静脉血栓形成（髂静脉、股静脉、腘静脉）；②有症状的髂静脉和股静脉血栓形成，全身状况好，预期生命＞ 1 年，出血并发症的风险低；③巨大 / 致命性肺动脉栓塞；④缺血高危的急性肠系膜上静脉血栓。

溶栓治疗的禁忌证包括以下几点。绝对禁忌：①出血性卒中或不明原因卒中病史；②颅内肿瘤；③既往 3 个月内缺血性卒中；④在既往 3 周内严重外伤、手术或颅脑损伤病史；⑤活动性出血，包括严重的颅内、胃肠、泌尿道出血；⑥溶栓药物过敏。相对禁忌：①年龄大于 75 岁；②妊娠或产后第 1 周；③穿刺部位不可压迫；④创伤性休克液体复苏；⑤血小板计数＜ 100 000/mm^3；⑥难治性高血压（收缩压＞ 180 mmHg、舒张压＞ 100 mmHg）；⑦晚期肝病、感染性心内膜炎、近期胃肠道出血（最近 3 个月）；⑧预期寿命≤ 1 年；⑨动脉瘤、主动脉夹层、动静脉畸形；⑩细菌性心内膜炎等。

（三）溶栓治疗的并发症

1．出血　无论是系统溶栓还是导管溶栓，治疗中最常见的并发症是出血，与用药剂量、方式和时间有关；剂量越大、治疗时间越长，出血风险越大；全身用药比局部用药出血的危险性更大。按照严重程度，出血分为轻微出血和严重（大）出血。轻微出血通常表现为穿刺点的渗血或皮下瘀斑，一般不需要特殊治疗；严重出血为发生于颅内、腹膜后、胃肠道或泌尿系统的出血，应停用溶栓药物，必要时需输血或外科干预治疗。

2．过敏反应　目前国内常用的静脉溶栓药物中，重组链激酶是异种蛋白，具有抗原性，过敏发生率为1% ~ 18%，体温升高是其常见表现，可同时出现低血压、腹痛等症状，同时应用糖皮质激素药物也不能完全预防。近年来重组链激酶的应用逐渐减少。尿激酶的发热等过敏反应少见，但仍有严重的过敏致休克的病例发生，应引起注意。治疗前应详细询问患者过敏史，治疗中应仔细观察患者，如皮肤荨麻疹，结膜及口腔黏膜水肿，呼吸、心率及血压变化等，及早发现过敏反应。积极应用皮质类激素治疗，避免休克等严重情况的发生。

（四）溶栓治疗中主要的监测指标

1．纤维蛋白原水平　血浆纤维蛋白原水平< 1.5 g/L 时应减少药物剂量，低于1.0 g/L 时停止溶栓治疗。

2．血小板计数　血小板计数低于 80×10^9/L 或较基础值降低超过 20%，应注意出血风险的增加；低于 50×10^9/L 时，应停用溶栓及抗凝药，并根据有无出血决定进一步治疗措施。

3．D- 二聚体水平　D- 二聚体常常能够灵敏地反映溶栓治疗是否有效，如果 D-二聚体水平由治疗中的高点降低并逐渐趋于正常，或维持较低水平而不再升高，提示溶栓药物不再对残存血栓起效。此时可考虑停用溶栓药物，避免因延长的无效治疗而增加出血的风险。

三、其他药物治疗

1．静脉活性药　静脉活性药包括七叶皂苷类、黄酮类等。七叶皂苷类（如迈之灵、威利坦）具有抗炎、减少渗出、增加静脉血管张力、改善血液循环、保护血管壁等作用。黄酮类（如地奥司明）具有抗炎、促进静脉血液回流，减轻患肢肿胀和疼痛作用，从而改善症状。

2．类肝素抗栓药物　如舒洛地特，有硫酸艾杜黏多糖和硫酸皮肤素两个主要成分，有较强的抗血栓作用，同时具有保护内皮、抗血小板和抗炎作用。

（首都医科大学附属北京世纪坛医院　张福先　罗小云）

参考文献

[1] 李晓强，张福先，王深明．深静脉血栓形成的诊断和治疗指南（第三版）[J]．中国血管外科杂志（电子版），2017，9（04）：250-257.

[2] 马军，秦叔逵，吴一龙，等．肿瘤相关静脉血栓栓塞症预防与治疗指南（2019 版）[J]．中国肿瘤临床，2019，46（13）：653-660.

[3] Streiff MB，Holmstrom B，Angelini D，et al．NCCN guidelines insights：cancer-associated venous thromboembolic disease，version 2.2018 [J]．Journal of the National Comprehensive Cancer Network：JNCCN，2018，16（11）：1289-1303.

第二节　血管介入治疗

如前所述，对于 DVT，抗凝治疗无法彻底去除血栓，尤其是中央型静脉仍有很高的深静脉 PTS 发生率，临床一直在寻找溶解血栓的有效方法。近些年随着血管介入技术的发展，血管介入治疗因为有微创的优势，在 DVT 的治疗中应用得越来越多。血管介入治疗主要包括导管溶栓、经皮机械性血栓清除术[1]、球囊导管成形术和支架植入术和预防肺动脉栓塞症的腔静脉滤器的植入[2]。

一、导管溶栓

导管溶栓（catheter-directed thrombolysis，CDT）是将导管直接置入静脉血栓部位，局部给药。相比系统溶栓优势明显，能显著提高血栓的溶解率，降低 PTS 的发生率，治疗时间短，并发症少，为临床首选的溶栓方法。目前国内也有一些随机对照试验显示了导管溶栓静脉通畅度和临床症状改善优于系统溶栓，但对于远期 PTS 的结果国内外仍缺乏有力的证据。因没有足够临床试验数据的支持，因此在国内外指南中，对于 DVT 不推荐常规应用导管溶栓。但近年来一些随机对照试验和大样本临床回顾性研究显示早期溶栓在去除血栓方面优于单纯抗凝治疗。对于髂静脉和股静脉血栓形成，CDT 治疗在改善患者的生活质量上要好于抗凝治疗，但代价是并发症——出血。虽然治疗技术的发展和更严格的适应证的选择使得出血的发生率低于早期的报道，但出血仍是限制导管溶栓应用的主要因素。导管溶栓为选择性应用，如用于下肢肿胀严重，需要肢体救治的患者。对于出血风险低的某些广泛急性近心端 DVT 患者，如髂静脉和股静脉血栓形成，症状出现时间小于 14 天，有良好的功能状态，预期寿命大于 1 年，如果医疗中心有较好的技术和资料结果，可用 CDT 减轻急性症状和预防 PTS。

导管溶栓的入路有以下几种：①顺行入路，顺静脉血流方向置管，对深静脉瓣膜的损伤小。经患侧腘静脉穿刺置管，适用于髂静脉、股静脉血栓形成；经患侧股静脉穿刺置管，只适用于髂静脉血栓形成；经胫后静脉、胫前静脉、小隐静脉、大隐静脉置管，适用于中央型及混合型 DVT。②逆行入路，逆静脉血流的方向置管，易造成深静脉瓣膜的损伤，包括经对侧股静脉穿刺置管、经颈内静脉穿刺置管。推荐顺行入路置管为首选的方式，具体根据血栓部位、操作者的经验及患者的条件进行选择。如顺行入路失败或不满足条件时，可考虑逆行入路。

CDT 时尿激酶的给药方法为先快速给予首剂，然后给予每天的剂量，有快速泵入和持续泵入两种。前者是每天的尿激酶总量分 2 ～ 4 次快速泵入（1 h 内），后者是每天总量在 24 h 持续均匀泵入。NCCN 指南建议 CDT 联合机械性血栓清除术治疗深静脉血栓形成：阿替普酶（tPA），0.5 ～ 1.0 mg/h，静脉泵入；或瑞替普酶，0.25 ～ 0.75 U/h，静脉泵入 [3]。建议超声辅助 CDT 治疗肺动脉栓塞症：阿替普酶，1 mg/h（双侧肺动脉栓塞，2 mg/h），总量 24 mg；替奈普酶，0.25 ～ 0.5 mg，静脉注射 [4]。

二、经皮机械性血栓清除术

经皮机械性血栓清除术（percutaneous mechanical thrombectomy，PMT）主要是利用机械原理对血栓进行碎栓、负压抽吸等，达到迅速清除血栓的目的。目前有多种机械性血栓消融装置如 ATD、PTD、Angiojet、Hydrolyser、Oasis、Roterax、Trellis 等。和导管溶栓的应用指征一样，PMT 主要用于急性期中央型或混合型 DVT、全身状况好、预期生存期大于 1 年的患者。临床资料证实与 CDT 联合使用能够减少溶栓药物剂量、缩短住院时间。

三、球囊导管成形术和支架植入术

髂静脉狭窄在 DVT 的发病中起重要作用，在 CDT 或手术取栓后，对髂静脉狭窄可以采用球囊导管成形、支架置入等方法予以解除，以利于减少血栓复发、提高中远期通畅率、减少 PTS 的发生。对于非髂 - 下腔静脉交界处的狭窄或闭塞，支架的置入建议为以病变部位为中心，近端不进入下腔静脉。对于髂 - 下腔静脉交界处的病变，应控制支架进入下腔静脉的长度在 1 cm 以内。一般在成功行 CDT 或血管切开取栓后，造影发现髂静脉狭窄＞ 50% 时，建议首选球囊导管成形、支架置入术，必要时采用外科手术解除髂静脉阻塞。

四、腔静脉滤器的置入

深静脉血栓形成最严重的后果是致死性肺动脉栓塞症。置入腔静脉滤器是目前预防和降低致死性肺动脉栓塞症的有效措施。但腔静脉滤器仅对肺动脉栓塞症具有预防作用，对深静脉血栓无治疗作用，反而是引起深静脉血栓复发的不利因素。在有效的抗凝下，大部分患者并不发生致死性肺动脉栓塞症。因此对于大多数深静脉血栓患者，推荐抗凝治疗时不常规应用腔静脉滤器 [2]。

放置腔静脉滤器的指证是抗凝治疗有禁忌或有并发症的近段深静脉血栓患者，在充分抗凝治疗的情况下反复发作血栓栓塞。腔静脉滤器一般放置在下腔静脉因为单独使用滤器不是DVT的有效治疗方式。在抗凝治疗基础上置入下腔静脉滤器虽然可减少肺动脉栓塞症的发生，但不能延长VTE初患患者的早期和晚期生存期。目前有多种滤器可选择，但还没有对这些滤器在预防肺动脉栓塞症的有效性和安全性进行比较的对照试验，没有证据表明哪种滤器一定优于其他滤器。滤器通常在荧光屏下经颈静脉和股静脉放入，通常位于肾静脉下方。有时考虑放置在上腔静脉，但大多为适应证外使用，需谨慎考虑和评估。按照应用目的可分为3类：临时滤器、永久滤器和可回收滤器。临时滤器顾名思义为临时放置在体内，在血栓脱落风险降低后，必须取出。当患者需要终身保护防止血栓栓塞发生时，使用永久滤器。可回收滤器为兼顾前两种功能设计的，目的在于减少滤器长期置入的并发症。但如果可回收滤器作为永久滤器植入，其稳定性低于永久滤器，而并发症的发生率要高于永久滤器。使用可回收滤器的指征是患者在有限时间内需要保护防止血栓栓塞发生的情况。临床上在必须应用滤器的情况下，推荐应用可回收滤器，并在度过滤器保护时期后及在允许可回收时间窗内尽早取出。滤器在体内植入时间产的长短与并发症发生率成正比。

腔静脉滤器的并发症有下腔静脉血栓阻塞，阻塞下腔静脉的血栓可以来滤器自身拦截的栓子，也可来自滤器自身形成的血栓；下腔静脉穿透管壁，一般指超出下腔静脉外壁3 mm以上；滤器移位，指经X线平片、CT或血管造影检查发现滤器位置较释放时发生了变化（头侧移位或尾侧移位）超过2 cm；滤器断裂，滤器倾斜等。

滤器置入后的管理非常重要。在条件允许下应该尽早常规抗凝，抗凝见参照抗凝药物部分。滤器置入后第一年内，患者至少要在1、3、6、12月进行影像学和超声检查随访，尤其是可回收滤器，在评估血栓稳定性后，在时间窗内尽早取出。

（首都医科大学附属北京世纪坛医院 张福先 罗小云）

参考文献

[1] 李晓强，张福先，王深明．深静脉血栓形成的诊断和治疗指南（第三版）[J]．中国血管外科杂志（电子版），2017，9（04）：250-257.

[2] 张福先，李晓强，刘建龙，等．腔静脉滤器临床应用指南 [J]．中国实用外科杂志，2019，39（07）：651-654.

[3] Streiff MB，Holmstrom B，Angelini D，et al．NCCN guidelines insights：cancer-associated venous thromboembolic disease，Version 2.2018 [J]．Journal of the National Comprehensive Cancer Network：JNCCN，2018，16（11）：1289-1303.

[4] 王辰．肺血栓栓塞症诊治与预防指南 [J]．中华医学杂志，2018，98（14）：1060-1087.

第三节 手术治疗

手术取栓是清除血栓的积极治疗方法，可迅速解除静脉梗阻。常用 Fogarty 导管经股静脉取出髂静脉血栓，用挤压驱栓或顺行取栓清除股静脉和腘静脉血栓。手术取栓治疗急性下肢深静脉血栓自 20 世纪 40—60 年代曾经盛行。但早期手术死亡发生率较高。70 年代以后，随着抗凝药物治疗的应用，以及远期随访报道手术取栓后静脉血栓的复发率和 PTS 发生率较高，手术取栓的使用逐渐减少。在理论上，手术取栓能清除血栓，对于保护静脉通畅、静脉瓣膜功能更具有积极的意义。学者们对一直未放弃对手术取栓的研究。通过采用动静脉瘘，严格手术指证，注重手术取栓后的检查和抗凝治疗等，以及将手术取栓和机械取栓、介入溶栓等相结合的方法，提高了手术的疗效。不过，至今仍有临床观察报道称手术取栓后的通畅率和 PTS 发生优于非手术疗法。但研究缺乏随机对照试验证实，随机对照试验大多在 21 世纪 80—90 年代进行均为单纯的手术取栓加动静脉瘘。近年来，随着血管介入技术的发展，手术取栓过程中可应用导管介入、支架置入等提高手术的疗效。例如手术取栓后应用支架处理左髂总静脉的原发性狭窄病变可提高静脉通畅率。手术取栓的技术在不断改进，但其是否能提高静脉远期通畅率和保护瓣膜功能仍需大量的前瞻性临床随机对照试验评价。

手术治疗急性下肢 DVT 后临床症状消失快，近期疗效显著，是治疗严重急性 DVT 导致股青肿、挽救肢体的有效手段，这已得到公认 [1]。但由于远期疗效不确定，手术取栓能否常规应用于急性 DVT 仍有争议。国内外一致的观点是在较严重的髂静脉和股静脉血栓形成时，因静脉阻塞会产生肢体坏疽危险，应考虑使用手术取栓术以挽救肢体。例如，目前在美国并不推荐常规应用手术取栓治疗急性 DVT。

手术取栓的适应证是病史在 7 天以内的中央型或混合型 DVT 患者，全身情况良好，无重要脏器功能障碍。随着对髂静脉压迫的认识的加深，在手术取栓后常行髂静脉造影，明确髂静脉有无重度狭窄或闭塞，并行支架置入以取得更好的疗效。

在取栓手术时是否放置下腔静脉滤器仍有争议 [2]。目前尚无确切数据证实手术或导管溶栓会增加肺动脉栓塞症或死亡的发生率。但为增加手术的安全性或在考虑有肺动脉栓塞症的高风险时，临床仍会考虑放置滤器。但一般建议首选可回收或临时滤器，在肺动脉栓塞症风险下降后取出滤器，以减少远期并发症的发生率 [3]。

（首都医科大学附属北京世纪坛医院 张福先 罗小云）

参考文献

[1] 李晓强，张福先，王深明．深静脉血栓形成的诊断和治疗指南（第三版）[J]．中国血管外科杂志（电子版），2017，9（04）：250-257.

[2] 张福先，李晓强，刘建龙，等．腔静脉滤器临床应用指南 [J]．中国实用外科杂志，2019，39（07）：651-654.

[3] 王辰．肺血栓栓塞症诊治与预防指南 [J]．中华医学杂志，2018，98（14）：1060-1087.

第四节 其他非药物治疗

急性 DVT 患者下肢肿胀严重时，嘱患者垫高下肢促进静脉血回流，以减轻症状。早期随机对照试验，如 Brandjes [1] 和 Prandoni 等 [2] 的试验显示 DVT 的患者穿戴弹力袜相比未穿戴弹力袜可降低深静脉 PTS 的发生率。但随后的更大样本量的随机安慰剂对照试验未发现穿戴弹力袜可减少其发生，也不能改善急性下肢疼痛 [3]。因此，对于早期穿戴弹力袜可降低深静脉 PTS 发生的观点，证据尚不足 [4]。

非药物治疗主要是针对深静脉 PTS 的治疗 [5]。静脉 PTS 定义为曾患静脉血栓栓塞症的患者出现的一系列下肢静脉功能不全的症候群。PTS 在 DVT 患者中的发生率为 20% ~ 50%，主要表现为下肢肿胀、疼痛或局部不适。症状的严重程度随着时间的延长而变化，严重者可出现下肢静脉溃疡。多种评分系统，加 Villalta [2] 评分、Ginsberg [6] 评分和 Brandjes 评分等 [1] 可用来评价症状和体征的严重程度。对于已发生 PTS 的患者，如果症状严重可考虑穿戴医用弹力袜或间歇性气囊加压装置治疗。局限性的血栓性浅静脉炎可用局部热敷或理疗减轻症状。

（首都医科大学附属北京世纪坛医院　张福先　罗小云）

参考文献

[1] Brandjes DP，Büller HR，Heijboer H，et al．Randomised trial of effect of compression stockings in patients with symptomatic proximal-vein thrombosis [J]．Lancet，1997，349（9054）：759-762.

[2] Villalta S，Bagatella P，Piccioli A．Assessment of validity and reproducibility of a clinical scale for the post-thrombotic syndrome [J]．Haemostasis，1994，24（1）：158.

[3] Kahn SR，Shapiro S，Wells PS，et al．Compression stockings to prevent post-thrombotic syndrome：a randomised placebo-controlled trial [J]．Lancet，2014，383（9920）：880-888.

[4] 张福先，王深明．静脉血栓栓塞症诊断与治疗 [M]．北京：人民卫生出版社，2013.

[5] 李晓强，张福先，王深明．深静脉血栓形成的诊断和治疗指南（第三版）[J]．中国血管外科杂志（电子版），2017，9（04）：250-257.

[6] Ginsberg JS，Turkstr AF，Buller HR，et al．postthrombotic syndrome after hip or knee arthroplasty：a cross-sectional study [J]．Arch Intern Med，2000，160（5）：669-672.

第五节　复发的治疗

CA-VTE 的复发原因较多，常见原因有抗凝治疗失败或疗程不足、血栓危险因素加重（包括肿瘤的进展和不同治疗方式）等。抗凝治疗失败定义为在抗凝治疗的同时，DVT 或 PE 进展或出现新的 DVT 或 PE。抗凝治疗期间出现 VTE 加重、复发，应积极寻找原因：应首先注意是否存在抗凝治疗不充分的情况如抗凝方案不合适、药物剂量不足等，进行规范化抗凝治疗。接受华法林或普通肝素治疗的复发性 VTE 患者有可能 INR 或 aPTT 值未达治疗值，需要将抗凝剂剂量增加到治疗水平。

在出现不能解释的复发性 VTE 时，应重新评估血栓形成的危险因素和复发原因，观察是否存在潜在的疾病，如肿瘤的进展等。如使用华法林或肝素在 INR 或 aPTT 值达标的情况下有 VTE 复发或进展，则与肿瘤相关的高凝状态如 Trousseau 综合征，获得性和（或）家族性易栓症，肿瘤进展压迫静脉，以及一些先天性压迫［如 May-Thurner 综合征（髂静脉压迫综合征）、胸廓出口综合征等解剖性因素］对于抗凝治疗方案的确定也很重要。有时解除解剖性压迫对预防复发性血栓形成也有益处。

在规范抗凝治疗过程和排除其他导致复发的因素后，可考虑更换抗凝药物或将口服维生素 K 拮抗剂华法林转换为低分子肝素行抗凝治疗，或将原来应用的低分子肝素的治疗剂量增大 1/4 ～ 1/3。若在抗凝剂量临床估计足够大时仍达不到治疗范围，应考虑有无药物抵抗。如华法林抵抗，是指通常用于治疗 VTE 的华法林剂量无法达到治疗性 INR，可能是由于与华法林的酶促代谢相关的遗传变异，或使用了与华法林相互作用的药物。接受华法林治疗并显示未达治疗性 INR 的患者的后续选择是改用静脉注射 LMWH（优选）、静脉注射 UFH 或磺达肝素。一项研究的结果支持他们改用 LMWH，其报道在华法林治疗失败后接受 LMWH 治疗的患者 VTE 复发率低。肝素抵抗是指通常用于治疗 VTE 的肝素剂量无法达到治疗性 aPTT，可能的原因有抗凝血酶的缺乏、同时应用大剂量硝酸甘油等。接受 UFH 达到治疗性 aPTT 水平时 VTE 复发患者可选择改用静脉注射 LMWH 或磺达肝素，或增加静脉注射 UFH 的剂量；接受华法林达到治疗性 INR 水平时 VTE 复发患者可选择改用低分子肝素。

抗凝治疗失败除了考虑抗凝剂剂量不足，患者是否坚持用药或用药的次数也很重要。有研究报道每天一次使用依诺肝素的癌症患者 VTE 复发的风险增加，此时可考虑每日两次的给药方案[1]。对于接受低分子肝素抗凝治疗出现 VTE 复发的患者，增加剂量通常不需要实验室监测抗凝效果，有条件可检测抗Ⅹa 因子活性指导低分子肝素和普通肝素的用药。接受肝素治疗时 VTE 复发的癌症患者在临床上应警惕 HIT。虽然发生率低，仍应给予足够重视。应指出的是在充分有效抗凝治疗时静脉血栓进展或肺动脉栓塞症加重，需考虑放置下腔静脉滤器以降低致死性肺动脉栓塞症风险[2]。

抗凝治疗后血栓复发的处理可以参考 NCCN 指南推荐的处理措施[3]，详细内容见表7-1。

表7-1 NCCN指南关于抗凝治疗失败的处理措施[3]

使用药物	治疗达标	处理措施
普通肝素	治疗性 aPTT	考虑 HIT 考虑狼疮抗凝物（抑制剂） 增加普通肝素的剂量或 换 LMWH 或磺达肝素
	低于治疗性 aPTT	考虑 HIT 增加普通肝素的剂量以达到治疗水平 如果普通肝素超过 25 U/(kg·h)，检测抗凝血酶水平
低分子肝素		考虑 HIT 改为每 12 h 一次，或增加剂量，或转换为磺达肝素
磺达肝素		考虑 HIT 转换为普通肝素或低分子肝素
华法林	治疗性 INR	转换为低分子肝素（首选）、普通肝素或磺达肝素
	低于治疗性 INR	增加华法林剂量达到目标 INR 考虑转换为低分子肝素（首选）或磺达肝素
阿哌沙班、达比加群、依度沙班或利伐沙班		转换为低分子肝素

（首都医科大学附属北京世纪坛医院 张福先 罗小云）

参考文献

[1] 马军，秦叔逵，吴一龙，等. 肿瘤相关静脉血栓栓塞症预防与治疗指南（2019 版）[J]. 中国肿瘤临床，2019，46（13）：653-660.

[2] 王辰. 肺血栓栓塞症诊治与预防指南 [J]. 中华医学杂志，2018，98（14）：1060-1087.

[3] Streiff MB，Holmstrom B，Angelini D，et al. NCCN guidelines insights：cancer-associated venous thromboembolic disease，version 2.2018 [J]. Journal of the National Comprehensive Cancer Network：JNCCN，2018，16（11）：1289-1303.

第六节 并发症的治疗

一、出血治疗

出血是抗凝、溶栓治疗中最常见的并发症，在应用这些药物时应严格按照药物说明书使用，并进行必要的检测。一旦出现出血，应该考虑调整药物剂量，甚至终止抗凝。在发生大出血可能危及生命，或外伤及手术需逆转抗凝治疗时需根据不同的药物给予拮抗剂。不同抗凝剂的使用可参考 NCCN 指南，见表 7-2 [1]。Andexanet alfa 的中文名为安德剂特 α，用于逆转Ⅹa 因子抑制剂（如利伐沙班、阿哌沙班）的抗凝作用，其用法和剂量见表 7-3 和表 7-4。

二、肝素诱导的血小板减少症的治疗

肝素诱导的血小板减少症（heparin-induced thrombocytopenia，HIT）是由肝素类药物引起的一种以血小板减少为特征的并发症，主要表现为血小板减少、血小板激活和（或）血栓形成 [2]。当出现血栓形成的临床表现时称为肝素诱导的血小板减少症的血栓形成（heparin-induced thrombocytopenia thrombosis，HITT）[3]。所有接受肝素类药物治疗的患者均有可能发生 HIT，其发生可能不依赖于药物的剂量和给药途径。虽然发生率较低，但有时是致命的，临床医师，尤其是血管外科医师需要认识到这一潜在并发症的危害性。早期诊断 HIT 并采取治疗措施对于减少血栓栓塞等严重并发症的发生具有重要意义 [4]。

1958 年，美国 Weismann 和 Tobin 首次报道 1 例下肢 DVT 的患者接受肝素治疗后出现下肢动脉栓塞，在继续应用肝素下出现腹主动脉血栓栓塞 [5]。之后陆续有应用肝素后出现无明确原因的动脉血栓栓塞的报道，并且大都在肝素应用后 10 天左右发生。1969 年，Natelson 将其命名为肝素诱导的血小板减少症。在其后，肝素与血小板第Ⅳ因子（PF_4）复合物引起抗体产生，并激活血小板的免疫机制的发现使得临床对 HIT 的认识更进一步 [6]。目前国内外报道的 HIT 的发生率不一致，这与不同的临床情况应用背景、肝素的种类、肝素使用的时间不一致等有关。HIT 的发生率为 0.3% ～ 4.8% 不等，死亡率可高达 20% ～ 30%。美国一项研究发现，1979—2005 年共 1 055 400 例 VTE 的住院患者的 HIT 发生率约为 0.36%，使用普通肝素者的 HIT 发生率比使用低分子肝素者高 10 倍 [2]。

HIT 可分为两型：①Ⅰ型 HIT 为非免疫反应，较常见。初次使用肝素时即发生，在使用肝素的患者中发生率可高达 30%，也称作肝素相关性血小板减少（heparin associated thrombocytopenia，HAT）。血小板计数轻微降低，但很少低于 10×10^9/L，

表7-2 抗凝拮抗剂的使用[1]

种类	抗凝逆转	注意事项
UFH（半衰期 1 h）	• 每 100 U UFH 给予鱼精蛋白 1 mg（考虑到 UFH 的半衰期），通过缓慢静脉输注（不超过 5 mg/min） • 密切监测 aPTT • 最大剂量：50 mg 例如，在静脉注射 5 000 U UFH 后患者立即出血，给予鱼精蛋白 50 mg；在给予 UFH 1 250 U/h 时患者出血，则给予鱼精蛋白 24 mg，以逆转最后 4 h 剩余的 UFH	• 如果给药太快，鱼精蛋白可引起过敏反应。 • 对鱼过敏者、既往接触鱼精蛋白［如中性鱼精蛋白（NPH）胰岛素］或输精管结扎、不育男性的患者风险增加 • 鱼精蛋白过量（鱼精蛋白：肝素＞1.3 mg ：1 U）与血小板功能障碍和凝血酶活性降低有关，可导致出血
LMWH（半衰期 5 ～ 7 h）	• 给药 8 h 内，每 1 mg 依诺肝素或 100 U 达肝素给予鱼精蛋白 1 mg • 给药已超过 8 h，每 1 mg 依诺肝素或 100 U 达肝素给予鱼精蛋白 0.5 mg • 给药已超过 12 h，根据考虑临床情况决定是否给予鱼精蛋白（例如 LMWH 剂量、肾功能、出血严重程度） • 缓慢静脉输注给予鱼精蛋白（＜ 5 mg/min） • 最大剂量：50 mg	• 鱼精蛋白逆转 LMWH 的抗Ⅹa 因子活性的剂量不确定
华法林		
INR 4.5-10，无出血	• 暂停华法林 • 寻找药物或膳食的相互作用，并尽可能消除影响 • 寻找急性肝功能不全 / 损伤的证据 • 密切关注 INR（住院患者至少每天 1 次，门诊患者每 1 ～ 2 天一次） • 当 INR 接近治疗范围（INR ＜ 4）时，如果病因不存在或不能消除，则降低剂量（减量 10% ～ 20%），重启华法林治疗 • 在 4 ～ 7 天内复查 INR • 根据每周 1 次的 INR 调整华法林剂量直至稳定	• N/A

续表

种类	抗凝逆转	注意事项
INR＞10，无出血	• 暂停华法林 • 在出血高风险的患者中，考虑小剂量口服维生素 K_1，1～2.5 mg（如果 INR 仍然升高，可在 24 h 内重复给药） • 寻找药物或膳食的相互作用，并尽可能消除影响 • 寻找急性肝功能不全 / 损伤的证据 • 密切关注 INR（住院患者至少每天 1 次，门诊患者每 1～2 天一次） • 当 INR 接近治疗范围（INR＜4）时，如果病因不存在或不能消除，则降低剂量（至少减量 20%），重启华法林 • 在 4～7 天内复查 INR • 每周 1 次的 INR 调整华法林剂量直至稳定	• 避免皮下维生素 K_1 给药，皮下给药由于吸收不稳定而起效延迟 • 维生素 K_1 静脉给药比片剂吸收更迅速
紧急手术（48h 内）	24 h 内： • 暂停华法林 • 维生素 K_1 1～2.5 mg，缓慢 IV（＜1 mg/min） • 术前复查 INR 以确定是否需要补充 FFP 24～48 h： • 暂停给予华法林 • 口服维生素 K_1 2.5 mg • 在 24 h 和 48 h 复查 INR，以评估是否需要维生素 K_1 或 FFP	• 病原体传播的感染［所有血浆源性药物；与溶剂 / 去污剂处理的产品（含 FⅢ的 PCC、含 FⅣ的 PCC、aPCC）相比，FFP 的风险更高］ • 免疫反应，包括变应性 / 过敏性同种异体免疫［维生素 K_1 以及所有的血浆源性药物；与溶剂 / 去污剂处理的产品（含 FⅢ的 PCC、含 FⅣ的 PCC、aPCC）相比，FFP 的风险更高］ • 血管内容量过多（FFP） • 输注相关的急性肺损伤（FFP） • 肺水肿（FFP） • 由于血型不合导致的凝集反应 / 溶血（FFP） • 输血相关的移植物抗宿主病（如果 FFP 未辐照） • 发热性非溶血性输血反应（FFP）

续表

种类	抗凝逆转	注意事项
致命性出血	• 停华法林 • 维生素 K_1 10 mg，缓慢 IV（< 1 mg/min） • 含 FⅣ的 PCC 给药 含 FⅣ的 PCC 给药剂量（基于每千克实际体重的 FⅣ单位） 2 ≤ INR ≤ 4 时，25 U/kg（最多 2 500 U） 4 < INR < 6 时，35 U/kg（最多 3 500 U） INR > 6 时，50 U/kg（最多 5 000 U） 如果无含 FⅣ的 PCC 或患者对肝素过敏和（或）在过去 12 个月有 HIT 病史，则： INR < 4 时，含 FⅢ的 PCC，25 U/kg 加 FFP，2 ~ 3 U INR > 4 时，含 FⅢ的 PCC，50 U/kg 加 FFP，2 ~ 3 U 如果无法获得 PCC，给予 FFP 15 ml/kg 如果无法获得 PCC 或出血对 PCC 无反应，给予 rhFⅦa 25 μg/kg • 密切监测 INR	• 可能需要 3 h 或更长时间才能停止或减缓活动性出血。维生素 K 静脉给药增加过敏反应风险（3 000 次给药约有 1 次风险） • 密切监测生命体征 • 以< 5 ml/min 的速度静脉推注含 FⅣ的 PCC。在给药后 30 天内，7.8% 的患者可发生血栓栓塞 • 静脉推注含 FⅢ的 PCC 的速度应< 10 ml/min • 在给药后 30 天内，6.4% 的患者发生血栓栓塞 • 静脉推注 rhFⅦa 应超过 2 ~ 5 min • rhFⅦa 增加血栓栓塞事件 • 对于有 HIT 病史的患者，使用不含肝素的含 FⅢ的 PCC（FⅨ复合物）
直接凝血酶抑制剂（DTI）		
比伐卢定（肾功能正常者半衰期为 25 min）	• 停药 • 无特异拮抗剂，但以下几点可能有益： 血液滤过和血液透析可有效去除比伐卢定 动物模型和体外实验表明，aPCC［50 ~ 100 U/kg，2 U/(kg · min)，IV］或 rhFⅦa（90 μg/kg，IV，2 min 以上）可能有效 在动物和体外模型中，DDAVP 0.3 μg/kg 可减少出血。如果使用，给药需超过 15 ~ 30 min	• 支持数据有限 • 重复给予 DDAVP（超过 3 或 4 次）可引起快速耐受和低钠血症

续表

种类	抗凝逆转	注意事项
阿加曲班（肝功能正常者半衰期为 45 min）	• 停药 • 无特异拮抗剂，但是以下几点可能有益： 动物模型和病例报告表明，PCC 与 aPCC（50 ~ 100 U/kg，IV）可能有效 体外研究提示 rhF Ⅶ a（90 μg/kg，IV）也可能有效 动物和体外模型中，DDAVP（0.3 μg/kg）能减少出血 • aPTT 监测	
达比加群（半衰期 14 ~ 17h）	• 停药 • 给予伊达赛珠单抗 5 g，IV • 如果服药在 2 h 内，口服活性炭，成人初始标准剂量 50 ~ 100 g，然后每 1、2 或 4 h 给药 1 次，相当于 12.5 g/h • 对于清除缓慢或不完全（如肾功能异常或衰竭）的特殊情况，考虑加伊达赛珠单抗 • 血液透析：用活性炭滤器进行血液透析 • 用 aPTT 或 TT 或 Hemoclot 凝血酶抑制剂试验监测逆转，以确保完全逆转	• 支持所有抗凝逆转治疗策略的数据有限 • 在肾衰竭、重度肾功能不全者中，除了伊达赛珠单抗以外，透析可能有所帮助 • 伊达赛珠单抗在与 4.8% 的患者 30 天内血栓栓塞有关
直接 Xa 因子抑制剂		
	• 停药 • 以下措施可能有益： 如果给药在摄入的 2 h 内考虑口服活性炭，并在 6 h 内重复：成人初始标准剂量 50 ~ 100 g，然后每 1、2 或 4 h 给药 1 次，相当于 12.5 g/h	• 参见 andexanet alfa 给药方法和剂量 • 在给药后 30 天内，andexanet alfa 与 10% 的患者的血栓栓塞有关 • rhF Ⅶ a 与血栓栓塞事件相关

续表

种类	抗凝逆转	注意事项
利伐沙班（半衰期 9 ~ 12 h，老年人可能延长）阿哌沙班（半衰期 12 h）	• 用药： Andexanet alfa（Xa 因子抑制剂的解毒剂），考虑用于颅内出血的患者 替代方法可能包括：① aPCC 25 ~ 50 U/kg，IV 或含 FⅣ 的 PCC 25 ~ 50 U/kg（基于每千克实际体重的 FⅣ 单位）或 rhFⅦa 20 ~ 120 μg/kg，IV。②如果无法获得含 FⅣ 的 PCC 或患者对肝素过敏和（或）在过去 12 个月内有 HIT 病史，则给予含 FⅢ 的 PCC 50 U/kg（基于每千克实际体重的 FⅣ 单位）	• 当用于逆转直接 Xa 因子抑制剂时，aPCC 和含 FⅣ 的 PCC 可导致血栓栓塞
依度沙班（半衰期 10 ~ 14 h）	• 停药 • 无特异拮抗药 • 基于体外和动物模型发现以下措施可能有益： 如果在给予依度沙班的 2 h 内，考虑口服活性炭并在 6 h 内重复：成人初始标准剂量为 50 ~ 100 g，然后每 1、2 或 4 h 给药 1 次，相当于 12.5 g/h • 用药： ① aPCC 25 ~ 50 U/kg，IV 或含 FⅣ 的 PCC 25 ~ 50 U/kg（基于每千克实际体重的 FⅣ 单位）或 rhFⅦa 20 ~ 120 μg/kg，IV；②如果无含 FⅣ 的 PCC 或患者对肝素过敏和（或）在过去 12 个月内有 HIT 病史，则给予含 FⅢ 的 PCC 50 U/kg（基于每千克实际体重的 FⅣ 单位）	• rhFⅦa 与血栓栓塞事件相关 • 当用于逆转直接 Xa 因子抑制剂时，aPCC 和含 FⅣ 的 PCC 可导致血栓栓塞

注：PCC，凝血酶原复合物；aPCC：rhFⅦa 激活的凝血酶原复合物；DDAVP，脱氨基精氨酸血管加压素；FFP：新鲜冰冻血浆；INR，国际标准化比值；IV，静脉注射；

表7-3 andexanet alfa用法[1]

药物治疗	剂量	andexanet alfa给药剂量	
		最后给药＜8 h或不详	最后给药≥8 h
利伐沙班	＜ 10 mg	低剂量	低剂量
	＞ 10 mg 或不详	大剂量	低剂量
阿哌沙班	＜ 5 mg	低剂量	低剂量
	＞ 5 mg 或不详	大剂量	低剂量

表7-4 andexanet alfa剂量[1]

剂量	初始静脉注射（30 mg/min）	持续静脉注射
低剂量	400 mg	500 mg 给药 125 min 以上（4 mg/min）
大剂量	800 mg	1 000 mg 给药 125 min 以上（8 mg/min）

即使持续应用肝素，大多数在 3 天内血小板可逐渐上升、恢复。它不会引起血栓形成，是一种良性反应。其发病机制可能是肝素与血小板和内皮细胞的非特异性结合有关，仅引起低水平的自发性血小板激活，可被前列腺素阻断，但阿司匹林和氯吡格雷无法阻断。②Ⅱ型 HIT 为免疫性反应，大多在肝素使用后 5 ～ 10 天发生，如近期使用过肝素，发生可更早。血小板计数下降低于 10×10^9/L，或下降幅度大于 30% ～ 50%，该型患者体内产生抗肝素 - 血小板第Ⅳ因子复合物抗体（anti-heparin/platelet factor 4 complex antibodies，$AHPF_4$），有血栓形成的风险。目前 HIT 多指免疫介导的血小板减少症。Ⅱ型 HIT 发病机制是血小板活化后释放的 PF_4 与带负电荷的肝素分子结合形成肝素 -PF_4 复合物，肝素 -PF_4 复合物以 T 细胞依赖方式诱发产生 $AHPF_4$ 抗体，抗体引起血小板凝集，活化的血小板又释放更多的 PF_4，导致血小板表面出现更多的肝素 -PF_4 复合物和凝血反应进一步加剧，最终引起血小板数量减少和血液高凝状态。

HIT 的临床表现以血小板计数明显下降，伴或不伴有血栓形成事件为临床特点，根据发生时间可分为 3 种类型：①典型 HIT，血小板减少发生在肝素使用后第 5 ～ 10 天。②速发型 HIT，在肝素使用 24 h 内，突然出现血小板减少，多见于近期使用过肝素的患者。③迟发型 HIT，肝素停药几天后才出现血小板计数减少，此型临床症状重，HIT 抗体滴度高。

HIT 在动脉发生时最常见于脑、大的外周动脉或留置导管部位，引起急性动脉血栓形成，可导致卒中、四肢缺血或器官缺血、梗死。在静脉发生时，多见于下肢深静脉、肺动脉。罕见部位（如脑静脉和脑硬脊膜海绵窦）的血栓形成，常提示 HIT。VTE 是最常见的并发症，包括 DVT 和 PE，有头痛和急性神经系统症状时可能存在脑静脉血栓形成；有腹部疼痛要警惕是否有肾上腺出血性坏死，继发于肾上腺静脉血栓形成的肾上腺出血性坏死是住院患者急性肾上腺功能衰竭最常见的原因。急性全身反应包括寒战、肌僵直、发热、心动过速、大汗及恶心等，少部分患者可有出血表现。极少数患者静脉使用肝素后 30 min 内，发生急性炎症反应，如高血压、心动过速、呼吸困难、胸痛、心肺抑制等，与急性肺动脉栓塞症症状相似，称为“假性肺动脉栓塞症”。

除密切观察临床表现、动态监测血小板数量外，对肝素治疗的或者高度怀疑 HIT 的患者进行 $AHPF_4$ 抗体相关实验室检测以支持诊断很有必要。AHPF4 抗体相关的实验室检测分为检测抗体激活血小板能力的血小板功能试验和检测血清 AHPF4 抗体滴度的免疫功能学试验。

血小板功能试验包括血小板聚集试验、^{14}C 血清素释放试验、肝素诱导血小板聚集试验等，其中以 ^{14}C 血清素释放试验的灵敏性和特异性最高，被认为是诊断的金标准。检测 AHPF4 抗体的滴度，简单易行，比较适合临床应用，主要包括酶联免疫吸附、膜吸附酶联免疫滤过、胶粒凝集免疫测定等方法。抗体滴度的检测无法确定其临床相关性，需要结合临床表现进行诊断，但它对于 HIT 阴性者诊断灵敏性高，可达 90% ～ 95%。临床实践中，酶联免疫吸附方法更容易进行。

诊断可根据肝素使用 5 ～ 10 天后出现血小板明显下降以及无法解释的血栓形成，结合实验室检查等进行诊断。一般患者血小板计数低于 10×10^9/L，或血小板计数下降至患者原血小板计数基数的 30% ～ 50% 以下；停用肝素后血小板计数恢复正常，应要警惕 HIT。临床可参考 Warkentin 的 4Ts 评分系统（表 7-5）。它每项 0 ～ 2 分，将 4 项得分相加得出总分。总分 0 ～ 3 分为低度可能，4 ～ 5 分为中度可能，6 ～ 8 分为高度可能 [4]。

表7-5 4Ts评分表 [4]

项目	0分	1分	2分
血小板减少	血小板计数相对下降＜ 30% 或最低值＜ 10×10^9/L	血小板计数相对下降 30% ～ 50% 或最低值在（10 ～ 19）$\times10^9$/L	血小板计数相对下降＞ 50%，且最低值 ≥ 20×10^9/L
应用肝素与血小板下降相距的时间	应用肝素后 4 天内出现（无既往肝素接触史）	不能肯定的应用后 5 ～ 10 天（如缺少之前的血小板计数资料）、应用肝素＞ 10 天或 ≤ 1 天（既往 30 天内曾应用过肝素）	应用肝素后 5 ～ 10 天或 ≤ 1 天（既往 30 天内曾应用过肝素）
血栓残留或其他后遗症	无	再发血栓或血栓加重、非坏死性皮肤损伤（红斑）、可疑血栓（未证实）	明确的新发动静脉血栓、皮肤坏疽，静脉注射肝素后出现急性系统性反应
其他引起血小板下降的原因	明确存在	可能存在	不存在

HIT需与抗磷脂综合征、DIC、血栓性血小板减少性紫癜、非肝素诱导的血小板减少症和输血后紫癜等鉴别。HIT也可与其他原因所致的血小板减少症同时存在。有时需实验室抗体滴度检测以及血小板功能试验才能鉴别。

（一）HIT的治疗原则

高度怀疑或明确有HIT时立即停用各种类型肝素，包括去除肝素涂层的各类导管以及肝素水的灌洗。因为即使立即停用肝素，发生血栓形成的风险仍有25% ~ 50%，可考虑使用非肝素类的替代抗凝剂控制HIT患者凝血酶活性。

（二）HIT的治疗

因低分子肝素与$AHPF_4$抗体有交叉反应，故不能应用于治疗HIT。NCCN指南建议对于疑似HIT（等待检测结果）或确诊HIT的患者首选直接凝血酶抑制剂（DTI），如比伐卢定（bivalirudin）、重组水蛭素（lepirudin）、阿加曲班（argatroban）[1]，尤其是磺达肝素或直接口服抗凝剂（DOAC）有禁忌证时。DTI能直接抑制凝血酶活性或抑制凝血酶生成，而与$AHPF_4$无交叉。重组水蛭素由肾清除，较适用于有肝疾病的患者；阿加曲班在体内由肝清除，适于肾功能不全的患者，故对尿毒症血透患者是一个较好的选择，但其效用和安全性尚待更多的临床研究证实。磺达肝素（fondaparinux）和新型DOAC（如利伐沙班）在治疗HIT中的证据不多。DOAC或磺达肝素可考虑用于症状不严重且无药物的禁忌证的VTE患者。临床对替代肝素的抗凝药物的使用可参考NCNN指南。HIT患者的治疗时间难以确定。但抗凝治疗至少应持续2 ~ 3个月，以防止栓塞发生。

对于CrCl为30 ~ 50 ml/min（清除率降低40%）的HIT患者，考虑使用DTI；对于CrCl < 30 ml/min的患者，不给药。体重< 50 kg时，5 mg皮下注射，每日一次；体重为50 ~ 100 kg时，7.5 mg，每日一次；体重> 100 kg时，10 mg，每日一次。

除非有出血或进行侵入性操作出血风险大，急性期HIT患者应尽量避免输注血小板，因为即使血小板计数< 20×10^9/L，出血的风险仍较低，而且输注血小板有增加血栓事件发生的风险。在血小板已基本恢复正常水平后，才考虑使用华法林。

1．直接凝血酶抑制剂（DTI）

（1）阿加曲班（肝功能正常者半衰期为45 min，aPTT为正常者的1.5 ~ 3倍，不超过100 s）：①肝功能正常，非ICU患者，按体重2 μg/（kg· min）给药，可根据aPTT调整药量（首次复查在4 h内）；②肝功能异常［总胆红素1.8 ~ 3.6 mg/dl，天冬氨酸转氨酶（AST）或丙氨酸转氨酶（ALT）为150 ~ 600 IU/L］或ICU、心脏衰竭或多器官衰竭患者，给予0.5 μg/（kg· min）；③严重肝功能不全（总胆红素> 3.6 mg/dl，AST或ALT超过> 600 IU/L）推荐使用比伐卢定或磺达肝素。

（2）比伐卢定（肾功能正常者半衰期为25 min，aPTT为正常者的1.5 ~ 2.5倍）：强烈推荐用于肝和肾功能均不全的患者。当CrCl > 60 ml/min，剂量为按体重

0.15 mg/(kg·h)，给药 2 h 后检查 aPTT；当 CrCl 为 45 ～ 60 ml/min，剂量为 0.1 mg/(kg·h)；当 CrCl 为 31 ~ 44 ml/min，剂量为 0.075 mg/(kg·h)；当 CrCl < 30 ml/min（无肾替代疗法），剂量为 0.05 mg/(kg·h)；当使用肾替代治疗或合并肾衰竭时，对于单独的肾衰竭者考虑换用阿加曲班或使用比伐卢定 0.03 mg/(kg·h)。

2．直接口服抗凝剂（DOAC） 如阿哌沙班、达比加群、依度沙班、利伐沙班，在 HIT 患者中使用 DOAC 的数据有限。

3．华法林 强烈怀疑或确诊 HIT 的患者，如正在使用华法林，需停用并口服维生素 K。因为华法林可通过抑制蛋白 S 和蛋白 C，增加血栓形成的风险。从 DTI 转为服用华法林时，宜从小剂量开始。DTI，尤其是阿加曲班，可以显著增加 INR。因此，在停用 DTI 之前，应达到更高的目标 INR（约 4.0）。在比伐卢定联合治疗期间略微延长 INR，停药后 2 ～ 6 h 内应复查 INR 和 aPTT，以确保 DTI 不再起作用时，INR 可达标。在联合治疗期间可使用不受 DTI 影响的 FX 活性显色监测华法林。当国际标准化比值（INR）达到预定目标范围（INR ≥ 2）时，停用 DTI 或磺达肝素。

（三）HIT 的预防

接受肝素和低分子肝素治疗的患者在治疗前检测血小板基线水平，用药期间监测血小板计数。在静脉血栓栓塞症的治疗中尽量使用低分子肝素。HIT 的危险人群可按下列分级：①高危（发生率＞ 1%），术后或创伤患者，特别是应用普通肝素的心脏、血管或矫形手术后患者；②中危（发生率 0.1% ～ 1%），普通肝素输注、应用低分子肝素的术后患者，应用普通肝素预防或治疗剂量的内科或产科患者；③低危（发生率＜ 0.1%），低分子肝素治疗的内科或产科患者。根据不同危险的患者决定监测的频率。美国胸科医师协会关于肝素诱导的血小板减少症（HIT）治疗和预防指南建议，对于临床医生所认为的肝素治疗期间出现 HIT 发病风险＞ 1% 的患者，建议监测血小板计数（每 2 ～ 3 天 1 次，从肝素治疗开始后 4 ～ 14 天直至停止肝素治疗）；对于 HIT 发病风险＜ 1% 的患者，建议不予监测血小板计数。

总之，应用肝素类药物时更警惕 HIT 的发生，尽早发现和及时处理对避免和减少严重不良事件的发生具有重要意义。

三、深静脉血栓后综合征的治疗

深静脉血栓后综合征（postthrombotic syndrome，PTS）是深静脉血栓形成后出现的一种慢性下肢静脉功能不全疾病。一般在 DVT 发病后 6 个月后出现。许多临床评分方法可用来诊断 PTS，如 Villalta 评分、Ginsberg 评分、Brandjes 评分等，每种临床评分法各有其特点，Villalta 评分最常用 [7]。

血栓后综合征的治疗包括以下几种：①压力治疗，是 PTS 的主要治疗，有助于减轻或改善 PTS 症状。包括医用弹力绷带、分级加压弹力袜（GCS）和间歇性气囊加压装置等。②运动锻炼，通过下肢运动，增加下肢肌泵功能，促进静脉血回流，减轻 PTS 的症状，提高患者生活质量。③药物治疗，静脉活性药如黄酮类、七叶皂苷类、香豆素类，可以减轻下肢肿胀和疼痛，改善症状。④血管腔内治疗，采用球囊扩张、支架植入治疗静脉阻塞，适用于髂静脉和股静脉狭窄和闭塞的患者。因缺乏远期疗效结果的评估，仅在 Villalta 评分为重度或发生静脉溃疡保守治疗无效的情况下考虑。⑤手术治疗，主要是通过静脉旁路移植解决静脉梗阻。手术方法包括旁路移植术、自体带瓣静脉段移植术、交通静脉结扎术、小腿浅静脉剥脱术和溃疡清创植皮术等术式。这些术式可以根据患者的具体情况单独或联合应用。旁路移植术、自体带瓣静脉段移植术常用于中央型 DVT 所致的 PTS。如大隐静脉交叉转流术（Palma-Dale 术）是针对单侧髂静脉和股静脉闭塞的转流手术。通过大隐静脉将腹股沟以下静脉血通过大隐静脉转流至对侧髂静脉和股静脉。股静脉闭塞的患者，可考虑原位大隐静脉 - 腘静脉转流术。开放手术疗效并不确切，随着介入治疗增多，旁路转流手术已很少应用了。交通静脉结扎术、曲张静脉剥脱术和溃疡清创植皮术等主要用于严重 PTS，如顽固性静脉溃疡的治疗，但在深静脉主干仍有闭塞时，复发率高。

四、肺动脉栓塞症的治疗

1．肺动脉栓塞症的危险分层（表 7-6） 肺动脉栓塞症一旦确诊，必须对它的危险程度进行分层，根据不同的危险程度，为其制定相应的治疗措施。2008 年 *Guidelines on the diagnosis and management of acute pulmonary embolism*：*the Task Force for the Diagnosis and Managment of Acute Pulmonary Embolism of the European Society of Cardiology*（《欧洲急性肺动脉栓塞症指南》）根据血流动脉力学是否稳定（休克、收缩压＜ 90 mmHg，或血压下降超过 40 mmHg 持续 15 min 为不稳定）、有无右心功能不全（右心室扩张，右心室压力高）、心肌有无损伤（BNP、NT-proBNP、肌钙蛋白水平）进行分层。低危患者进行抗凝治疗，高危患者考虑溶栓治疗或手术取栓。

表7-6 急性肺动脉栓塞症危险分层 [8]

危险分层	死亡危险	低血压或休克	右心功能不全	心肌损伤	推荐治疗
高危	＞ 15%	+	+	+	溶栓治疗或手术肺动脉取栓
中高危	3% ～ 15%	–	+	+	住院加强治疗
中低危	3% ～ 15%	–	+/–	–/+	住院加强治疗
低危	＜ 3%	–	–	–	出院或门诊治疗

2．肺动脉栓塞症的治疗

（1）一般支持治疗：动态监测心电图、动脉血气分析指标。适当使用镇静剂，胸痛者给予止痛药治疗。低氧血症的患者给予鼻导管或面罩吸氧。出现呼吸衰竭时，需无创或气管插管机械通气。右心功能不全、血压下降时，需给予多巴胺、去甲肾上腺素等血管活性药物避免输液过增加右心功能不全。

（2）抗凝治疗：抗凝治疗是治疗肺动脉栓塞症的主要治疗药物。高度疑诊或确诊急性 PE（APE）的患者应立即给予抗凝治疗。抗凝药物、剂量以及疗程的选择同 DVT。

（3）溶栓治疗：外周静脉给予溶栓药物是抢救高危肺动脉栓塞症患者的首选方法，建议溶栓治疗用于血流动力学不稳定的患者。溶栓治疗的绝对禁忌证包括活动性内出血、有自发性颅内出血或有出血性卒中病史、3 个月内有缺血性脑卒中、近期脑或脊髓手术。溶栓治疗的相对禁忌证包括 2 周内的大手术、器官活检或不能压迫止血部位的血管穿刺，近期行心肺复苏，近期分娩、妊娠，难以控制的重度高血压（收缩压＞ 180 mmHg，舒张压＞ 110 mmHg）、严重肝肾功能不全、糖尿病出血性视网膜病变、出血性疾病、左心房血栓，年龄＞ 75 岁等。国内常用的药物有尿激酶、重组组织型纤溶酶原激活剂（recombinant tissue plasminogen activator，rtPA）。《急性肺血栓栓塞症诊断治疗中国专家共识》建议尿激酶治疗急性肺动脉栓塞症用法为按体重 20 000 IU/kg，在 2 h 内静脉滴注。rtPA 的用法为 50 ～ 100 mg，持续静脉滴注 2 h，并推荐首选 rtPA 方案。溶栓药物应尽早给药，溶栓时间窗一般为 14 天 [8]。

（4）介入治疗：通过导管进入肺动脉进行血栓碎裂或抽吸，达到迅速清除血栓，解除梗阻的目的，有时可与溶栓同时进行，可减少溶栓药物的剂量。通常推荐在急性高危 PE 或伴临床恶化的中危 PE，肺动脉主干或主要分支血栓，有高出血风险或溶栓禁忌，或经溶栓或积极的内科治疗无效的患者中使用经皮导管介入治疗。

（5）手术治疗：手术治疗适用于经积极内科或介入治疗无效的急性高危患者，急诊进行肺动脉切开取栓需在有条件的医疗中可进行。体外膜氧合（ECMO）可考虑用于 PE 的急救。肺动脉血栓内膜剥脱术（PEA）是治疗对于肺动脉主干、叶、段部位闭塞的慢性肺动脉血栓栓塞性肺动脉高压一种有效的手术方法。手术需在深低温停循环下进行，技术较复杂，需在有经验的医疗中心进行。

（首都医科大学附属北京世纪坛医院　张福先　罗小云）

参考文献

[1] Streiff MB，Holmstrom B，Angelini D，et al. NCCN guidelines insights：cancer-associated venous thromboembolic disease，Version 2. 2018 [J]. Journal of the National Comprehensive Cancer Network：JNCCN，2018，16（11）：1289-1303.

[2] Arepally GM. Heparin-induced thrombocytopenia [J]. Blood，2017，129（21）：2864-2872.

[3] Davoren A，Aster RH. Heparin-induced thrombocytopenia and thrombosis [J]. American Journal of Hematology，2006，81（1）：36-44.

[4] 张福先，王深明. 静脉血栓栓塞症诊断与治疗 [M]. 北京：人民卫生出版社，2013.

[5] Weismann RE，Tobin RW．Arterial embolism occurring during systemic heparin therapy [J]．AMA Archives of Surgery，1958，76（2）：219-225，D25-D27．
[6] Rhodes GR，Dixon RH，Silver D．Heparin induced thrombocytopenia with thrombotic and hemorrhagic manifestations [J]．Surgery，Gynecology & Obstetrics，1973，136（3）：409-416．
[7] 李晓强，张福先，王深明．深静脉血栓形成的诊断和治疗指南（第三版）[J]．中国血管外科杂志（电子版），2017，9（04）：250-257．
[8] 王辰．肺血栓栓塞症诊治与预防指南 [J]．中华医学杂志，2018，98（14）：1060-1087．

第七节　其他类型肿瘤相关性血栓的治疗

CA-VTE 较其他类型的 VTE 表现更复杂，病因更多。除了与肿瘤本身性质相关，还和化疗，手术、中心静脉置管等肿瘤治疗相关。如肿瘤的压迫和深静脉血栓形成同时存在，行肿瘤切除时，术中、术后肺动脉栓塞症的预防是临床制定方案时考虑的重要问题。

一、导管相关性血栓的治疗

在肿瘤患者中，导管相关血栓并不少见。导管相关性血栓的治疗和处理需考虑导管是否仍需要留置。当导管通畅具有功能，肿瘤治疗仍需导管时，需要进行抗凝治疗，至少 3 个月，或直至导管拔出。深静脉血栓加重或者导管感染、功能异常或不再需要导管时，考虑移除导管。拔出导管时，有建议行短期抗凝后再拔出，以减少肺动脉栓塞症的可能。目前尚无统一的认识，临床可根据血栓的大小和位置评估肺动脉栓塞症的风险。国内的《肿瘤相关静脉血栓栓塞症预防与治疗指南（2019 版）》认为在导管相关血栓治疗的过程中，导管移除不是必需的 [1]。如无抗凝禁忌，至少抗凝治疗 3 个月或与留置置导管时间相同，移除导管后，合适的患者考虑导管接触性药物 / 机械溶栓。如有抗凝禁忌，不插导管，需随访监测临床禁忌证的变化。若已无禁忌证，至少抗凝治疗 3 个月；若禁忌证持续存在，再次评估抗凝的风险收益比。

二、血栓性浅静脉炎的治疗

一般的血栓性浅静脉炎的治疗可热敷及抬高患肢疗。对于简单的、自限性血栓性浅静脉炎，不建议预防性抗凝治疗。对于局部症状重的血栓性浅静脉炎患者或累及邻近深静脉入口的患者，应考虑抗凝治疗，至少 4 ～ 6 周。有一些游走性血栓性浅静脉炎是 Trousseau 综合征的表现，它是一种副肿瘤综合征，主要表现为恶性肿瘤相关的神经系统病变。恶性肿瘤会激活患者体内的凝血系统，从而造成系统性血栓和脑梗死。此类患者的长期抗凝治疗非常重要。

三、内脏静脉血栓形成的治疗

内脏静脉血栓形成（SPVT）是在指在肝静脉、门静脉、肠系膜上静脉、脾静脉的血栓形成。一些严重的门静脉血栓形成在急性期可导致肠缺血坏死，随后可导致或加重门静脉高压。内脏静脉血栓形成目前以抗凝治疗为主，但合并肠坏死、梗阻时需行急诊手术，切除坏死的肠段。抗凝治疗同前述，对于有门静脉高压和消化道肿瘤出血的患者，抗凝治疗方案的确定需评估出血的风险。目前对抗凝疗程尚无统一认识。门静脉高压的存在可能增加食管静脉曲张出血的风险，脾大可能导致血小板计数减少，这可能进一步增加抗凝治疗患者出血事件的风险。长期或终身抗凝的问题在 SPVT 患者中仍存在争议。在权衡长期抗凝的风险与收益时，应进行个体化评估。有学者推荐对于活动性癌症、有潜在血栓形成倾向和（或）特发性血栓形成的患者进行终身抗凝治疗。

临床上对于进展性血栓形成临床表现恶化时，可能使用导管溶栓、经颈静脉肝内门体分流术（TIPS）或开放性手术取栓或行手术分流。导管溶栓由于存在出血并发症的风险，必须对血栓范围、位置及患者出血风险进行评估。因为门静脉系统是位于胃肠道和肝之间的两端封闭的血管系统，无法像体循环系统的静脉血栓一样，直接将导管置入血栓中进行局部溶栓。有研究采用了肠系膜上动脉导管溶栓，但疗效并不确切。近年来经 TIPS 方法行导管溶栓或机械取栓的报道增多。TIPS 是在肝内建立门腔静脉分流，既往用于门静脉高压的一种介入治疗方法。TIPS 方法是通过进入肝静脉或通过肝内门腔静脉通道，将导管置入门静脉进行导管溶栓和机械去除。TIPS 在肝内是一种创伤性治疗，出血的并发症仍是临床担忧的问题，但对于本身有门静脉高压的患者不失为一种有效的微创治疗方法。慢性门静脉系统血栓引起的门静脉高压的治疗遵循一般门静脉高压的治疗原则，但在行手术分流或 TIPS 时需考虑血栓阻塞的位置。NCCN 指南对内脏静脉血栓形成的治疗策略见表 7-7 [2]。

表7-7 内脏静脉血栓形成的治疗

血栓形成的情况	抗凝禁忌证	治疗
急性肝静脉血栓形成的治疗（症状 / 体征出现≤ 8 周）	无	• 抗凝 • 肝疾病、肝功能相关的评估（肝病学评估） • 考虑经导管注射药物合并机械血栓切除术
	有	• 肝病学评估 • 定期重新评估抗凝治疗的禁忌证 • 考虑经颈静脉肝内门体分流术（TIPS）或手术分流
慢性肝静脉血栓形成的治疗（症状出现＞ 8 周）		• 肝病学评估 • 考虑 TIPS 或手术分流 • 考虑抗凝

续表

血栓形成的情况	抗凝禁忌证	治疗
急性门静脉、肠系膜和（或）脾静脉血栓形成，症状/体征出现≤8周，且没有海绵样转化、侧支形成，也没有门静脉高压的迹象	无	• 抗凝 • 手术（如果肠梗死） • 考虑经导管注射药物合并机械血栓切除术
	有	• 胃肠道/手术评估 • 手术（如果肠梗死） • 定期重新评估抗凝治疗的禁忌证
慢性门静脉、肠系膜和（或）脾静脉血栓形成，症状出现＞8周，或有海绵样转化、侧支形成，或有门静脉高压的迹象		• 胃肠道评估 • 使用肾上腺β受体阻断药 • 考虑是否有静脉曲张或硬化 • 考虑抗凝

（首都医科大学附属北京世纪坛医院　张福先　罗小云）

参考文献

[1] 马军，秦叔逵，吴一龙，等．肿瘤相关静脉血栓栓塞症预防与治疗指南（2019版）[J]．中国肿瘤临床，2019，46（13）：653-660.

[2] Streiff MB，Holmstrom B，Angelini D，et al．NCCN guidelines insights：cancer-associated venous thromboembolic disease，Version 2.2018 [J]．Journal of the National Comprehensive Cancer Network：JNCCN，2018，16（11）：1289-1303.

第八章

肿瘤相关性血栓的预防

恶性肿瘤患者是 VTE 高危人群 [1]。VTE 会增加恶性肿瘤患者疾病负担和医疗费用，影响患者生活质量 [2-4]。有必要对恶性肿瘤患者采取 VTE 预防措施，以降低血栓栓塞症发生风险。

CA-VTE 预防可以分为 CA-VTE 发生前的预防和出现 CA-VTE 后对其复发的预防。针对恶性肿瘤患者 CA-VTE 发生前的预防策略，指南分别对门诊恶性肿瘤患者和住院恶性肿瘤患者给出了推荐意见，但目前的指南推荐意见不完全一致：美国临床肿瘤学会（American Society of Clinical Oncology，ASCO）2019 年发布的指南中推荐大部分因急性疾病住院、肿瘤处于活动期和活动能力下降的恶性肿瘤患者住院期间需接受 VTE 预防，建议开始新的化疗方案前 Khorana 评分≥ 2 分的门诊恶性肿瘤患者接受 VTE 预防 [5]；而美国国立综合癌症网络（National Comprehensive Cancer Network，NCCN）指南和中国《肿瘤相关静脉血栓栓塞症预防与治疗指南（2019 版）》则建议所有没有抗凝禁忌的活动性恶性肿瘤患者在住院期间接受预防性抗凝，建议 VTE 高风险（Khorana 评分≥ 3 分）的门诊化疗恶性肿瘤患者可以考虑进行 VTE 预防 [6-7]。综合上述指南的意见，无抗凝禁忌的活动性肿瘤住院患者是 VTE 预防的目标人群，门诊化疗患者应根据其 VTE 风险考虑是否进行 VTE 预防。针对恶性肿瘤患者发生 CA-VTE 后预防其复发，ASCO 和国际血栓和止血学会（International Society on Thrombosis and Haemostasis，ISTH）指南均推荐所有无严重肾功能不全（肌酐清除率≥ 30 ml/min）的近期诊断出 VTE 的恶性肿瘤患者进行至少为期 6 个月的抗凝治疗以预防 VTE 复发。超过 6 个月的抗凝治疗需要间歇性评估风险和收益，以确定是否继续进行抗凝治疗 [5,8]。

CA-VTE 的预防措施包括药物预防和非药物预防。用于恶性肿瘤患者 VTE 预防的药物根据给药途径可以分为肠外抗凝剂和口服抗凝剂，肠外抗凝剂主要为普通肝素（unfractionated heparin，UFH）、磺达肝素（fondaparinux）和低分子肝素（low molecular weight heparin，LMWH），口服抗凝剂可以分为维生素 K 拮抗剂（vitamin K antagonist，VKA）和直接口服抗凝剂（direct oral anticoagulants，DOACs）。非药物预防措施主要有间歇性气囊加压装置（intermittent pneumatic compression，IPC）、分级加压弹力袜（graduated compression stockings，GCS）和运动锻炼。

第一节　药物预防

抗凝药物可用于无抗凝禁忌的住院恶性肿瘤患者和高 VTE 风险的门诊恶性肿瘤患者的 VTE 预防。其中，ASCO 指南推荐普通肝素或 LMWH 用于所有无活动性出血、高出血风险和其他禁忌的接受大手术治疗的恶性肿瘤患者的 VTE 预防[5]，用药持续时间应不少于于 7 ～ 10 天，存在活动受限、肥胖、VTE 史或其他 VTE 危险因素的腹部或盆腔大手术肿瘤患者 VTE 预防时间应延长至 4 周。LMWH、阿哌沙班或利伐沙班可用于无明显出血危险因素和药物相互作用的高 VTE 风险门诊恶性肿瘤患者的 VTE 预防。指南特别指出，对于接受沙利度胺 / 来那度胺 ± 地塞米松化疗方案治疗的多发性骨髓瘤患者，低危患者应使用阿司匹林或 LMWH 进行 VTE 预防，高危患者应使用 LMWH[5]。

在预防 CA-VTE 复发方面，ISTH 和 ASCO 指南指出普通肝素、LMWH、磺达肝素、利伐沙班或依度沙班都可用于无严重肾功能障碍（肌酐清除率≥ 30 ml/min）、新诊断出 VTE 的恶性肿瘤患者早期治疗（诊断后 5 ～ 10 天）；推荐 LMWH、依度沙班或利伐沙班作为后续长期（≥ 6 个月）预防复发的首选药物，在无法获得 LMWH 和 DOACs 的情况下，可以用 VKA 替代；建议胃肠道和泌尿系统出血高风险恶性肿瘤患者慎用直接口服抗凝剂[5,8]。

一、肠外抗凝剂在 CA-VTE 预防中的应用

肠外抗凝剂能降低恶性肿瘤患者 VTE 风险，但可能增加患者出血风险。一项肠外抗凝剂对门诊恶性肿瘤患者血栓预防效果的 meta 分析显示，与安慰剂相比，皮下注射肝素（普通肝素 / LMWH）使 VTE 风险降低 50%，但出血发生率增加了 2.1%[9]。另一项抗凝药物（肠外抗凝剂）对内科住院恶性肿瘤患者血栓预防效果的 meta 分析显示，与安慰剂相比，肠外抗凝剂不能减小恶性肿瘤患者的 VTE 风险（RR=0.91，95%CI 为 0.21 ～ 4.0）[10]。此外，一项针对恶性肿瘤患者围术期 VTE 药物预防的系统评价显示，与无药物预防相比，使用普通肝素或 LMWH 预防 VTE 的患者 DVT 发生率相对较低（RR=0.51，95% CI 为 0.27 ～ 0.94），PE 发生率无显著差异（RR=1.77，95% CI 为 0.76 ～ 4.14），出血事件发生率明显增加（RR=2.51，95% CI 为 1.79 ～ 3.51）[11]。肠外抗凝剂能有效降低围术期和门诊化疗恶性肿瘤患者 VTE 风险，对内科住院恶性肿瘤患者预防 VTE 效果尚不确定。

在对患者使用肠外抗凝剂前，医生需考虑长期注射给患者带来的不适、患者用药依从性和使用药物带来的经济负担。Khorana 等[12]分析了美国一个医疗保

险数据库中接受抗凝治疗的CA-VTE患者的数据后发现，97%的患者开始时使用LMWH（735/2 941，25%）、华法林（1 403/2 941，47.7%）或利伐沙班（709/2 941，24.1%）。LMWH组、华法林组和利伐沙班组的中位治疗时间分别为3.3个月、7.9个月和7.9个月，6个月时Kaplan-Meier曲线显示患者对初始治疗的耐受率分别为37%、61%和61%，LMWH使用者比华法林（以华法林组为对照，LMWH组的HR=0.33，95%CI为0.28～0.38）和利伐沙班使用者（以利伐沙班组为对照，LMWH组的HR=0.38，95%CI为0.32～0.46）更难坚持初始治疗。然而，Seaman等[13]访谈了14名已接受至少3个月皮下注射LMWH治疗的恶性肿瘤患者发现，尽管患者报告了与注射相关的各种症状，所有患者都认为LMWH治疗CA-VTE是可接受的，并认为每日注射的副作用是避免血栓复发的必要权衡。抗凝药物的成本效益也是影响抗凝药物选择的因素之一，Nathan等[14]研究显示，LMWH治疗CA-VTE的成本效益不如维生素K拮抗剂。因此，医生在给恶性肿瘤患者使用肠外抗凝剂预防VTE前，需综合评估患者的出血和VTE复发风险，考虑患者的意愿、药物带来的经济负担以及药物可及性等因素。

（一）低分子肝素在CA-VTE预防中的应用

LMWH是一类由普通肝素解聚制备而成的一种分子量较低的肝素的总称。常见的LMWH药物包括依诺肝素钠、那屈肝素钙、达肝素钠、亭扎肝素和贝米肝素等。

既往研究证实低剂量的LMWH可有效预防恶性肿瘤患者VTE的发生。一项低剂量LMWH预防血栓栓塞症的系统评价和meta分析显示，在恶性肿瘤患者亚组中，与安慰剂或空白对照相比，低剂量的LMWH预防不能减小死亡率（RR=1.01，95%CI为0.89～1.16），但可以显著降低有症状的VTE发生率（RR=0.47，95%CI为0.28～0.78），同时不显著增加大出血风险（RR=2.21；95%CI为0.96～5.09）[15]。

肿瘤手术前预防性使用LMWH或普通肝素效果无明显差异。2014年发表的一项系统评价纳入16个随机对照试验，包括12 890例肿瘤手术患者，所有患者均采用术前预防性抗凝（LMWH或普通肝素），meta分析显示LMWH组和普通肝素组患者在死亡率（RR=0.89，95% CI为0.74～1.08）、PE发生率（RR=0.73；95% CI为0.34～1.54）、有症状的DVT发生率（RR=0.50，95% CI为0.20～1.28）、无症状的DVT发生率（RR=0.81，95% CI为0.66～1.01）、大出血发生率（RR=0.85，95% CI为0.52～1.37）和轻度出血发生率（RR=0.92，95% CI为0.47～1.79）方面均无显著差异[16]。无活动性出血和其他禁忌存在时，医生可以选择LMWH或普通肝素，作为肿瘤手术前预防性抗凝药物。

LMWH预防CA-VTE患者VTE复发的效果优于VKA，与DOACs相当，使用LMWH带来的出血风险与VKA相近，低于DOACs。一项系统评价比较了LMWH和VKA预防CA-VTE复发的效果和其安全性，该系统评价纳入了5项研究，meta分析结果显示，LMWH组VTE复发率（40/593）显著低于VKA组（73/565）（RR=0.53，95%CI为0.36～0.76），LMWH组大出血发生率（37/593）与VKA组

（34/565）相近（RR=0.98，95%CI 为 0.49 ~ 1.93；）[17]。另一项系统评价同样对两者的预防效果和安全性进行了比较，系统评价最终纳入了两项研究进行 meta 分析。结果显示，DOACs 组 6 个月 VTE 复发率（42/725）低于 LMWH 组（64/727）（RR=0.65，95%CI 为 0.42 ~ 1.01），但差异无统计学意义，而 DOACs 的大出血发生率（40/725）高于 LMWH（23/727）（RR=1.74，95%CI 为 1.05 ~ 2.88），DOACs 的临床相关非大出血发生率也高于 LMWH（RR=2.31，95%CI 为 0.85 ~ 6.28）[18]。因此，目前指南也推荐 LMWH 和部分 DOACs 作为预防 CA-VTE 复发的首选药物，但建议高出血风险的恶性肿瘤患者慎用 DOACs。

然而，首次发生 VTE 的恶性肿瘤患者在 6 个月 LMWH 治疗后是否需要继续使用 LMWH，以及 6 个月后 LMWH 的使用时长仍有待进一步探索。Napolitano 等[19]将 347 名首次发生 DVT 且已接受 6 个月 LMWH 治疗的活动性恶性肿瘤患者按照是否有残余静脉血栓栓塞（residual venous thromboembolism，RVT），分为无 RVT 组（B 组）和 RVT 组，无 RVT 组停用 LMWH；而 RVT 组则被随机分为两组，一组继续接受 6 个月的 LMWH 治疗（A1 组），另一组则停用 LMWH（A2 组）。随访持续到 LMWH 停用后 1 年，A1 组 119 例患者中有 22 例复发，A2 组 123 例患者中有 27 例复发（以 A2 组为对照，A1 组的 HR=1.37，95% CI 为 0.7 ~ 2.5），B 组 105 例患者中 3 例复发（以 B 组为对照，A1 组的 HR=6.0，95% CI 为 1.7 ~ 21.2），这提示首次出现 DVT 的活动性恶性肿瘤患者中，6 个月 LMWH 治疗后无 RVT 的患者是 DVT 复发的低危人群。结合上述研究结果和相关指南意见，首次出现 VTE 的恶性肿瘤患者接受 6 个月低分子抗凝治疗后，可根据是否有 RVT 和出血风险高低等决定是否继续使用 LMWH。

LMWH 对恶性肿瘤患者生存的影响也引起了很多研究人员的关注。2014 年的一项 meta 分析纳入了 9 项研究，共 5 984 名恶性肿瘤患者，98.4% 的患者处于肿瘤晚期。分析显示，与不使用抗凝剂或使用安慰剂相比，使用 LMWH 对 1 年内总体死亡率无明显影响（OR=0.87，95% CI 为 0.70 ~ 1.08；RR=0.94，95% CI 为 0.86 ~ 1.04）[20]。meta 分析的结果揭示，合并 VTE 的晚期恶性肿瘤患者使用 LMWH 可能无法延长生存时间。医生为晚期恶性肿瘤患者采用 LMWH 治疗前，应考虑患者是否出现 VTE 症状、VTE 症状的严重程度和长期皮下注射给患者带来的负担等因素，以决定是否使用 LMWH 以及使用 LMWH 治疗持续时间。

相较于 VKA，LMWH 可能是合并肾功能不全的 CA-VTE 患者的更佳的抗凝药物选择。随着年龄的增长，肿瘤发病率增加，肾功能逐渐下降，恶性肿瘤患者常合并肾功能不全，而抗肿瘤治疗可能进一步损害肾功能，对于合并 VTE 的恶性肿瘤患者而言，合并肾功能不全使得出血风险和 VTE 复发风险同时增加[21]。法国的一项全国性调查显示，被调查的 4 684 名恶性肿瘤患者中，肌酐清除率＜ 90 ml/min 的患者高达 57.4%。其中，肌酐清除率为 60 ~ 89 ml/min 的患者占 37.6%，30 ~ 59 ml/min 的患者占 18.5%，肌酐清除率＜ 30 ml/min 的患者占 1.3%[22]。合并肾功能不全的 CA-VTE 患者如何进行抗凝治疗已成为一大挑战，但与其相关的抗凝治疗研究较为缺乏。一项比较达肝素钠和VKA预防CA-VTE复发的随机对照试验的事后分析中，一组患者皮下注射达肝素钠，第1个月剂量为按体重200 IU/kg（最大剂量≤1 800 IU/kg），1次/天；2～6个月为150 IU/kg，1次/天。另一组患者皮下注射达肝素钠200 IU/kg（≥5天），1次/天，至国际标准化比值（international normalized ratio，INR）连续2天稳定在2.0～3.0，后改为口服华法林1次/天，共服用6个月。6个月期间，在基线时162例合并肾功能不全（肌酐清除率＜60 ml/min）的CA-VTE患者中，共出现17例VTE复发，达肝素钠组（2/74，2.7%）VTE复发率显著低于VKA组（15/88，17.0%）（HR=0.15，95%CI为0.03～0.65），两组出血发生率相近[23]。从上述研究来看，与VKA相比，LMWH是合并肾功不全的CA-VTE患者的更佳选择。

近年来，在CA-VTE方面，LMWH受到广泛关注。回顾现有研究发现，LMWH可作为肿瘤手术前预防性抗凝药物，其效果与普通肝素相似。LMWH还可用于CA-VTE患者以预防VTE复发，其效果优于VKA，与DOACs相似。在DOACs用于肿瘤人群的临床试验数据相对不足和有潜在的高出血风险的情况下，LMWH在CA-VTE治疗和预防复发中仍占据重要地位，但在常规6个月治疗后，是否需要继续使用LMWH及继续使用最佳时长的相关研究证据较为缺乏，临床医生需要依靠临床经验并结合患者情况判断。从现有研究来看，合并VTE的肿瘤晚期患者使用LMWH可能无法延长生存时间，他们是否接受LMWH治疗，需要全面考虑出血风险、VTE症状严重程度和疾病严重程度等。对合并肾功能不全的CA-VTE患者，LMWH优于VKA，但在使用LMWH时应根据肾功能调整剂量。

（二）磺达肝素在CA-VTE预防中的应用

磺达肝素是一种合成的肝素戊糖，属于间接Xa因子抑制剂，具有完全的生物利用度，皮下注射后即刻起效，半衰期为15～20 h，直接通过肾排泄。在临床上多用于预防骨科手术患者的DVT，以及治疗DVT和PE，但在老年人、低体重、肾功能不全患者和接受脊椎麻醉的患者中使用时有一定限制[24]。目前，磺达肝素用于血栓防治效果和安全性的相关研究主要针对急性冠脉综合征患者和骨科手术患者。

磺达肝素用于恶性肿瘤患者VTE预防的研究较少，此类研究多关注恶性肿瘤患者围术期的VTE预防。在Tokuhara等[25]研究中，118名行腹腔镜手术的结直肠癌患者皮下注射磺达肝素一次1.5～2.5 mg，每日一次，持续4～8天。8例患者发生了出血（6.7%），2例患者发生了大出血（1.7%），3例患者发现了DVT（2.5%），出血和DVT的发生率均较低。研究提示磺达肝素可用于行腹腔镜手术的结直肠癌患者。Hata等[26]将298名接受泌尿系统肿瘤手术的患者随机分为两组，两组患者术后第1天均皮下注射普通肝素，一次5000 U，每日两次。第2～5天，一组患者皮下注射磺达肝素，一次2.5 mg，每日一次；另一组患者皮下注射LMWH一次2 000 U，每日两次。术后3例患者出现了大出血，磺达肝素组2例（12/152，1.3%），LMWH组1例（1/146，0.7%）。18例患者出现了小出血，磺达肝素组10例（10/152，

6.6%），LMWH 组 8 例（8/146，5.5%），两组大出血发生率和小出血发生率均无显著差异（*P*=0.586，*P*=0.690）。泌尿系统肿瘤手术患者使用磺达肝素与 LMWH 的出血风险相近。Song 等 [27] 将 116 名接受微创食管切除术的食管癌患者随机分为两组，一组患者皮下注射磺达肝素，一次 2.5 mg，每日一次；另一组患者皮下注射那屈肝素钙，一次 2 850 IU，每日一次。两组均从术后 6 h 开始使用药物至出院。术后第 7 天，磺达肝素组的 59 名患者中出现 1 例 DVT，那屈肝素钙组的 57 例患者中出现 7 例 DVT（12.28% vs. 1.69%，*P*=0.031）和 1 例 PE，磺达肝素组 VTE 发生率显著低于那屈肝素钙组（1.69% vs. 14.04%，RR=0.121，95% CI 为 0.016 ~ 0.935）。两组患者均未发生出血事件。研究提示，与那屈肝素钙相比，磺达肝素对食管癌微创手术患者是更安全有效的。从以上研究来看，磺达肝素可用于恶性肿瘤患者围术期的 VTE 预防，其效果与 LMWH 相近。使用磺达肝素时大出血的发生率约为 0 ~ 1.7%，在可接受范围内。但是，现有研究样本量均较小，研究对象较局限，仅包括结直肠癌、食管癌和泌尿系统恶性肿瘤患者，缺乏磺达肝素用于其他高 VTE 风险的恶性肿瘤患者，如胰腺癌、胃癌和血液系统肿瘤的临床研究数据。更多的大样本研究是十分必要的。恶性肿瘤患者使用磺达肝素预防 VTE 时仍需要慎重考虑。

磺达肝素也用于 CA-VTE 患者抗凝治疗和 VTE 复发的预防。Amato 等 [28] 将 64 名确诊为 PE 的恶性肿瘤患者随机分为两组，一组接受口服华法林，根据 INR 调整剂量；另一组接受皮下注射磺达肝素，一次 7.5 mg，每日一次。药物使用时间均为 90 天。华法林组和磺达肝素组 PE 复发率无显著差异（7/32 vs. 6/32，*P*=0.32），磺达肝素组大出血发生率低于华法林组（3/32 vs. 6/32，$P < 0.01$），两组小出血发生率无显著差异（4/32 vs. 5/32，*P*=0.32）。Pesavento 等 [29] 利用血栓注册数据库（RIETE），比较了合并 VTE 的活动性恶性肿瘤患者使用磺达肝素和 LMWH 进行 90 天抗凝治疗时 VTE 发生率和大出血发生率，倾向性评分匹配后比较发现，磺达肝素组和 LMWH 组的 PE 复发率（0/78 vs. 3/3 928）、DVT 复发率（0/78 vs. 6/3 928）、大出血发生率（1/78 vs. 6/3 928，1.28 % vs. 1.95%）和总死亡率（8/78 vs. 48/3 928，10.3% vs. 15.6%）均无显著差异。磺达肝素预防 CA-VTE 复发效果的研究证据很少。以上两项研究提示，恶性肿瘤患者长期使用磺达肝素的大出血发生率和 VTE 复发率均较低，磺达肝素或许可成为 CA-VTE 患者长期抗凝治疗药物选择之一。

磺达肝素通过肾排泄，合并肾功能不全的恶性肿瘤患者皮下注射磺达肝素抗凝时，剂量选择不当可能造成药物蓄积、出血风险增加。Hester 等 [30] 进行的药代动力学研究纳入 9 名即将接受手术的肾功能不全患者（1 名骨关节手术患者和 8 名腹部肿瘤手术患者），所有患者术后每 24 h 皮下注射磺达肝素 1.5 mg。患者用药持续时间长达 12 天时，仍未出现药物蓄积；所有患者均未出现明显的出血并发症。研究结果支持每 24 h 皮下注射磺达肝素 1.5 mg，用于高危手术的肾功能不全患者的 VTE 预防。低剂量磺达肝素在将来也许可用于合并肾功能不全的恶性肿瘤患者围术期 VTE 预防。

磺达肝素用于肿瘤人群抗凝治疗和预防的有效性和安全性仍需更多临床数据进

行验证。在缺乏强有力的证据支持的情况下，恶性肿瘤患者特别是合并肾功能不全的恶性肿瘤患者应慎用磺达肝素。

（三）普通肝素在 CA-VTE 预防中的应用

2015 年 *JAMA* 上发表了一篇证据概要，证据来自 2014 年发表在 Cochrane 上的一篇关于 LMWH 和普通肝素用于恶性肿瘤患者围术期的 VTE 预防效果的系统评价，它综合了 16 项涉及 12 890 名患者的试验结果，发现普通肝素与 LMWH 在死亡率、PE 发生率、有症状的 DVT 发生率、大出血或小出血发生率，以及预后方面无显著差异，证据质量为中等 [31]。基于现有证据，普通肝素和 LMWH 均可用于恶性肿瘤患者围术期 VTE 预防。Avritscher 等 [32] 对 189 名因 DVT 住院治疗的恶性肿瘤患者（21 名使用 LMWH，168 名使用普通肝素）进行成本最小化分析，发现使用普通肝素患者住院总费用更高（4 592 美元 vs. 3 383 美元），住院费用更高与使用 LMWH 患者住院时长更长有关（5.22 天 vs. 3.19 天）。当医生需要在普通肝素和 LMWH 中做出选择时，应同时考虑疗效和经济成本。

二、口服抗凝剂在肿瘤相关性血栓预防中的应用

（一）直接口服抗凝剂在 CA-VTE 预防中的应用

目前已经批准上市的直接口服抗凝剂根据作用靶点可分为Ⅱ因子抑制剂（达比加群，dabigatran）和Ⅹ因子抑制剂［利伐沙班（rivaroxaban）、阿哌沙班（apixaban）和依度沙班（edoxaban）］[33]。

DOACs 因给药途径方便、无创、无需根据体重调整药物剂量，以及用药期间无需持续监测 INR 等优势，已成为 CA-VTE 预防和治疗的研究热点。然而，DOACs 用于恶性肿瘤患者 VTE 预防的相关研究大部分都处于临床试验阶段，其安全性和有效性仍需要在不同肿瘤人群中进一步验证。

两项临床试验研显示，阿哌沙班和利伐沙班可用于高 VTE 风险的门诊化疗患者 VTE 预防。AVERT 试验纳入 574 名开始新化疗方案且 Khorana 评分 ≥ 2 的活动性恶性肿瘤患者，291 名患者进入阿哌沙班组，口服阿哌沙班 2.5 mg，每日两次；283 名患者进入安慰剂组，阿哌沙班组和安慰剂组 VTE 发生率分别为 4.2% 和 10.2%（HR=0.41，95%CI 为 0.26 ～ 0.65），两组大出血发生率分别为 3.5% 和 1.8%（HR=2.00，95% CI 为 1.01 ～ 3.95）。与安慰剂相比，阿哌沙班降低 VTE 发生率的同时增加了大出血风险 [34]。CASSINI 试验纳入了开始新化疗方案，且 Khorana 评分 ≥ 2 的活动性恶性肿瘤患者。420 名患者进入利伐沙班组，口服利伐沙班每日 10 mg；421 名患者进入安慰剂组。两组均持续使用药物 180 天，主要疗效指标（VTE 和 VTE 相关死亡）在利伐沙班组和安慰剂组的发生率分别为 6.0% 和 8.8%（HR=0.66，95%CI 为 0.40 ～ 1.09），利伐沙班组和安慰剂组大出血发生率分别为 2.0% 和 1.0%（HR=1.96，95% CI 为 0.59 ～ 6.49）。与安慰剂相比，利伐沙班并未

显著降低 VTE 和 VTE 相关死亡发生率 [35]。

3 项临床试验显示，依度沙班、利伐沙班和阿哌沙班预防恶性肿瘤患者 VTE 复发效果不劣于皮下注射达肝素钠。SELECT-D 试验纳入 406 名 CA-VTE 患者，干预组口服利伐沙班［前 3 周，每次 15 mg，每日两次；4 周～ 6 个月时，60 mg/(kg·d)］，对照组皮下注射达肝素钠［第 1 个月，200 IU/(kg·d)；2 ～ 6 个月，150 IU/(kg·d)］，利伐沙班组和达肝素钠组的 6 个月 VTE 累积复发率分别为 11% 和 4%（HR=0.43，95% CI 为 0.19 ～ 0.99），6 个月累积大出血发生率分别为 6% 和 4%（HR=1.83，95% CI 为 0.68 ～ 4.96）。与达肝素钠相比，利伐沙班能显著降低恶性肿瘤患者 VTE 复发率。Hokusai 试验将 CA-VTE 患者随机分为依度沙班组和达肝素钠组，两组均接受至少 5 天的皮下 LMWH 治疗后，依度沙班组患者口服依度沙班，60 mg/d；达肝素钠组患者皮下注射达肝素钠，150 IU/kg。两组患者均治疗 6 ～ 12 个月，依度沙班组和达肝素钠组 VTE 的复发率分别为 7.9%（41/522）和 11.3%（59/524），两组 VTE 复发率无显著差异（HR=0.71，95%CI 为 0.48 ～ 0.16）；达肝素钠组和依度沙班组大出血发生率分别为 6.9%（36/522）和 4.0%（21/524），达肝素钠组大出血发生率显著高于依度沙班组（HR=1.77，95%CI 为 1.03 ～ 3.04）。口服依度沙班在预防恶性肿瘤患者 VTE 复发效果上不劣于皮下注射达肝素钠 [36]。ADAM -VTE 试验纳入 287 名 CA-VTE 患者，随机分为两组，一组给予阿哌沙班（1 ～ 7 天时，一次 10 mg，每日两次；8 天～ 6 个月时，每次 5 mg，每日两次）。另一组给予皮下注射达肝素钠（第 1 个月时，200 IU/kg；2 ～ 6 个月，时 150 IU/kg）。阿哌沙班组和达肝素钠组 VTE 复发率分别为 0.7% 和 6.3%（HR=0.10，95% CI 为 0.01 ～ 0.78），大出血发生率分别为 0 和 1.4%（P= 0.14）。与达肝素钠相比，阿哌沙班能有效降低恶性肿瘤患者 VTE 复发率。

然而，DOACs 用于肿瘤人群时应考虑药物相互作用和患者的肝肾功能。DOACs 抗凝活性受细胞色素 P4503A4 酶（CYP3A4）和 P- 糖蛋白（P-gp）抑制剂和诱导剂的影响较大 [37]，某些化疗、激素治疗和靶向治疗药物（如紫杉醇、异环磷酰胺、阿昔替尼和他莫昔芬等）是强效的 CYP3A4 和 P-gp 抑制剂或诱导剂，DOACs 与这些抗肿瘤药物间相互作用可能导致药物的吸收和代谢异常，影响抗凝效果，甚至肿瘤治疗效果 [38]。DOACs 主要通过肝、肾排泄，恶性肿瘤患者常常合并肝、肾功能受损，恶性肿瘤患者在服用 DOACs 时很可能出现 DOACs 蓄积，出血风险增加 [38]。因此，使用 4 种直接口服抗凝药物时应牢记各种药物对应的禁忌证。①达比加群：活动性出血和既往达比加群过敏患者禁用，严重肝疾病患者不推荐使用。②利伐沙班：活动性出血或者既往严重利伐沙班过敏患者禁用，中重度肝疾病患者不建议使用。③阿哌沙班：肾功能明显减退患者（15 ml/min ＜肌酐清除率＜ 30 ml/min）慎用，肌酐清除率＜ 15 ml/min 患者、终末期肾病或严重肝疾病患者不建议使用。④依度沙班：肌酐清除率＜ 15 ml/min 患者禁用 [39]。

未来需要更多研究探索 DOACs 预防 CA-VTE 的安全性和有效性，如达比加群在恶性肿瘤患者 VTE 预防中的应用，依度沙班在高 VTE 风险的门诊化疗恶性肿瘤患者中的应用等。

（二）维生素 K 拮抗剂在 CA-VTE 预防中的应用

维生素 K 拮抗剂是一系列香豆素衍生物的总称，如醋硝香豆素、苯丙香豆素和氟茚二酮，华法林是临床最常用的 VKA。华法林通过干扰维生素 K 及其 2,3 环氧化物（维生素 K 环氧化物）的循环互换而产生抗凝血作用，华法林抗凝效果受遗传因素和环境因素（药物、饮食和疾病状态等）影响[40]。由于其抗凝效果受多种因素影响，在用药期间需要进行抗凝强度监测，凝血酶原时间（prothrombin time，PT）和国际标准化比值（INR）是最常用的监测指标。当 PT 或 INR 超过治疗范围会增加出血风险，低于治疗范围会增加血栓的风险。

各个 CA-VTE 指南均推荐，恶性肿瘤患者在 VTE 诊断后需接受至少为期 6 个月的 LMWH 治疗，对于无法长期皮下注射 LMWH 或 LMWH 不耐受的患者，VKA 可作为 LMWH 的替代药物。Lee 等[41]将 900 名有症状的急性 DVT 和（或）PE 活动性恶性肿瘤患者随机分为两组：一组患者皮下注射亭扎肝素 6 个月，175 IU/kg，每日一次。另一组患者接受常规治疗，即皮下注射亭扎肝素 175 IU/kg，每日一次。5 ~ 10 天后，口服华法林 6 个月，根据 INR 值调整华法林剂量，使 INR 维持在 2.0 ~ 3.0。亭扎肝素组 6 个月 VTE 累积复发率低于华法林组（31/449 vs. 45/451，7.2% vs. 10.5%，HR=0.65，95%CI 为 0.41 ~ 1.03），临床相关非大出血的发生率也低于华法林组（49/449 vs. 69/451，HR=0.58，95% CI 为 0.40 ~ 0.84），而两组的大出血发生率（12/449 vs. 11/451，HR=0.89，95% CI 为 0.40 ~ 1.99）和总死亡率（150/449 vs. 138/451，HR=1.08，95% CI 为 0.85 ~ 1.36）无显著差异。从这项研究来看，使用华法林的 CA-VTE 患者 VTE 复发率虽略高于 LMWH，但其大出血发生率和总死亡率与 LMWH 相近。

然而，LMWH 与 VKA 在高或低 VTE 复发和出血风险的恶性肿瘤患者中的相对益处尚不清楚。Woodruff 等[42]对 CLOT 试验进行事后分析，将试验中 676 例合并有症状的 VTE 的恶性肿瘤患者按 VTE 复发和出血风险水平分为两组，高风险组［肿瘤转移和（或）6 个月内接受抗肿瘤治疗］632 人，低风险组（无肿瘤转移和未接受抗肿瘤治疗）44 人。高风险组中，LMWH 治疗患者 6 个月的 VTE 复发率低于 VKA 治疗患者（8% vs. 17%，HR=0.44，95% CI 为 0.27 ~ 0.71），出血风险与 VKA 治疗患者无显著性差异（14% vs. 18%，HR=0.71，95% CI 为 0.48 ~ 1.05）。低风险组中，LMWH 治疗患者 6 个月的 VTE 复发率高于 VKA 治疗患者（2/20 vs. 0/24），差异无统计学意义（P=0.998）；LMWH 治疗患者出血风险低于 VKA 治疗患者（2/20 vs. 5/24），差异无统计学意义（HR=0.42；95% CI 为 0.08 ~ 2.16）。上述研究提示，CA-VTE 患者选择抗凝药物时，可能需要评估 VTE 复发和出血风险，高风险患者优先使用 LMWH，低风险患者服用 VKA 可能获益。但研究中低风险组患者人数较少，结论可靠性有待验证。

此外，长期皮下注射 LMWH 带来的各种注射相关副作用增加了恶性肿瘤患者的疾病负担。6 个月标准治疗后，若能在不增加 VTE 复发率和出血事件发生率的前提下，将皮下注射 LMWH 改为口服抗凝药物，将极大地减轻患者痛苦、提高患者的用药依从性。Chai-Adisaksopha 等 [43] 在回顾了血栓注册数据库（RIETE）后，纳入了 1 464 例 VTE 诊断后接受 6 个月 LMWH 治疗的活动性恶性肿瘤患者，并根据 6 个月后继续接受 LMWH 治疗或改用 VKA，将患者分为两组。倾向性评分匹配后比较两组（两组各 482 例）的 VTE 复发率、出血事件发生率和死亡率后发现两组 VTE 复发率（HR=0.34，95% CI 为 0.73 ~ 2.45）、大出血发生率（HR=1.16，95% CI 为 0.50 ~ 2.71）和临床相关非大出血发生率均无显著差异（HR=0.87，95% CI 为 0.52 ~ 1.44），但继续使用药物 LMWH 组死亡率高于改用 VKA 组（16.4% vs. 10.4%，RR ≤ 1.58，95% CI 为 1.13 ~ 2.20）。研究提示，在完成 6 个月抗凝治疗后，大部分恶性肿瘤患者，可以用口服维生素 K 拮抗剂作为替代。

VKA 服用期间需要监测 INR 和调整剂量，恶性肿瘤患者长期服用 VKA 时可能存在障碍。Aggarwal 等 [44] 调查显示，8%（8/105）和 24%（25/105）的使用华法林的恶性肿瘤患者表示使用华法林时存在重度困难和中度困难，三大主要障碍是：①需要定期验血；②需根据 INR 调整剂量；③饮食限制。

在患者不耐受 LMWH 时，VKA 可替代 LMWH 用于 CA-VTE 患者的长期（≥ 6 个月）抗凝，但高 VTE 复发风险和出血风险的患者（肿瘤转移或 6 个月内接受抗肿瘤治疗患者）使用 VKA 时应特别警惕 VTE 复发和出血并发症。恶性肿瘤患者服用 VKA 时应注意以下几点：①服用期间需警惕出血事件的发生，一项 meta 分析显示，使用 VKA 显著地增加了肺癌患者的出血风险（OR=5.42，95% CI 为 1.84 ~ 15.98）[45]；②减少富含维生素 K 的食物摄入；③定期监测 INR，并根据 INR 调整用药剂量，使 INR 维持在 2.0 ~ 3.0 [38]。

（三）直接口服抗凝剂和维生素 K 拮抗剂在 CA-VTE 患者中应用的比较

DOACs 和 VKA 在作用靶点、适用群体、服药期间的注意事项和抗凝效果等方面存在差异。VKA 通过影响维生素 K 依赖的 FⅡ、FⅦ、FⅨ、FX 和蛋白 C、蛋白 S、蛋白 Z 的合成发挥抗凝作用，而 DOACs 则作用于单一靶点直接发挥抗凝作用 [39]。从已有的临床试验数据来看，部分 DOACs 药物可用于高 VTE 风险（Khorana 评分≥ 2 分）的门诊化疗恶性肿瘤患者的 VTE 预防和 CA-VTE 患者 VTE 复发预防，而 VKA 则多用于 CA-VTE 患者 VTE 复发预防。VKA 在服用期间需要减少富含维生素 K 食物摄入和定期监测凝血指标，DOACs 则需注意其与抗肿瘤药物间的相互作用和监测患者肝肾功能。在预防 CA-VTE 患者 VTE 复发方面，DOACs 和 VKA 效果相似。一项系统评价比较了 DOACs 和 VKA 用于 CA-VTE 患者的抗凝治疗效果，结果显示使用 DOACs 患者和使用 VKA 患者的 VTE 复发率无显著差异（OR=0.67，95%CI 为 0.40 ~ 1.15），出血事件发生率也无显著差异（OR=0.83，95%CI 为 0.60 ~ 1.15）[46]。

（北京大学　路　潜　杨　萍　秦　丹）

参考文献

[1] Walker AJ，Card TR，West J，et al．Incidence of venous thromboembolism in patients with cancer-a cohort study using linked United Kingdom databases［J］．European Journal of Cancer，2013，49（6）：1404-1413．

[2] Lyman GH，Eckert L，Wang Y，et al．Venous thromboembolism risk in patients with cancer receiving chemotherapy：a real-world analysis［J］．Oncologist，2013，18（12）：1321-1329．

[3] Sørensen HT，Mellemkjær L，Olsen JH，et al．Prognosis of cancers associated with venous thromboembolism［J］．New England Journal of Medicine，2000，343（25）：1846-1850．

[4] Khorana AA，Francis CW，Culakov AE，et al．Frequency，risk factors，and trends for venous thromboembolism among hospitalized cancer patients［J］．Cancer，2007，110（10）：2339-2346．

[5] Key NS，Khorana AA，Kuderer NM，et al．Venous thromboembolism prophylaxis and treatment in patients with cancer：ASCO clinical practice guideline update［J］．Journal of Clinical Oncology，2019，0（0）：JCO．19．01461．

[6] Streiff MB，Holmstrom B，Angelini D．NCCN clinical practice guidlines in oncology：cancer-associated venous thromboembolic disease，Version2．2018［J］．National Comprehensive Cancer Network，2018，16（11）：1289-1303．

[7] 马军，秦叔逵，吴一龙，等．肿瘤相关静脉血栓栓塞症预防与治疗指南（2019 版）［J］．中国肿瘤临床，2019，46（13）：653-660．

[8] Farge D，Frere C，Connors JM，et al．2019 international clinical practice guidelines for the treatment and prophylaxis of venous thromboembolism in patients with cancer［J］．The Lancet Oncology，2019，20（10）：e81-e566．

[9] Akl EA，Kahale LA，Hakoum MB，et al．Parenteral anticoagulation in ambulatory patients with cancer［J］．Cochrane Database of Systematic Reviews，2017，9（9）：1-104．

[10] Carrier M，Khorana AA，Moretto P，et al．Lack of evidence to support thromboprophylaxis in hospitalized medical patients with cancer［J］．The American Journal of Medicine，2014，127（1）：82-86．

[11] Guo Q，Huang B，Zhao J，et al．perioperative pharmacological thromboprophylaxis in patients with cancer：a systematic review and meta-analysis［J］．Annals of Surgery，2017，265（6）：1087-1093．

[12] Khorana AA，Mccrae KR，Milentijevic D，et al．Current practice patterns and patient persistence with anticoagulant treatments for cancer-associated thrombosis［J］．Research and Practice in Thrombosis and Haemostasis，2017，1（1）：14-22．

[13] Seaman S，Nelson A，Noble S．Cancer-associated thrombosis，low-molecular-weight heparin，and the patient experience：a qualitative study［J］．Patient Preference and Adherence，2014，8：453-461．

[14] Connell NT，Abel GA，Connors JM．Low-molecular weight heparin versus vitamin K antagonists for the treatment of cancer-associated thrombosis：a cost-effectiveness analysis［J］．Thrombosis Research，2017，150：53-58．

[15] Eck RJ，Bult W，Wetterslev J，et al．Low dose low-molecular-weight heparin for thrombosis prophylaxis：systematic review with meta-analysis and trial sequential analysis［J］．Journal of Clinical Medicine，2019，8（12）：2039-2054．

[16] Akl EA，Kahale L，Sperati F，et al．Low molecular weight heparin versus unfractionated

heparin for perioperative thromboprophylaxis in patients with cancer [J]. Cochrane Database Systematic Reviews, 2014, 6 (6): 1-80.

[17] Louzada ML, Majeed H, Wells PS. Efficacy of low- molecular- weight- heparin versus vitamin K antagonists for long term treatment of cancer-associated venous thromboembolism in adults: a systematic review of randomized controlled trials [J]. Thrombosis Research, 2009, 123 (6): 837-844.

[18] Li A, Garcia DA, Lyman GH, et al. Direct oral anticoagulant (DOAC) versus low-molecular-weight heparin (LMWH) for treatment of cancer associated thrombosis (CAT): a systematic review and meta-analysis [J]. Thrombosis Research, 2019, 173: 158-163.

[19] Napolitano M, Saccullo G, Malato A, et al. Optimal duration of low molecular weight heparin for the treatment of cancer-related deep vein thrombosis: the Cancer-DACUS Study [J]. Journal of Clinical Onclolgy, 2014, 32 (32): 3607-3612.

[20] Sanford D, Naidu A, Alizadeh N, et al. The effect of low molecular weight heparin on survival in cancer patients: an updated systematic review and meta-analysis of randomized trials [J]. Journal of Thrombosis and Haemostasis: JTH, 2014, 12 (7): 1076-1085.

[21] Bauersachs RM. LMWH in cancer patients with renal impairment - better than warfarin? [J]. Thrombosis Research, 2016, 140: S160-S164.

[22] Launay-Vacher V, Oudard S, Janus N, et al. Prevalence of renal insufficiency in cancer patients and implications for anticancer drug management: the renal insufficiency and anticancer medications (IRMA) study [J]. Cancer, 2007, 110 (6): 1376-1384.

[23] Woodruff S, Feugère G, Abreu P, et al. A post hoc analysis of dalteparin versus oral anticoagulant (VKA) therapy for the prevention of recurrent venous thromboembolism (rVTE) in patients with cancer and renal impairment [J]. Journal of Thrombosis and Thrombolysis, 2016, 42 (4): 494-504.

[24] Zhang Y, Zhang M, Tan L, et al. The clinical use of fondaparinux: a synthetic heparin pentasaccharide [J]. Progress in Molecular Biology and Translational, 2019, 163: 41-53.

[25] Tokuhara K, Matsushima H, Ueyama Y, et al. Efficacy and safety of thromboembolism prophylaxis with fondaparinux in Japanese colorectal cancer patients undergoing laparoscopic surgery: a phase II study [J]. International Journal of Surgery, 2017, 42: 203-208.

[26] Hata K, Kimura T, Tsuzuki S, et al. Safety of fondaparinux for prevention of postoperative venous thromboembolism in urological malignancy: a prospective randomized clinical trial [J]. International Journal of Urology, 2016, 23 (11): 923-928.

[27] Song J, Xuan L, Wu W, et al. Fondaparinux versus nadroparin for thromboprophylaxis following minimally invasive esophagectomy: a randomized controlled trial [J]. Thrombosis Research, 2018, 166: 22-27.

[28] Amato B, Compagna R, Rocca A, et al. Fondaparinux vs warfarin for the treatment of unsuspected pulmonary embolism in cancer patients [J]. Drug Design Development and Therapy, 2016, 10: 2041-2046.

[29] Pesavento R, Amitrano M, Trujillo SJ, et al. Fondaparinux in the initial and long-term treatment of venous thromboembolism [J]. Thrombosis R esearch, 2015, 135 (2): 311-317.

[30] Hester W, Fry C, Gonzalez D, et al. Thromboprophylaxis with fondaparinux in high-risk postoperative patients with renal insufficiency [J]. Thrombosis Research, 2014, 133 (4): 629-633.

[31] Akl EA, Kahale LA, Schünemann HJ. Association between perioperative low-molecular-weight

heparin vs unfractionated heparin and clinical outcomes in patients with cancer undergoing surgery [J]. Journal of the American Medical Association，2015，313（13）：1364-1365.

[32] Avritscher EB，Cantor SB，Shih YC，et al. Cost-minimization analysis of low-molecular-weight heparin（dalteparin）compared to unfractionated heparin for inpatient treatment of cancer patients with deep venous thrombosis [J]. Support Care Cancer，2004，12（7）：531-536.

[33] Mosarla RC，Vaduganathan M，Qamar A，et al. Anticoagulation strategies in patients with Cancer：JACC review topic of the week [J]. Journal of the American College of Cardiology，2019，73（11）：1336-1349.

[34] Carrier M，Abou-Nassar K，Mallick R，et al. Apixaban to prevent venous thromboembolism in patients with cancer [J]. New England Journal of Medicing，2019，380（8）：711-719.

[35] Khorana AA，Soff GA，Kakkar AK，et al. Rivaroxaban for thromboprophylaxis in high-risk ambulatory patients with cancer [J]. New England Journal of Medicine，2019，380（8）：720-728.

[36] Raskob GE，Van Es N，Verhamme P，et al. Edoxaban for the treatment of cancer-associated venous thromboembolism [J]. New England Journal of Medicine，2017，378（7）：615-624.

[37] Bertoletti L，Ollier E，Duvillard C，et al. Direct oral anticoagulants：current indications and unmet needs in the treatment of venous thromboembolism [J]. Pharmacological Research，2017，118：33-42.

[38] Bellesoeur A，Schoemann AT，Allard M，et al. Pharmacokinetic variability of anticoagulants in patients with cancer-associated thrombosis：clinical consequences [J]. Critical Reviews in Oncology/Hematology，2018，129：102-112.

[39] 陆艳辉，李雅敏，王静，等. 新型口服抗凝药物——抗凝治疗新选择 [J]. 中华急诊医学杂志，2016，25（8）：989-996.

[40] Hirsh J，Fuster V，Ansell J，et al. American Heart Association/American College of Cardiology Foundation guide to warfarin therap [J]. Journal of the American College of Cardiology，2003，41（9）：1633-1652.

[41] Lee AYY，Kamphuisen PW，Meyer G，et al. Tinzaparin vs Warfarin for Treatment of Acute Venous Thromboembolism in Patients With Active Cancer：A Randomized Clinical Trial [J]. Journal of the American Medical Association，2015，314（7）：677-686.

[42] Woodruff S，Lee AYY，Carrier M，et al. Low-molecular-weight-heparin versus a coumarin for the prevention of recurrent venous thromboembolism in high- and low-risk patients with active cancer：a post hoc analysis of the CLOT Study [J]. Journal of Thrombosis and Thrombolysis，2019，47（4）：495-504.

[43] Adisaksopha CC，Iorio A，Crowther MA，et al. Vitamin K antagonists after 6 months of low-molecular-weight heparin in cancer patients with venous thromboembolism [J]. The American Journal of Medicine，2018，131（4）：430-437.

[44] Aggarwal A，Fullam L，Brownstein AP，et al. Deep vein thrombosis（DVT）and pulmonary embolism（PE）：awareness and prophylaxis practices reported by patients with cancer [J]. Cancer Investigntion，2015，33（9）：405-410.

[45] Fuentes HE，Oramas DM，Paz LH，et al. Meta-analysis on anticoagulation and prevention of thrombosis and mortality among patients with lung cancer [J]. Thromosis Research，2017，154：28-34.

[46] Brunetti ND，Gesuete E，De Gennaro L，et al. Direct oral anti-coagulants compared with vitamin-K inhibitors and low-molecular-weight-heparin for the prevention of venous

thromboembolism in patients with cancer：a meta-analysis study [J]. International Journal of Cardiology，2017，230：214-221.

第二节　非药物预防

常见的非药物 VTE 预防方式主要有间歇性气囊加压装置（IPC）、分级加压弹力袜（GCS）和运动锻炼。与药物预防相比，非药物预防出血风险低，无需考虑药物副作用，成本较低，尤其适用于存在高出血风险或肝肾功能不全的恶性肿瘤患者。ISTH 和 NCCN 指南推荐机械预防（间歇性气囊加压装置和分级加压弹力袜）用于存在抗凝药物禁忌的恶性肿瘤患者，或与药物联合用于 VTE 风险极高的恶性肿瘤患者 [1-2]。NCCN 指南的推荐意见是由 GCS 和 IPC 用于脑卒中患者和手术患者 VTE 预防的临床试验外推得出。ISTH 的研究意见主要基于一项随机对照试验，试验将接受胃切除术的胃癌患者随机分成只接受 IPC 组和 IPC+LMWH 组，IPC+LMWH 组患者 VTE 发生率显著低于 IPC 组（2/336 vs. 12/330，0.6% vs. 3.6%，P =0.008），IPC 组出血事件发生率显著高于 IPC+LMWH 组（9.1% vs. 1.2%，$P <$ 0.001）[3]。非药物干预预防恶性肿瘤 VTE 的有效性需综合现有研究证据，做出更准确的判断。

一、间歇性气囊加压装置在 CA-VTE 预防中的应用

IPC 是将一次性或可重复使用的充气腿套固定于脚踝到大腿处，在脚踝、小腿和大腿分别给予压力，对多腔气囊有序地反复充气和放气，从远端至近端均匀有序地挤压肢体，促进血液循环，以达到预防血栓的目的 [4]。IPC 的作用机制主要是通过给肌肉、皮下组织和血管施加压力，增加血管内血液流速，减少血流淤滞，降低血栓风险 [5-6]。

IPC 预防手术患者特别是骨科手术患者 VTE 的效果已在系统评价和 meta 分析中得到证实，但其预防 CA-VTE 的有效性仍需更多研究证据支持。一项 IPC 预防住院患者 VTE 效果的 meta 分析显示，IPC 治疗比不使用预防措施（7.3% vs. 16.7%，RR=0.43，95%CI 为 0.36 ~ 0.52）或 GCS 预防更有效（RR=0.61，95%CI 为 0.39 ~ 0.93），与药物预防效果相近（RR=1.19，95% CI 为 0.62 ~ 2.29），但该 meta 分析纳入的 70 项的临床试验中，仅有 4 项研究针对恶性肿瘤患者 [7]。另一项系统评价比较了 IPC 联合药物预防和药物单一方式预防 VTE 的效果。与只使用药物预防相比，IPC 联合药物预防降低了 PE 发生率（OR=0.39，95%CI 为 0.23 ~ 0.64），未降低 DVT 发生率（OR=0.42，95%CI 为 0.18 ~ 1.03），不增加出血发生率（OR=0.80，95%CI 为 0.30 ~ 2.14）。该系统评价主要纳入手术、外伤和 ICU

患者，并未比较 IPC 联合药物预防和单独药物预防对恶性肿瘤患者 VTE 的预防效果[8]。

IPC 用于 CA-VTE 预防研究主要针对接受肿瘤手术的患者，如食管癌、肺癌和胃肠道恶性肿瘤手术患者。多数研究显示 IPC 能有效降低 VTE 发生率。Parry 等[9]比较了 IPC 联合 LMWH 和单独使用 LMWH 对接受食管切除术的食管癌患者的 VTE 预防效果，2006 年 1 月至 2010 年 1 月患者接受 LMWH 预防（达肝素钠，5 000 U/d，皮下注射，从手术当天开始使用至出院）；2010 年 7 月后患者在 LMWH 预防的基础上使用 IPC，IPC 从术中开始使用至离开 ICU。使用 IPC 联合 LMWH 的患者有症状的 VTE 发生率显著低于只使用 LMWH 患者（3/195 vs. 8/118，1.5% vs. 6.8%，OR=0.215，95%CI 为 0.06 ～ 0.83）。Wang 等[10]将 495 名接受胸腔镜下肺叶切除术的肺癌患者随机分为术中 IPC 组（246 名）和空白对照组（249 名）。IPC 组从术中开始穿戴 IPC 至患者能下床活动，按压频率进行个体化选择，气压压缩循环设定为 20 次 / 分，压力为 130 mmHg，持续 1 s。研究发现，使用 IPC 显著降低了 DVT 的发生率（0.8% vs. 14.5%，OR=0.049，95%CI 为 0.012 ～ 0.20），且使用 IPC 期间未出现 IPC 相关并发症。苗素琴等[11]比较了 IPC 和 GCS 对接受腹腔镜胃肠道肿瘤手术患者 DVT 的预防效果，对照组为 2016 年 1 月至 2017 年 1 月使用 GCS 预防 DVT 的 100 名患者，干预组为 2017 年 2 月至 2018 年 2 月使用 IPC 预防 DVT 的 100 名患者（充气最大压力 5.99 kPa，每周期 20 min，每周期放气间隔 5 min）。研究显示，与 GCS 相比，IPC 能有效降低患者 DVT 发生率（5% vs. 14%，P=0.03）。也有少数研究显示 IPC 不能降低恶性肿瘤患者 VTE 发生率。Ebeling 等[12]比较了脑胶质瘤手术患者在 GCS、LMWH 和物理治疗的基础上使用或不使用 IPC 时，DVT 和 PE 发生率，两组 DVT 和 PE 发生率均无显著差异。

为达到预防 VTE 的效果，医护人员应遵照使用说明为患者佩戴 IPC，保证每日佩戴时长和相关参数设置符合要求。长时间佩戴 IPC 可能引起腿部不适和骨隆突部位皮肤压迫。医护人员给患者佩戴 IPC 时，应注意调节松紧度，做好骨隆突部位的保护，定期检查皮肤状况。

二、分级加压弹力袜在 CA-VTE 预防中的应用

分级加压弹力袜（GCS）按照长度可以分为小腿长度的弹力袜和大腿长度的弹力袜。GCS 能增加静脉流出速度、防止静脉淤积和扩张、促进瓣膜尖部排空，从而降低 VTE 风险[13]。

GCS 有关系统评价中恶性肿瘤患者占比很小，系统评价的结果无法为 GCS 对恶性肿瘤患者预防 VTE 效果提供证据支持。2015 年的一篇比较 GCS 联合药物预防和只使用药物预防对住院手术患者 VTE 预防效果的系统评价中，纳入了 27 项 RCT。但只有 1 项研究明确提到包含恶性肿瘤患者，也只有 1 项研究直接比较了 GCS 联合药物和只使用药物预防 VTE 的效果，纳入的研究间还存在很大异质性。

该系统评价无法判断 GCS 联合药物对住院手术患者 VTE 预防的效果[14]。2018 年的一篇比较 GCS 联合延长的药物抗凝（> 21 天）和只使用药物抗凝（> 21 天）对骨科和腹部手术患者 VTE 预防效果的系统评价纳入了 19 项 RCT，2 项研究包含恶性肿瘤患者，没有 RCT 直接比较 GCS 联合药物抗凝（> 21 天）和只使用药物抗凝的 VTE 预防效果。该系统评价未能确定 GCS 联合延长的药物抗凝（> 21 天）对骨科和腹部手术患者的 VTE 预防效果[15]。

GCS 用于恶性肿瘤患者的 VTE 预防的研究相对不足。于书卿等[16]将 180 例接受中枢神经系统肿瘤手术的患者分为 GCS 组（100 例，从术后第 1 天开始使用至可下地行走）和空白对照组（80 例），2 组患者术后每 3 天进行 1 次下肢彩超检查直至患者出院。结果显示 GCS 组下肢 DVT 发生率（31 100，3%）显著低于对照组（21/80，26%）（*P*=0.016）。Koopmans 等[17]比较了 GCS 联合 LMWH 和单独 LMWH 对脑桥小脑三角肿瘤切除术患者的 VTE 预防的效果，对照组为 2014 年 1 月至 2015 年 11 月只接受 LMWH 预防 VTE 的患者（达肝素钠 2 850 IU/d，皮下注射，从手术前一晚开始），试验组为 2015 年 11 月后接受 LMWH 联合 GCS（从术前开始使用到患者出院或完全可以走动）。LMWH 组 VTE 发生率（1/86，1.2%）显著高于 LMWH 联合 GCS 组（0/60，10%）（RR=8.6，95% CI 为 1.1 ～ 69.6）。从目前研究来看，GCS 用于高出血风险的中枢神经系统肿瘤手术后的 VTE 预防是有效的。

GCS 需长时间持续使用才能达到预防 VTE 的目的，但皮肤长期受压，可能出现发红、挫伤，甚至压疮。因此，需根据腿围大小选择合适型号的 GCS，并在使用期间定期检查皮肤状况，出现上述情况及时对症处理。

三、运动锻炼在 CA-VTE 预防中的应用

运动锻炼的主要形式为下肢的主动或被动运动。下肢运动能通过增加肌肉收缩加快血流流速[18-19]、增加静脉储备容量和加快静脉排空[20]，来减少血液淤滞，达到降低 VTE 风险的目的。

目前，运动锻炼预防恶性肿瘤患者 VTE 相关研究的结论不一致。Guo 等[21]将接受妇科恶性肿瘤大手术患者分为功能锻炼干预组［GCS + LMWH + 运动锻炼（主动踝部运动、被动小腿按摩和深呼吸）］和对照组（GCS + LMWH），结果显示功能锻炼能有效降低 VTE 发生率（3.2% vs. 17.0%，*P* =0.012）。朴丽等[22]将 50 名老年妇科肿瘤术后患者分为两组，对照组为常规护理，试验组在常规护理的基础上给予 Step-ball 运动（即患者取平卧位，将瑜伽球置于患者床尾。双腿稍抬起，双腿下垫高软枕，双足踩球，做双腿交替踏球运动），频率为 20 ～ 24 次 / 分，8 ～ 10 组 / 次，6 ～ 8 组 / 天。该研究显示 Step-ball 运动干预反而增加了 DVT 的发生率（24% vs. 0%，$P < 0.05$）。

术后早期或因其他原因长期卧床的恶性肿瘤患者可以进行床上踝泵运动，通过踝关节的屈伸、环绕，收缩、挤压下肢肌肉促进下肢静脉回流和排空、减少血液淤

滞，达到预防血栓的目的。

（北京大学　路　潜　杨　萍　秦　丹）

参考文献

[1] Farge D，Frere C，Connors JM，et al．2019 international clinical practice guidelines for the treatment and prophylaxis of venous thromboembolism in patients with cancer [J]．The Lancet Oncology，2019，20（10）：e566-e581．

[2] Streiff MB，Holmstrom B，Angelini D．NCCN clinical practice guidlines in oncology：cancer-associated venous thromboembolic disease，Version1．2019 [J]．National Comprehensive Cancer Network，2019，1（1）：131-133.

[3] Jung YJ，Seo HS，Park CH，et al．Venous thromboembolism incidence and prophylaxis use after gastrectomy among korean patients with gastric adenocarcinoma：the protector randomized clinical trialvenous thromboembolism incidence and prophylaxis use after gastrectomy among korean patientsvenous thromboembolism incidence and prophylaxis use after gastrectomy among korean patients [J]．JAMA Surgery，2018，153（10）：939-946．

[4] 张亚茹，赵笛．间歇充气加压装置在肿瘤患者围术期预防深静脉血栓形成中的应用 [J]．护理研究，2019，33（19）：3387-3390．

[5] Chen AH，Frangos SG，Kilaru S，et al．Intermittent pneumatic compression devices -- physiological mechanisms of action [J]．European Journal of Vascular and Endovascular Surgery：the Official Journal of the European Society for Vascular Surgery，2001，21（5）：383-392．

[6] Lurie F，Scott V，Yoon HC，et al．On the mechanism of action of pneumatic compression devices：Combined magnetic resonance imaging and duplex ultrasound investigation [J]．Journal of Vascular Surgery，2008，48（4）：1000-1006．

[7] Ho KM，Tan JA．Stratified meta-analysis of intermittent pneumatic compression of the lower limbs to prevent venous thromboembolism in hospitalized patients [J]．Circulation，2013，128（9）：1003-1020．

[8] He ML，Xiao ZM，Lei M，et al．Continuous passive motion for preventing venous thromboembolism after total knee arthroplasty [J]．Cochrane Database of Systematic Reviews，2014，1（1）：1-38．

[9] Parry K，Sadeghi AH，Van Der Horst S，et al．Intermittent pneumatic compression in combination with low-molecular weight heparin in the prevention of venous thromboembolic events in esophageal cancer surgery [J]．Journal of Surgical Oncology，2017，115（2）：181-185．

[10] Wang X，Song S，Ni R，et al．Effectiveness of intraoperative administration of intermittent pneumatic compression in preventing deep vein thrombosis in lung cancer patients undergoing video-assisted thoracoscopic surgery lobectomy [J]．Journal of Thoracic Disease，2019，11（7）：2832-2838．

[11] 苗素琴，吕德珍，段雅君，等．间歇充气装置与医用弹力袜预防腹腔镜手术患者下肢深静脉血栓效果比较 [J]．护理学杂志，2019，34（7）：36-38．

[12] Ebeling M，Lüdemann W，Frisius J，et al．Venous thromboembolic complications with and without intermittent intraoperative and postoperative pneumatic compression in patients with glioblastoma multiforme using intraoperative magnetic resonance imaging．A retrospective study [J]．Neuro-Chirurgie，2018，64（3）：161-165．

[13] Muñoz-Figueroa GPM，Ojo O．Venous thromboembolism：use of graduated compression stockings [J]．British Journal of Nursing（Mark Allen Publishing），2015，24（13）：680，682-685．
[14] Mandavia R，Shalhoub J，Head K，et al．The additional benefit of graduated compression stockings to pharmacologic thromboprophylaxis in the prevention of venous thromboembolism in surgical inpatients [J]．Journal of Vascular Surgery Venous and Lymphatic Disorders，2015，3(4)：447-455．
[15] Milinis K，Shalhoub J，Coupland AP，et al．The effectiveness of graduated compression stockings for prevention of venous thromboembolism in orthopedic and abdominal surgery patients requiring extended pharmacologic thromboprophylaxis [J]．Journal of Vascular Surgery Venous and Lymphatic Disorders，2018，6（6）：766-777．
[16] 于书卿，王集生，季楠，等．应用循序加压弹力袜预防中枢神经系统肿瘤患者术后深静脉血栓形成 [J]．中华神经医学杂志，2009，8（12）：1259-1261．
[17] Koopmans RJ，Cannegieter SC，Koot RW，et al．Nadroparin plus compression stockings versus nadroparin alone for prevention of venous thromboembolism in cerebellopontine angle tumour excisions：a cohort study [J]．Thrombosis and Haemostasis，2020，120（03）：525-530．
[18] Stein PD，Yaekoub AY，Ahsan ST，et al．Ankle exercise and venous blood velocity [J]．Thrombosis and Haemostasis，2009，101（6）：1100-1103．
[19] Kropp AT，Meiss AL，Guthoff AE，et al．The efficacy of forceful ankle and toe exercises to increase venous return：a comprehensive Doppler ultrasound study [J]．Phlebology，2018，33(5)：330-337．
[20] Kibisa R，Gr Ūnovas A，Poderys J，et al．The effect of passive foot flexion on blood circulation in sports and clinical medicine [J]．Medicina（Kaunas），2006，42（11）：932-938．
[21] Guo M，Lu L，Sun Y，et al．Comprehensive functional exercises with patient education for the prevention of venous thrombosis after major gynecologic surgery：a randomized controlled study [J]．Thrombosis Research，2019，178：69-74．
[22] 朴丽，张赫，李婷婷，等．Step-ball 运动对妇科老年恶性肿瘤患者下肢静脉血栓血流动力学的影响 [J]．中国老年学杂志，2019，39（21）：5281-5283．

第三节　并发症的预防

CA-VTE 最常见的并发症是血栓后综合征（post-thrombotic syndrome，PTS）。血栓后综合征也被称为静脉后综合征（postphlebitic syndrome）或继发性静脉淤滞综合征（secondary venous stasis syndrome），是 DVT 最常见的长期并发症，指继发于 DVT 的一系列慢性静脉症状或体征。其常见症状包括患肢疼痛、肿胀、沉重、疲劳、瘙痒和痉挛（通常在夜间），常见体征包括患肢水肿、毛细血管或静脉扩张、静脉曲张、皮肤发红或苍白、色素沉着、湿疹和溃疡等[1-2]。PTS 表现因人而异，可能是间歇性或者长期的，常常在长时间行走或站立后加剧，休息或提高下肢后可以缓解。20% ~ 50% 的首次发生 DVT 的患者可能出现血栓后综合征[3-4]。

PTS 的高危因素包括高龄、女性、肥胖、水肿侧小腿比无症状侧腿围≥ 3 cm、

DVT 诊断后 1 个月仍存在严重的栓塞后症状、股静脉或髂静脉血栓形成、无短期 VTE 危险因素、活动性肿瘤、血栓形成倾向等 [3-6]。

PTS 根据既往 DVT 患者下肢的典型症状和体征诊断，尚无客观的诊断试验。PTS 相关的诊断量表包括 Widmer 分类（Widmer Classification）量表、临床 - 病因 - 解剖 - 病理分类（Clinical-Etiological-Anatomical-Pathological Classification，CEAP Classification）量表、静脉临床严重程度评分（Venous Clinical Severity Score，VCSS）、Brandjes 量表、Ginsberg 评分（Ginsberg Measure）、Villalta 量表和患者报告 Villalta 量表 [7]。其中，Villalta 量表是目前临床研究中最常用的 PTS 诊断量表，具有较好的效度、评分者间信度、对临床变化的反应性和可接受性，被 ISTH 推荐用于 PTS 的诊断和分级 [8]。Villalta 量表包括 5 个症状条目（疼痛、束缚感、沉重、感觉异常和瘙痒）、6 个体征条目（胫前水肿、皮肤硬结、色素沉着、皮色发红、静脉曲张和腓肠肌压痛）以及是否存在静脉溃疡。每个条目从无到重度得分为 0 ～ 3 分，量表总分为 0 ～ 33 分。得分≥ 5 分或存在静脉溃疡可诊断为 PTS，5 ～ 9 分为轻度 PTS，10 ～ 14 分为中度 PTS，≥ 15 分或存在静脉溃疡为重度 PTS。

目前，GCS（踝部压力为 30 ～ 40 mmHg）是 DVT 后预防 PTS 的标准方法。但多个系统评价显示用 GCS 预防 PTS 的相关研究较少，结论不一致，研究间的异质性较大，预防效果仍有待进一步研究 [9-11]。GCS 的使用时长也存在争议，常规做法是在 DVT 急性期至发生后两年内持续使用。然而，2018 年的一项多中心随机对照试验（IDEAL）显示，根据 Villalta 量表得分调整 GCS 穿戴时间的个体化预防 PTS 效果不劣于与 DVT 后持续穿戴两年弹力袜标准预防 [12]。IDEAL 试验的成本效益分析显示，这种个体化预防可节省大量成本，同时不会降低与健康相关的生活质量 [13]。因此，在使用 GCS 预防 PTS 时，临床医生应仔细权衡利弊，考虑患者的意愿，决定是否进行为期两年的穿戴 GCS 预防。

（北京大学 路 潜 杨 萍 秦 丹）

参考文献

[1] Kahn SR，Comerota AJ，Cushman M，et al．The postthrombotic syndrome：evidence-based prevention，diagnosis，and treatment strategies：a scientific statement from the American Heart Association [J]．Circulation，2014，130（18）：1636-1661．

[2] Eklof B，Perrin M，Delis KT，et al．Updated terminology of chronic venous disorders：the VEIN-TERM transatlantic interdisciplinary consensus document [J]．Journal of Vascular Surgery，2009，49（2）：498-501．

[3] Kahn SR，Shrier I，Julian JA，et al．Determinants and time course of the postthrombotic syndrome after acute deep venous thrombosis [J]．Annals of Internal Medicine，2008，149（10）：698-707．

[4] Verhaar YME，Tick LW，Klok FA，et al．Post-thrombotic syndrome：short and long-term incidence and risk factors [J]．Thrombosis Research，2019，177：102-109．

[5] Wunderle VH，Bauersachs R，Gerlach H-E，et al．Post-thrombotic syndrome 3 years after deep

venous thrombosis in the Thrombosis and Pulmonary Embolism in Out-Patients（TULIPA）PLUS Registry [J]. Journal of Vascular Surgery Venous and Lymphatic Disorders，2013，1（1）：5-12.

[6] Nishimoto Y，Yamashita Y，Morimoto T，et al. Risk factors for post-thrombotic syndrome in patients with deep vein thrombosis：from the COMMAND VTE registry [J]. Heart Vessels，2019，34（4）：669-677.

[7] Wik HS，Enden TR，Ghanima W，et al. Diagnostic scales for the post-thrombotic syndrome [J]. Thrombosis Research，2018，164：110-115.

[8] Kahn SR，Partsch H，Vedantham S，et al. Definition of post-thrombotic syndrome of the leg for use in clinical investigations：a recommendation for standardization [J]. Journal of Thrombosis and Haemostasis：JTH，2009，7（5）：879-883.

[9] Skervin AL，Thapar A，Franchini AJ，et al. Systematic review and meta-analysis of utility of graduated compression stockings in prevention of post-thrombotic syndrome [J]. European Journal of Vascular and Endovascular Surgery：the Official Journal of the European Society for Vascular Surgery，2016，51（6）：838-845.

[10] Avila ML，Montoya M，Lumia C，et al. Compression stockings to prevent post-thrombotic syndrome in adults，a Bayesian meta-analysis [J]. Thrombosis Research，2019，182：20-26.

[11] Azirar S，Appelen D，Prins MH，et al. Compression therapy for treating post-thrombotic syndrome [J]. Cochrane Database Systematic Reviews，2019，9（9）：1-34.

[12] Ten Cate-Hoek AJ，Amin EE，Bouman AC，et al. Individualised versus standard duration of elastic compression therapy for prevention of post-thrombotic syndrome（IDEAL DVT）：a multicentre，randomised，single-blind，allocation-concealed，non-inferiority trial [J]. Lancet Haematology，2018，5（1）：e25-e33.

[13] Amin EE，Ten Cate-Hoek AJ，Bouman AC，et al. Individually shortened duration versus standard duration of elastic compression therapy for prevention of post-thrombotic syndrome：a cost-effectiveness analysis [J]. Lancet Haematology，2018，5（11）：e512-e519.

第九章

肿瘤相关性血栓的护理

第一节　基础护理

基础护理是临床护理工作的基础，并贯穿于满足患者对健康需求的始终。基础护理在肿瘤相关性静脉血栓栓塞症的护理中起着至关重要的作用。

一、DVT

（一）一般护理

1．病情观察　密切观察患肢皮肤颜色、温度、动脉搏动、肢体感觉，询问患者有无疼痛、肿胀，并每日测量患肢不同平面的周径（髌骨上缘上 15 cm，髌骨下缘下 10 cm），与健侧和前一天的周径进行比较，以协助医生判断疗效。如果皮肤苍白，甚至青紫，足背动脉搏动消失，应及时通知医生。同时，注意观察患者心率、面色、咳嗽和咯血的情况，警惕肺血栓栓塞症的发生。

2．体位　在排除心功能不全后，卧床休息时使用下肢垫或宽大的软枕抬高整个患肢 20° ～ 30°，以促进肢体静脉回流，减轻水肿和疼痛。膝关节屈曲 10°，尽量避免单独在膝下垫枕或过度屈髋体位影响静脉回流 [1]。

3．活动　因为考虑到早期活动可能增加血栓脱落和发生肺血栓栓塞的风险，急性 DVT 患者大多被要求严格卧床一段时间，这也是几十年来临床医务人员一直遵循的原则。研究表明，早期下床活动并不增加肺动脉栓塞症的发生率、血栓相关事件病死率，不会促进 DVT 进展和复发，不会增加深静脉 PTS、出血、感染等负性事件的发生风险，还能促进疼痛缓解和患肢肿胀消退。此外，早期活动还可减少肺炎等并发症发生率，提高患者生活质量。2012 年，《美国胸科医师协会非手术患者抗栓治疗与血栓预防临床实践指南（第 9 版）》就指出 [2]，DVT 急性期患者在有效抗凝治疗下，血流动力学稳定、能够耐受的情况下可早期下床活动。活动应循序渐进，逐日增加活动量，活动时出现疼痛即刻休息。下床活动时穿分级加压弹力袜

（GCS）或使用弹力绷带，但不做常规推荐，因为一项大规模多中心随机双盲对照临床研究发现，常规使用GCS未能降低PTS发生率，且未能降低DVT3个月后下肢疼痛的症状，梯度但可以减轻DVT急性期症状或PTS患者的慢性症状[3]。若患者有急性或慢性症状，可试用GCS。活动时避免幅度过大，禁止热敷、按摩、挤压患肢，避免用力排便，以防血栓脱落，造成肺动脉血栓栓塞[4]。

4．饮食护理　对于患有DVT的患者，应指导其注意平衡膳食，进食依照少量多餐的原则，避免食用刺激性食物，膳食以高蛋白质、高维生素、高纤维素为主。应选择清淡、低盐、低脂的食物，多食用新鲜蔬菜、瓜果及黑木耳等降低血液黏滞度的食物，避免胆固醇的摄入[5]。服用华法林的患者禁食富含高维生素K的食物，如菠菜、香菜、莴苣、芦笋、西兰花、猪肝、豆奶、橄榄油等，以免降低华法林的抗凝作用。严格禁烟，控制血糖血脂等，防止末梢血管收缩、血流减少、血管内膜变化引起胆固醇沉着。病情允许适度增加饮水量，2 500 ～ 3 000 ml/d。保持大便通畅，避免因用力排便引起腹压增加，影响下肢静脉回流。

（二）缓解疼痛

疼痛会限制肿瘤患者的活动，影响患者食欲、睡眠和心情，并消耗患者体能。有效控制疼痛对肿瘤合并DVT的患者尤为重要[6]。根据患者的具体情况，选择适宜的疼痛评估工具进行疼痛强度评估，并对疼痛部位、性质、持续时间及有无伴随症状进行全面评估。对于轻度疼痛可以采用放松、想象等非药物手段缓解疼痛，中重度疼痛遵医嘱使用镇痛药物。非口服途径使用止痛药物后30 min内评估止痛效果，口服止痛药后60 min内评估[7]。

（三）心理护理

肿瘤患者本来对疾病的预后就忧心忡忡，在发生DVT后，更会担心血栓脱落及疾病进展，这时患肢疼痛、肿胀等均容易使患者出现精神紧张，烦躁易怒的情况，需针对患者的心理需求，全面、动态评估患者的心理状态，提供心理支持与帮助。除了向患者讲解肿瘤治疗相关知识外，还需要详细讲解下肢深静脉血栓形成的病因、治疗方案、预后及注意事项，耐心细致地解答患者提出的各种问题，解除患者的思想顾虑[8]。

（四）患肢护理

注意患肢保暖，室温保持在25℃左右。患肢禁止热敷，以免在缺血状态下增加组织的耗氧量。除溶栓药物外，尽量避免在患肢处进行静脉输液，以避免对静脉内膜的损伤。肿胀肢体可以使用硫酸镁湿敷。50%硫酸镁为高渗溶液，局部湿敷可产生高渗透压，能够迅速吸收组织间液、减轻肢体张力、改善血液循环，达到肢体消肿的目的。使用时注意浓度配置正确，保持有效接触面积，加强皮肤护理。湿敷完毕后及时清洗皮肤，避免局部刺激。还可在肿胀部位使用七叶皂苷钠凝胶外涂消肿，或外涂赛肤润，促进血液循环，减轻肿胀[9]。

（五）功能锻炼

对于长期卧床患者，需定时翻身，适当摇高床头 15° ～ 30°，以改善患者心肺功能；进行深呼吸与咳嗽训练，减少心肺并发症发生。同时，指导患者进行双下肢功能锻炼、扩胸运动、股四头肌舒缩运动、踝泵运动、抬臀运动等锻炼方法，促进下肢静脉回流，加快股静脉的血流速度。根据患者自身情况帮助其制定个体化的功能锻炼方案，遵循循序渐进的原则，频率、幅度和强度应由小到大、由弱到强。对于能下床的患者，鼓励其自主活动，减少卧床时间。

（六）健康教育

1. 饮食　进食低脂、含丰富维生素和膳食纤维的食物，保持大便通畅，保持每日所需水量的摄入，降低血液黏度。肥胖者忌食高脂食物，合并糖尿病者按糖尿病的饮食原则进食。尽量吃当季的新鲜食物。忌食霉变食物，如霉变的粮食、瓜子、花生等。少食酸菜、泡菜、油炸、烟熏的食物。服用华法林期间避免进食维生素 K 含量丰富的食物，如菠菜、香菜、莴苣、芦笋、西兰花、猪肝、豆奶、橄榄油等，以免降低华法林的抗凝作用。

2. 活动及休息　根据患肢情况，逐步恢复正常工作与生活，避免长距离行走及久站。当患肢肿胀不适时及时卧床休息，并抬高患肢 20° ～ 30°。

3. 生活方式　养成良好的作息习惯，避免饮用浓茶、咖啡等刺激性饮料，避免饮酒，保持情绪稳定。

4. 用药　遵医嘱按时准确服药，不可自行调整。应用抗凝药期间，注意观察皮肤有无瘀斑，鼻子、牙龈有无出血，有无血尿、黑便等，及时复查凝血功能。若出现异常情况及时就医，并向医生说明病史及治疗经过。服用华法林时避免同时使用胺碘酮、普萘洛尔、西咪替丁、甲硝唑、奥美拉唑、苯巴比妥、维生素 K、利福平、利巴韦林等药物，以免增强或降低药物作用。

5. 肿瘤后续治疗　遵医嘱及时返院继续行肿瘤的后续治疗。及时复查血常规、肝肾功能，异常时及时就诊。

6. 复查　肿瘤治疗结束后 2 年内每 3 个月复查 1 次，2 ～ 5 年每半年复查一次，5 年后每年复查 1 次。3 个月和 6 个月门诊复查时还需检查有无 DVT 复发及凝血功能异常。当出现下肢肿胀，平卧或抬高患肢仍无法消退时及时就诊。

二、PE

（一）急救

高危 PE 患者随时可能有生命危险，应立即让患者平卧，避免深呼吸、咳嗽、剧烈翻动。尽快开放两条静脉通路，遵医嘱用药，恢复和维持血流动力学的稳定。

对于出现右心功能不全、心排血量下降，但血压尚正常的患者，可使用具有一定肺血管扩张作用和正性肌力作用的多巴酚丁胺和多巴胺。若出现血压下降，可增大剂量或使用其他血管加压药，如间羟胺和肾上腺素等。保持呼吸道通畅，对低氧血症的患者，采用鼻导管或面罩吸氧，合并呼吸衰竭时可使用经鼻面罩无创通气或气管插管行机械通气。尽量避免做气管切开，以免在抗凝或溶栓治疗过程中局部大出血。应用机械通气时，应尽量减少正压通气对循环的不利影响。

(二) 一般护理

1. 病情观察　对高度疑似或确诊的PE患者应专人护理，严密观察呼吸、心率、血压、咳嗽情况及尿量的变化，监测心电图、血气、观察有无胸闷、心慌、头晕、咳嗽、咯血、气短加重及双下肢有无肿胀等症状。对大面积PE患者应收入重症监护病房。

2. 体位　及日常起居高危PE（伴有休克或低血压）患者，应绝对卧床休息，避免按摩双下肢和做双下肢用力的动作，减少耗氧量，避免深静脉血栓进一步脱落进入肺动脉加重病情。卧床大约需要2周。初始抗凝治疗期间需严格卧床休息。如已确认PE发生部位，应取健侧卧位，预防血栓活动和游离[10]。低危PE患者抗凝治疗5日后，大部分患者血栓情况基本稳定，可以院外治疗。高危PE患者急性期和低危PE患者行初始抗凝治疗期间均需严格卧床休息。患者卧床期间，做好生活护理。协助患者床上洗漱、进食、更衣、大小便等；保持床单位清洁、平整、无碎屑；给患者穿宽松的棉质内衣，衣服要平整无皱褶；骨隆突处予泡沫敷料减压，预防压疮。禁止随意搬动患者，保持大便通畅，避免用力排便。发生便秘时，指导患者勿用力排便，遵医嘱给予润肠通便药帮助患者排便。

3. 活动　病情稳定后，根据患者具体情况遵医嘱协助患者循序渐进下床活动。

4. 疼痛护理　胸痛者，疼痛强度在4及以上时遵医嘱使用止痛药。注意观察药物不良反应，观察意识、呼吸、脉搏，警惕呼吸抑制、心律失常和惊厥等不良反应。用药后及时观察镇痛效果。

5. 饮食　进食低脂、高蛋白、含丰富维生素和膳食纤维的食物，以保持大便通畅。每日饮水1 500 ml以上，避免血液浓缩。

(三) 心理护理

肿瘤患者发生PE时，往往存在焦虑、恐惧心理，应多与患者交流，安慰患者，建立良好的护患关系。做好解释工作，耐心细致地解答患者提出的各种问题。在对患者进行心理护理时，要注意措辞，不可随意在患者面前谈论病情，以免引起患者的猜测和臆想，造成其不必要的心理负担。必要时可遵医嘱使用镇静剂。

(四) 健康教育

PE患者处于康复期时，仍以休息为主，活动要循序渐进，以不感到劳累为宜。

如出现劳力性呼吸困难或突然加重的呼吸困难、胸闷、胸痛，突然晕厥、咯血等症状及时就诊。其余见 DVT 患者健康教育。

（湖南省肿瘤医院　谌永毅　王玉花　谢彦云）

参考文献

[1] 赵纪春，吴洲鹏，郭强．肿瘤相关静脉血栓栓塞症治疗指南解读 [J]．中国普外基础与临床杂志．2020，27（04）：407-411．

[2] Tosone NC，Costanzo C．Development of a guideline for treatment of deep and superficial venous thrombosis in the emergency department [J]．Adv Emerg Nurs J，2012，34（2）：342-346．

[3] Petriş AO．2019 ESC guidelines for the diagnosis and management of acute pulmonary embolism：Habemus（Novam）Lex! [J]．Intern Med，2020，17（1）：135-139．

[4] Anastasia EK，Stelina A，Konstantinos T．New guidelines for the diagnosis and management of pulmonary embolism：key changes [J]．World J Cardiol，2020，12（5）：27-35．

[5] 邵翔，甄凯元，雷洁萍．2018 版中国《肺血栓栓塞症诊治与预防指南》解读之六：静脉血栓栓塞症预防策略 [J]．中国实用内科杂志，2018，38（11）：1027-1029．

[6] 李积凤，杨媛华．《肺血栓栓塞症诊治与预防指南》——关于静脉血栓栓塞症预防的推荐意见 [J]．中国医刊，2018，53（10）：1078-1082．

[7] 周斌，余翀，李毅清．静脉血栓栓塞疾病的抗栓治疗——第 10 版美国胸科医师学会抗栓治疗指南解读 [J]．临床外科杂志，2017，25（01）：40-42．

[8] 刘凤林．ACCP 和 NICE 指南对普通外科手术患者静脉血栓栓塞症风险评估的比较分析 [J]．中国实用外科杂志，2017，37（02）：119-124．

[9] 刘双．美国 2016 年静脉血栓栓塞抗栓指南 ACCP-10 的部分解读 [J]．心肺血管病杂志，2016，35（08）：680-682．

[10] 李晓强，王深明．深静脉血栓形成的诊断和治疗指南（第二版）[J]．中华普通外科杂志，2012，（07）：605-607．

第二节　药物治疗护理

肿瘤相关性 DVT 患者无抗凝治疗禁忌证，应在确诊 DVT 后立即启动抗凝治疗 [1]。同时，使用溶栓药物可促进血栓溶解，有助于减少长期并发症，如 PTS。抗凝治疗能稀释血液、降低血液黏度，又能抑制血小板的聚集，常作为 DVT 的辅助治疗。鉴于恶性肿瘤合并 PE 患者预后较差，因此建议一旦发现 PE，无论是否存在相关临床表现，均需要进行规范治疗 [2]。无抗凝治疗禁忌证的肿瘤患者，一旦确诊 PE，应立即启动抗凝治疗。PE 伴有低血压或血流动力学不稳定，且无高出血风险者可使用溶栓治疗 [3]。

可用的抗凝药物包括普通肝素、低分子肝素、磺达肝素、华法林以及口服直接 Xa 因子抑制剂。可用的溶栓药物包括尿激酶、链激酶，以及新型重组组织型纤溶酶原激活剂（rTPA），如阿替普酶、瑞替普酶和替奈普酶。PE抢救时可能用到多巴酚丁胺、多巴胺、间羟胺和肾上腺素等心血管系统药物[4]。

一、药物使用注意事项

（一）抗凝药物

1．抗凝禁忌证

（1）近期中枢神经系统出血，颅内或脊髓有高危出血病灶。

（2）活动性出血（大出血）：24 h内输血超过2 U。

（3）慢性、有临床意义的可测量出血超过48 h。

（4）血小板减少症（血小板计数＜ 50×10^9/L）。

（5）严重血小板功能障碍（尿毒症、用药、再生障碍性贫血）。

（6）近期进行出血风险很高的大型手术。

（7）凝血功能障碍性基础疾病。

（8）凝血因子异常（如FⅧ缺乏、严重肝病）。

（9）凝血酶原时间（PT）或活化部分凝血活酶时间（aPTT）延长（使用狼疮抗凝物除外）。

（10）腰麻或腰椎穿刺。

（11）危险性大的跌倒（头部创伤）。

2．常用抗凝药物使用注意事项

（1）普通肝素：剂量个体差异较大，需根据aPTT调整剂量，使aPTT延长至正常对照值的1.5 ~ 2.5倍为宜。普通肝素不宜肌内注射。

（2）低分子肝素：低分子肝素应通过皮下注射给药，不能肌内注射。皮下注射时，患者取卧位，注射部位为前外侧或后外侧腹壁的皮下脂肪组织内，左右侧交替。注射前，注射器最好留有0.1 ml空气，连空气一同注入，这样可以不浪费药液，拔针时不容易将药液漏于皮下，引起皮下出血。注射针应垂直、完全插入注射者用拇指和示指捏起的皮肤皱褶内，而不是水平插入。在整个注射过程中，应维持皮肤皱褶的存在。

（3）磺达肝素：一种人工合成的抗凝血酶介导的选择性X因子抑制剂，仅与抗凝血酶结合，其引起血小板减少症和骨质疏松症的可能性很小。磺达肝素应通过皮下注射给药，不能通过肌内注射给予。皮下注射患者取卧位，给药部位应在腹壁左、右前外侧位和左、右后外侧位交替。为了避免药品的损失，在使用预灌式注射器时，注射前不要排出其中的气泡。注射针的全长应垂直插入由拇指和示指提起的皮肤皱褶中，整个注射过程中应维持皮肤皱褶的存在。

（4）华法林：华法林可用于CA-VTE患者的长期抗凝治疗。因华法林起效缓慢，在使用时应该有至少5天的肠外抗凝剂过渡期，可给予低分子肝素。在此期间肠外抗凝剂与华法林重叠使用，直至患者国际标准化比值（INR）达到2 ~ 3。华法林用量个体差异较大，易受年龄、药物作用、日常饮食、患者疾病状况等诸多因素影响，需定期监测凝血功能，依据INR值调整用量。

（5）直接Xa因子抑制剂：口服直接Xa因子抑制剂利伐沙班具有治疗窗宽，无需常规凝血功能监测的优势，是抗凝治疗的首选单药治疗方案之一，从急性期即可开始使用。使用利伐沙班期间需谨慎观察有无出血征象。

（二）溶栓药物

1．绝对溶栓禁忌证

（1）对抗溶栓药物过敏。

（2）结构性颅内疾病、出血性脑卒中病史，3个月内发生缺血性脑卒中。

（3）活动性出血。

（4）近期行脑或脊髓手术。

（5）近期有头部骨折性外伤或头部损伤。

（6）有出血倾向（自发性出血）。

2．相对溶栓禁忌证

（1）年龄＞75岁。

（2）收缩压＞180 mmHg，舒张压＞110 mmHg。

（3）近期有非颅内出血的侵入性操作或手术。

（4）3个月或更长时间内缺血性脑卒中。

（5）口服抗凝药物（如华法林）。

（6）创伤性心肺复苏、心包炎或心包积液。

（7）糖尿病视网膜病变。

（8）妊娠。

3．常用溶栓药物使用注意事项

（1）尿激酶：应药前对患者进行血细胞比容、血小板计数、凝血酶时间（TT）、凝血酶原时间（PT）、aPTT的测定。TT和aPTT应小于正常值的2倍。用药期间应密切观察患者反应，如脉率、体温、呼吸频率和血压、出血倾向等[5]。静脉给药时，要求穿刺一次成功，输注尿激酶期间禁止肌内注射给药，以避免局部出血或血肿。动脉穿刺给药时，给药完毕后，应在穿刺局部加压至少30 min，并用无菌绷带和敷料加压包扎，以免出血。

（2）链激酶：它具有半衰期短、无纤维蛋白特异性、治疗后易出血和血栓易复发的特点。使用前用5%葡萄糖溶液溶解，溶解液应在4～6 h内使用。使用重组链激酶后5天至12个月内不能使用链激酶。在使用链激酶过程中，应尽量避免肌内注射及动脉穿刺，因可能引起血肿[6]。

（3）阿替普酶：为新型重组组织型纤溶酶原激活剂，只能静脉使用，注射时应该使用单独的静脉通路，不能与其他药物混合后给药，也不能与其他药物使用共同的静脉通路。rtPA溶解后于常温下很容易失去活性，应现配现用。用药期间，如果必须进行动脉穿刺，最好采用上肢末端的血管，容易压迫止血。尽量避免穿刺不可压迫的大血管，如颈静脉或锁骨下静脉。穿刺后，用敷料加压包扎，至少压迫30 min，反复观察有无渗血。用药期间，应尽量避免肌内注射和非必须的搬动。在必须行静脉穿刺时，操作应特别仔细。

（三）常用祛聚治疗药物

1．低分子右旋糖酐　禁用于少尿或无尿、充血性心力衰竭及其他血容量过多的患者；严重血小板减少、凝血功能障碍等出血患者，尿毒症患者，氨基酸代谢障碍者也应禁用；有急性脉管炎者，不宜使用；有过敏史、活动性肺结核患者及心、肝、肾功能不良的患者慎用。首次使用低分子右旋糖酐时，其滴注速度宜慢，并且应严密观察5 ~ 10 min，滴注过程中应注意调节电解质平衡，如发现有休克症状，必须立即停药。低分子右旋糖酐每天用量不应超过1 500 ml，否则易有出血倾向和引起低蛋白血症。重度休克时，若大量输入低分子右旋糖酐，应同时给予一定量的全血以维持血液携氧功能，否则血液在短时间内过度稀释，会使携氧功能降低、组织供氧不足，并影响血液凝固，出现低蛋白血症。输血患者在使用低分子右旋糖酐前应先检查血型或进行交叉配血试验，因低分子右旋糖酐能吸附在细胞表面，与红细胞形成假凝集，干扰血型鉴定。

2．双嘧达莫　禁用于过敏患者，低血压及有出血倾向患者慎用。与阿司匹林有协同作用。与阿司匹林合用时，应减少剂量。与抗凝剂、抗血小板聚集类药及溶栓药合用时应注意出血倾向。

3．丹参　中药制剂，保存不当可能影响产品质量，使用前必须对光检查，如发现药液出现浑浊、沉淀、变色、漏气或瓶身细微破裂，均不能使用。不宜与其他药物在同一容器内混合使用。对丹参过敏或有严重不良反应病史者禁用。

（四）常用血管活性药物

1．多巴酚丁胺　它为多巴胺同系物，为选择性心脏β_1受体兴奋剂，可用于心指数较低的急性PE患者；不宜用于梗阻性肥厚型心肌病者，以免加重梗阻。高血压、心房颤动，室性心律失常、严重的机械性梗阻（如重度主动脉瓣狭窄、心肌梗死后）应慎用。对血容量不足的患者，在用药前，应先矫正血容量。多巴酚丁胺不能与碳酸氢钠等碱性药物混合使用。用药期间应监测心电图（观察心率）、血压、尿量，根据患者指标来决定用药速度及治疗持续时间，应逐渐减量，勿突然停止用药。

2．多巴胺　它是体内合成去甲肾上腺素的前体，具有β受体激动作用，也有一定的α受体激动作用。它能增强心肌收缩力，增加心排血量，较轻微地加快心率；对周围血管有轻度收缩作用，升高动脉压，扩张内脏血管，增加内脏血流量，可用于心指数较低的急性PE患者。嗜铬细胞瘤患者不宜使用。闭塞性血管病或有既往史者，包括动脉栓塞、动脉粥样硬化、血栓闭塞性脉管炎、冻伤、糖尿病相关的动脉内膜炎、雷诺病等慎用。对肢端循环不良的患者，须严密监测，注意坏死及坏疽的可能性。应用多巴胺治疗前必须先纠正低血容量。用药时须进行血压、心排血量、心电图及尿量的监测。突然停药可产生严重低血压，故停用时应逐渐递减。

3．间羟胺　它主要通过直接兴奋 α 受体起作用，并可促使交感神经末梢释放去甲肾上腺素，也可兴奋心脏 β_1 受体，可用于急性 PE 合并低血压的患者。用氯仿、氟烷、环丙烷进行全身麻醉或两周内曾用过单胺氧化酶抑制剂者忌用，甲状腺功能亢进、高血压、冠心病、充血性心力衰竭、糖尿病患者和有疟疾病史者慎用。在使用间羟胺前应先纠正血容量不足。给药途径以静脉注射为宜，并应选择较粗大的静脉，避免使用四肢小静脉，勿使药液外漏。肌内或皮下注射易致组织坏死，因此注射部位应谨慎选择，避免在血液循环不佳的部位使用。间羟胺有蓄积作用，如用药后血压上升不明显，必须观察 10 min 以上，再决定是否增加剂量，以免贸然增加剂量使血压上升过高。

4．肾上腺素　肾上腺素也可用于急性 PE 合并休克的患者，兴奋心脏血管的 β_1 受体，使心肌收缩力加强、心率加快、心排血量增加，同时作用于血管平滑肌 β_2 受体，使血管扩张、降低周围血管阻力，而降低舒张压。使用氯仿、环丙烷进行麻醉时均忌用，合并有器质性脑病、心血管病、青光眼、帕金森病、噻嗪类引起的循环衰竭、低血压、精神神经疾病应慎用。一般以皮下注射为宜，反复在同一部位给药可导致组织坏死，注射部位必须轮换。用药后必须密切注意血压、心率和心律变化，多次应用时还须监测血糖变化。肾上腺素与华法林存在物理性配伍禁忌。

二、药物不良反应的观察及处理

（一）常用抗凝药物

1．普通肝素　普通肝素主要不良反应是用药过多可致自发性出血，故每次注射前应测定凝血时间。如注射后引起严重出血，可静注硫酸鱼精蛋白进行急救，每 1 mg 鱼精蛋白可中和 100 U 的肝素。普通肝素还可引起血小板减少症（HIT），常于应用肝素 5 天后出现，故应在使用的第 3 ～ 10 天复查血小板计数，如血小板计数较应用前下降大于 30% ～ 50%，或 5 天后血小板计数进行性降至（10）× 10^9/L 以下，应高度怀疑 HIT。此时可行相关抗体的实验室检测进行确诊。HIT 诊断一旦成立，应立即停用肝素，改用非肝素类抗凝剂。普通肝素还可引起骨质疏松和自发性骨折，应注意预防跌倒。

2．低分子肝素　低分子肝素出血不良反应少，使用时大多数患者无需监测凝血功能。对于 CA-VTE 患者，LMWH 疗效明显优于华法林，而安全性无差异。由于存在发生 HIT 的可能（HIT 发生率低于普通肝素），在使用低分子肝素的治疗过程中，应全程监测血小板计数。轻微的出血很少需要特殊的治疗，减量或延迟给药就足够了，只有情况严重的患者应考虑使用鱼精蛋白。

3．磺达肝素　磺达肝素使用推荐剂量以上的剂量可能导致出血风险的增加。

没有已知针对磺达肝素的解药。如出血与药物过量有关，应终止治疗，并寻找主要原因。应考虑进行适当的治疗如外科止血、血液置换以及输注新鲜血浆。

4．华法林　华法林过量易致各种出血。早期表现有瘀斑、紫癜、牙龈出血、鼻出血、伤口出血经久不愈、月经量过多等。出血可发生在任何部位，特别是泌尿系统和消化道。肠壁血肿可致亚急性肠梗阻，也可见硬膜下颅内血肿和穿刺部位血肿，治疗期间应严密观察病情，定期监测 INR。若发生轻度出血，或凝血酶原时间已显著延长至正常的 2.5 倍以上，应即减量或停药[7]。严重出血可静注维生素 K_1 0 ～ 20 mg，用以控制出血，必要时可输全血、血浆或凝血酶原复合物。

5．直接 Xa 因子抑制剂　利伐沙班主要不良反应为出血和贫血。治疗开始后，要对患者实施密切监测，通过定期对患者进行体格检查，对外科伤口引流液进行密切观察以及定期测定血红蛋白来实现。对于任何不明原因的血红蛋白或血压降低都应寻找出血部位。尚无对抗利伐沙班药效的特异性解毒剂。若发生出血，推迟下次利伐沙班的给药时间或适时终止治疗；给予适当的对症治疗，如机械压迫、外科手术、补液，以及血流动力学支持（输注血液制品或成分输血）[7]。

（二）常用溶栓药物

1．尿激酶　尿激酶主要不良反应是出血，出血可为表浅部位的出血（主要在皮肤、黏膜和血管穿刺部位），也可为内脏出血（消化道出血、咯血、尿血、腹膜后出血、脑出血等），严重者需输血，甚至可导致死亡。发生严重出血时需立即停止输注尿激酶，必要时输新鲜血浆或红细胞、纤维蛋白原等。

2．链激酶　若链激酶使用过量，易发生出血，一般为注射部位出现血肿，不需停药，可在出血部位局部压迫止血；若为严重出血，应立即停药，可给予氨基己酸或氨甲苯酸对抗；更严重者可补充纤维蛋白原或全血。

3．阿替普酶　阿替普酶最常见的不良反应用是出血，可表现为浅表或体表出血，主要有穿刺或破损部位和内脏出血，包括颅内、腹膜后或消化道、泌尿道、呼吸道出血。在瑞替普敏治疗期间，由于注射部位形成血栓的纤维蛋白被溶解，所以必须仔细观察潜在出血部位，如动脉穿刺、导管插入部位等。一旦发生严重出血且局部无法加压止血，必须立即停用抗凝及溶栓治疗[8]。

（三）常用祛聚治疗药物

1．低分子右旋糖酐　少数患者用药后可出现皮肤瘙痒、荨麻疹、红色丘疹等皮肤过敏反应，也可引起哮喘发作。极少数患者可发生过敏性休克，多在首次输入低分子右旋糖酐数滴至数毫升时出现胸闷、面色苍白、血压下降，甚至休克，需及时抢救。用量过大可致出血，如鼻出血、齿龈出血、皮肤黏膜出血、创面渗血、血尿、月经量过多等。一旦发生出血，需停药。

2．双嘧达莫　治疗剂量时不良反应轻而短暂。常见的不良反应有头晕、头痛、呕吐、腹泻、脸红、皮疹和瘙痒，罕见心绞痛和肝功能不全。长期服用时最初的副作用多消失。不良反应持续或不能耐受者少见，停药后可消除。

3．丹参　偶见过敏反应。主要症状体征为瘙痒、头痛、气急、心慌、发热、恶心、呕吐、腹痛、咳嗽、哮喘、低血压、心律失常、局限性水肿、口唇疱疹、荨麻疹等。发生过敏反应，应立即停药，积极对症治疗。

（四）常用血管活性药物

1．多巴酚丁胺　不良反应可有心悸、恶心、头痛、胸痛、气短等。如出现收缩压增加、心率增快，与剂量有关，应减量或暂停使用。

2．多巴胺　大剂量使用多巴胺的常见不良反应有胸痛、呼吸困难、心悸、心律失常、心博快而有力，全身软弱无力感。长期大剂量应用或外周血管病患者小剂量应用，会出现手足疼痛或手足发凉的反应。外周血管长时期收缩，还可能导致局部坏死或坏疽，需注意观察末梢血液循环。

3．间羟胺　常见不良反应有头痛、眩晕、震颤、恶心、呕吐等，少见不良反应有心律失常。升压过快会引起肺水肿、心搏骤停、局部组织缺血坏死。

4．肾上腺素　不良反应可见焦虑不安、面色苍白、失眠、恐惧、眩晕、头痛、呕吐、出汗、四肢发冷、震颤、无力、心悸、血压升高，尿潴留、支气管及肺水肿，短时的血乳酸或血糖升高等。大剂量应用肾上腺素兴奋中枢神经系统，引起情绪激动、呕吐及肌强直，甚至惊厥等。当用量过大或皮下注射误入静脉时，可引起血压骤升、心律失常，严重者可发展为脑出血、心室颤动。应吸氧、对症处理，必要时使用肾上腺素受体阻断药，如酚苄明。

三、患者教育

1．观察　使用抗凝、溶栓药物时指导患者和家属注意观察鼻腔黏膜、牙龈有无出血，皮肤有无出血点或者青紫、瘀斑，有无黑便、血尿，有无头痛、呕吐、偏瘫、失语。

2．软毛牙刷刷牙，避免碰撞和跌倒。

3．适量饮水，进食蔬菜、水果，避免大便干结。在住院期间要掌握药物的具体用法，哪些食物对药物有影响，不吃对药物有影响的食物。

4．按医嘱按时服药，不自行加量或减量。

5．按时检查凝血功能。

（湖南省肿瘤医院　谌永毅　王玉花　谢彦云）

参考文献

[1] 王辰，翟振国．关注静脉血栓栓塞症的防治与管理 第9版 ACCP 抗栓治疗及血栓预防指南的启示 [J]．中华医学杂志，2013，93（24）：1857-1859．

[2] Hikmat AR，Mohamad Q，Jorgen K，et al．Guidelines for diagnosis and treatment of deep venous thrombosis and pulmonary embolism [J]．Methods Mol Med，2004，93（2）：267-292．
[3] 黄可，万钧，翟振国，等．《美国胸科医师学院第 10 版静脉血栓栓塞症抗栓治疗指南》解读：静脉血栓栓塞症初始治疗 [J]．中国实用内科杂志，2016，36（08）：665-667．
[4] Asfaw AB，Punzalan RC，Ke Y，et al．Screening guidelines for venous thromboembolism risk in hospitalized children have low sensitivity for central venous catheter-associated thrombosis [J]．Hosp Pediatr，2017，7（1）：23-26．
[5] 胡大一．ACCP-10：静脉血栓栓塞抗栓治疗指南 [J]．实用心脑肺血管病杂志，2016，24（02）：114-118．
[6] de Almeida MJ，Terezinha GA，Daniel M，et al．Guidelines for superficial venous thrombosis [J]．J Vasc Bras，2019，18（3）：113-119．
[7] 李晓强，张福先，王深明．深静脉血栓形成的诊断和治疗指南（第三版）[J]．中国血管外科杂志（电子版）．2017．9（04）：250-257．
[8] 邵翔，甄凯元，雷洁萍．2018 版中国《肺血栓栓塞症诊治与预防指南》解读之六：静脉血栓栓塞症预防策略 [J]．中国实用内科杂志，2018，38（11）：1027-1029．

第三节　介入与手术治疗护理

对于有溶栓禁忌证或溶栓后不稳定的肿瘤合并急性 PE 患者，可考虑介入治疗或手术 [1]。介入治疗的目的是清除肺动脉的栓子，以利于恢复右心功能，并改善症状及生存率。介入治疗包括经导管碎解或抽吸血栓，或同时进行局部小剂量溶栓（导管接触性溶栓）。此外，这类患者可以考虑使用下腔静脉滤器（IVC）。经积极内科或介入治疗无效的肿瘤合并急性高危 PE 患者，可行肺动脉血栓切除术 [2]。

一、介入治疗护理

（一）介入治疗前准备

1．碘过敏试验　应用离子碘造影剂，如泛影葡胺的患者，必须常规行碘过敏试验。取 3% 泛影葡胺 1 ml，经静脉缓慢注入，观察半个小时内有无反应。若出现皮肤瘙痒、结膜充血、恶心、呕吐、胸闷、呼吸困难均为碘过敏试验阳性，应弃用该造影剂。目前已广泛应用非离子碘造影剂，如优维显、碘海醇等，可取消碘过敏试验。但对曾经有药物、食物、花粉过敏史的患者，均需在术前 3 天起连续服用皮质类固醇药物。为确保安全，建议使用非离子碘造影剂前，也常规行碘过敏试验。造影时确保有一条静脉通路，以备急救之用。造影室内常规配备抢救车，特别要配备抗过敏药物及激素等。

2．皮肤准备　需要严格卧床休息的患者，介入治疗前行床上擦浴、备皮，保持穿刺处皮肤清洁，预防感染。

3．评估肢体血运情况 密切观察患肢的末梢血运，测量双下肢周径，触摸两侧足背动脉搏动，做好记录，以评估治疗后肢体有无肿胀，颜色、皮肤温度和动脉搏动有无改变。

4．胃肠道准备 做局部麻醉者，手术日清晨可进少量饮食；全身麻醉者，术前禁食 6 ～ 8 h，禁饮 2 h。

5．完善检查 血常规、血小板和凝血功能检测，并行肝、肾及心脏功能检查。评估患者出血风险。

6．留置尿管 对操作时间长的介入治疗，以及病情较重、老年、截瘫或需要用大剂量造影剂者，均需放置尿管。

7．高血压处理 择期手术术前数天务必使血压恢复或接近正常；急诊手术时术前给予镇静药物，如地西泮或苯巴比妥钠等，在术中应用降压药物。

8．心理护理 做好患者和家属的心理护理，多关心、安慰患者，介绍疾病知识、手术过程、导管室环境，解除患者紧张、恐惧心理。

9．拟经锁骨下静脉穿刺者，指导患者若在操作过程中想咳嗽或打喷嚏，用语言指示或用对侧手做出指示，尽量避免穿刺过程中突然咳嗽或打喷嚏。如患者术前已有剧烈咳喘，并不能自制，应考虑其他途径，以免引起气胸、血气胸等并发症。

（二）介入治疗后护理

1．体位 患者卧床休息 24 h；股静脉穿刺者，穿刺侧下肢外展、平伸、制动 12 h，伤口以沙袋压迫 6 ～ 8 h。制动期间可进行足背屈伸运动，以促进术侧肢体血液循环；健肢可在床上自由活动，但幅度不宜过大。

2．病情观察 监测患者神志、生命体征、血氧饱和度、血气分析指标、尿量、尿液颜色，询问患者主诉，观察临床症状改善情况，如胸痛、咳嗽、呼吸困难。有呼吸困难者，根据患者主诉、临床表现、血氧饱和度、血气分析情况选择适宜的给氧方式，纠正缺氧。

3．并发症的观察

（1）股静脉穿刺：常见并发症包括穿刺点部位出血或血肿、动静脉瘘、腹膜后血肿等。注意观察穿刺点有无渗血、皮下血肿，尤其应注意应用抗凝和溶栓治疗后的患者有无迟发性伤口出血和皮下血肿；观察穿刺侧下肢足背皮肤颜色、温度及足背动脉搏动的情况，防止压迫过紧影响肢体动脉供血，导致肢体缺血坏死。观察患者有无腹股沟处疼痛、搏动性包块，必要时行血管超声检查穿刺点，排除术后动静脉瘘可能。穿刺时误将股动脉的前后壁穿透，穿刺针进入髂外静脉，或右髂外静脉有畸形时，可能会损伤静脉壁，可导致腹膜后血肿。腹膜后血肿早期可无临床表现，随着出血量的增多可出现心慌、出汗，多数患者有腹痛或背痛，血肿压迫神经和内脏可引起神经性疾病以及胃肠道、泌尿系统功能变化。随着出血量进一步增大，出现失血性休克的表现。B 超、CT 检查有助于腹膜后血肿的定位。

（2）经锁骨下静脉穿刺：常见的并发症有气胸、血气胸、血肿、胸导管损伤及空气栓塞等，这些并发症重在预防。气胸和血气胸可发生于穿刺后即刻或术后24～48 h。注意观察患者有无穿刺点出血、血肿、皮下气肿、胸痛、呼吸困难和不能解释的低血压。气胸仅占胸腔容积10%以下的患者，一般不需要胸腔穿刺；气胸达胸腔容积的10%以上，患者出现严重呼吸困难、血气胸时应行胸腔穿刺引流。左侧锁骨下静脉插管时有可能损伤胸导管，如发生乳糜胸，应及时放置胸腔引流管。

4．饮食　无恶心、呕吐、呛咳等症状可先少量饮水，无不适即可进食半流质饮食或软质饮食。介入治疗后第2天即可恢复高蛋白质、高膳食纤维、低脂饮食，避免刺激性食物。若病情允许，饮水2 000 ml，加速造影剂的排泄。保证大便通畅。

5．疼痛护理　介入治疗后的疼痛分为3种。①穿刺处皮肤扩张性疼痛，疼痛一般较轻，因鞘管扩张皮肤所致。疼痛持续时间短，待患者机体适应后疼痛即可消失，持续时间＜1天。偶有疼痛剧烈者，可遵医嘱应用止痛药。②腰背部疼痛，多数原因为下腔静脉置入滤器所致，疼痛可持续1～2天，多数患者可以忍受，无需特殊处理。但应警惕有无肾出血的可能，应观察患者排尿有无异常，若有异常应及时通知医生。③腹部疼痛，应警惕是否出现腹腔脏器出血，观察患者腹部体征，有无压痛、反跳痛及肌紧张，出现异常应及时通知医生进行腹部CT检查。

6．肾功能监测　注意患者术后尿量，因造影剂有利尿作用，术后一般尿量会增多。造影剂有肾毒性，尤其是在术前肾功能不良者，一旦发现有肾功能损害，应利尿或行人工透析。

（三）导管接触性溶栓护理

它是在数字减影血管造影下将溶栓导管经深静脉直接插入髂静脉/股静脉/腘静脉血栓中的一种介入性溶栓方法，能在减少出血风险的前提下提高血栓清除率，提高药物的溶栓效果，快速开放受阻的静脉。

1．鞘管及溶栓导管护理　穿刺鞘管及溶栓导管应分别明确标识，标识上记录置管时间、溶栓导管外露情况。妥善固定溶栓导管及鞘管，保证导管通畅、无移位。告知患者减少穿刺侧肢体的活动，避免出血及溶栓导管移位、弯曲、打折或脱出。使用前进行回抽确定导管在血管内，使用前后遵医嘱用无菌生理盐水冲管。其他引流管尽量避开穿刺侧肢体固定。

2．穿刺部位护理　保持穿刺口敷料清洁，操作时注意无菌操作。穿刺点应局部加压包扎，穿刺处有渗血时应及时通知医生。

3．用药护理　遵医嘱准确、及时使用溶栓药物。常用溶栓方法为溶栓导管泵入尿激酶，达到直接溶栓目的；鞘管泵入肝素盐水（肝素和生理盐水按1∶1 500或1∶1 000混合，只作为冲洗，防止鞘管血栓堵塞），保持溶栓管通畅。为了准确持续维持药物剂量，可使用微量注射泵持续地注入溶栓药物。溶栓期间定时监测患者凝血功能，观察患者有无皮下出血、鼻出血、牙龈出血、血便、血尿及颅内出血等出血征象，并指导患者及家属自我观察护理。

4．拔除溶栓管后护理　拔管后24 h内密切观察穿刺口有无渗血、血肿等，发现异常及时通知医生，加压包扎。

二、下腔静脉滤器（IVC）植入术

IVC 是为预防下腔静脉系统栓子脱落引起肺动脉栓塞症而设计的一种装置 [3]。当肿瘤患者发生急性 PE，但有溶栓禁忌证或溶栓后不稳定的患者，可考虑介入治疗或手术 [4]。在进行介入治疗或手术前可以考虑使用 IVC。抗凝无效的 PE 患者、非依从性抗凝治疗的 PE 患者、心肺功能障碍患者 PE 复发可危及生命时，多发 PE 和慢性血栓栓塞性肺动脉高压的患者，以及有抗凝治疗绝对禁忌证的急性近端下肢 DVT 患者应考虑使用 IVC。由于滤器长期置入可导致 IVC 阻塞和较高的 DVT 复发率等并发症，为减少这些远期并发症，建议首选可回收或临时滤器，待发生 PE 的风险解除后取出滤器，通常在 2 周之内取出 [5]。

（一）植入前准备

1．完善检查　进行凝血功能、D- 二聚体水平、血常规、肝肾功能检测。

2．心理准备　向患者和家属介绍 IVC 植入术或取出术的指征、操作过程、并发症及其处理方法，消除患者的紧张、恐惧心理。

3．皮肤准备　可回收或临时滤器一般经两侧股静脉或颈内静脉植入。应将穿刺处的皮肤清洗干净。

（二）植入后观察与护理

1．置入滤器后，复查血管造影以观察滤器形态、有无倾斜及倾斜角度、滤器顶点与肾静脉之间的距离。

2．术后患者取平卧位抬高患肢，高于心脏平面 20 ～ 30 cm。经锁骨下静脉穿刺者，术后沙袋压迫 6 h，注意观察患者有无胸闷、胸痛和呼吸频率、节律的改变，警惕血胸、气胸。经股静脉穿刺者，可用“8”字绷带法加压包扎 4 ～ 6 h。严密观察股静脉穿刺处渗血情况，以及下肢皮肤颜色、皮温及足背动脉搏动情况，避免因加压包扎压力过大造成下肢皮肤缺血坏死。

3．患者卧床 24 h 后可下床活动，卧床期间可适当活动患肢，利于患肢的血液循环，但需避免因活动幅度过大引起滤器的移位和倾斜。

4．若病情允许，指导患者饮水 2 000 ml，以加速造影剂的排泄，防止引发造影剂肾病。食用清淡易消化富含纤维素的食物，预防因便秘引起腹内压增高导致穿刺点出血。

三、肺动脉血栓切除术

肺动脉血栓切除术仅适用于经积极的内科治疗或导管介入治疗无效的紧急情况，如致命性肺动脉主干或主要分支阻塞的高危 PE，有溶栓治疗禁忌证，或在溶栓起效前（在数小时内）很可能会发生致死性休克的患者，在体外循环下行肺动脉切开取栓[6]。研究表明，高危患者行手术取栓可能会减少残余血栓和改善肺功能受损。手术的禁忌证包括慢性血栓栓塞性肺动脉高压再发急性 PE、活动性出血。

（一）术前护理

1．病情观察 密切观察患者神志、生命体征、血氧饱和度等的变化，警惕心跳呼吸骤停，发现异常马上进行心肺复苏。

2．心理护理 肺动脉血栓切除术为急诊手术，需与患者和家属进行良好沟通，评估患者的心理状态，给予心理安慰和心理支持，消除患者紧张、焦虑、恐惧心理。

3．饮食护理 高维生素、高膳食纤维、低脂饮食，术前禁食 6 ~ 8 h，禁饮 2 h。

4．皮肤准备 肺动脉血栓切除术需要体外循环支持，手术切口为胸骨正中切口，皮肤准备需要准备腹股沟区域和胸部皮肤。患者病情危重时，可以直接用氯己定清洗手术区域的皮肤；若皮肤上有油脂，用 75% 的乙醇清洁。

5．高浓度氧吸入以提高动脉血氧分压。

（二）术后护理

1．术后监护 术后转入 ICU。监测中心静脉压、动脉压和末梢血氧饱和度的变化。对病情十分严重的急性 PE 患者，抢救性肺动脉血栓切除术后，可持续行心电监护，使用有创呼吸辅助装置维持心肺功能，定期监测血电解质和血气分析，根据血气分析结果调整呼吸机参数。

2．观察周围循环情况 观察患者皮肤颜色、温度、湿度，口唇、甲床毛细血管充盈反应和动脉搏动情况，及早发现微循环灌注不足和组织缺氧。注意保暖。

3．呼吸道管理 定时翻身、拍背，保证有效咳嗽，保持呼吸道通畅，注意呼吸道湿化，避免痰液黏稠；进行适当的氧疗；密切观察呼吸频率、节律和双肺呼吸音；观察有无口唇发绀、鼻翼翕动、点头或张口呼吸。

4．引流管护理 妥善固定，预防引流管意外脱落；避免引流管打折，保持引流管通畅；注意观察引流液的颜色、性质和量。

5．预防压疮 保持床单位平整、干燥，病情不允许翻身时，骨隆突处使用泡沫敷料减压，使用减压气垫床。

6．预防便秘 食用高维生素、高膳食纤维的食物，适量饮水。行腹部按摩，促进肠蠕动，必要时使用软长、通便药物，保持大便通畅。

7．并发症的护理

（1）急性呼吸窘迫综合征（acute respiratory distress syndrome，ARDS）：由于术前的严重休克、缺氧及取出栓子后的再灌注损伤等，术后 ARDS 的发生率在 10% 以上。应密切观察患者的呼吸情况，发现异常遵医嘱使用大剂量激素、血管扩张药、利尿剂，并限制入液量。

（2）肺出血：术中及术后早期均有可能发生肺出血，因出血量大，几乎无法控制，且尚无有效的预防对策，故肺出血是导致患者死亡的第二大原因。如患者发生咯血，应立即对症处理，保持呼吸道通畅，遵医嘱应用止血药物、呼气末正压通气等。

（3）脑功能障碍：术前有效循环停顿超过 4 ～ 5 min 的患者，则不可避免地会出现脑损伤症状。术后无其他原因而意识未能恢复的患者，应及时进行降温、脱水和应用激素等脑复苏治疗措施。严密观察患者意识、瞳孔、肢体活动情况，及时发现病情变化。

（4）急性肾功能不全：术前已有休克，特别是术后循环功能未能迅速恢复稳定者，易出现急性肾衰竭。术后应注意有效循环量的补充，观察尿量的变化，记录 24h 出入液量，及时做肾功能检查。一旦发生急性肾衰竭，考虑做透析治疗。

（湖南省肿瘤医院　谌永毅　王玉花　谢彦云）

参考文献

[1] 吴庆华，董国祥，罗小云．深静脉血栓形成的诊断和治疗指南．中华普通外科杂志，2008，(03)：235-238．

[2] Harjola VP，Teittinen J．Treatment guidelines for deep venous thrombosis and pulmonary embolus．Duodecim，2001，117（24）：342-346．

[3] Kingma AEC，van Stel HF，Ruud O，et al．Multi-faceted implementation strategy to increase use of a clinical guideline for the diagnosis of deep venous thrombosis in primary care．Fam Pract，2017，34（4）：230-239．

[4] 徐克．腔静脉滤器临床应用指南解读．中华血管外科杂志，2019，3（03）：145-153．

[5] Young MN，Albaghdadi M，Al-Bawardy R，et al．Treatment of an acute limb due to inferior vena cava filter thrombosis．JACC：Cardiovascular Interventions，2017，10（20）：141-149．

[6] 朱红，何富乔，王瑞珍，等．从护理管理角度解读《中国骨科大手术静脉血栓预防指南》．中国护理管理，2011，11（04）：93-94．

第四节　并发症护理

CA-VTE 并发症包括 DVT 引起的血栓后综合征（PTS）和由 PE 引起的慢性血栓栓塞性肺动脉高压（CTEPH）[1]。

一、PTS

PTS 的治疗方法有非手术治疗和手术治疗，其选择根据病变类型而定。非手术治疗主要用于周围型 DVT 引起的 PTS，混合型中的深静脉主干完全闭塞型（Ⅰ型）DVT 引起的 PTS 及深静脉主干部分再通、闭塞为主型（ⅡA 型）DVT 引起的 PTS；

而中央型DVT引起的PTS，深静脉主干部分再通、以再通为主型（ⅡB型）DVT引起的PTS，深静脉主干完全再通型（Ⅲ型）DVT引起的PTS及足靴区溃疡形成者则通过手术治疗。

近年来，血管腔内技术的高速发展，也推动了静脉外科的进步。20世纪90年代，应用腔内技术开通闭塞的髂静脉和股静脉治疗严重PTS，以其相对简便、安全、疗效更好、中远期通畅率高等特点，逐渐成为主流治疗方法[2]。

（一）非手术治疗护理

1．抬高患肢　此法适用于任何一型PTS，是一种非常有效且简单易行的方法。将患肢抬高于心脏平面，促进静脉回流至心脏，每天至少4次，每次不少于20 min。

2．运动疗法　研究表明，踝泵运动后，下肢静脉射出容量和射血分数均显著提高。指导患者每小时进行踝泵运动30～50次。

3．压力治疗　以分级加压弹力袜（GCS）、间歇性气囊加压装置（IPC）为代表，是通过控制浅静脉高压，延迟水肿及足靴区皮肤和皮下组织发生营养性变化出现时间，以达到有效预防溃疡形成的目的。尽管只有数量有限的对照研究证明了IPC的有效性，但是鉴于这种治疗的低风险性，它仍然是一个可行的选择。有研究报道，循环辅助压力调整到≥40 mmHg会加速受累静脉的血流速度，从而有助于PTS的治疗。所以选择GCS时应选择三级高压，踝关节处的压力值为40～50 mmHg；使用IPC治疗时压力值需调整到≥40 mmHg，每天早、中、晚各1次，每次至少30 min。注意，当踝肱指数＜0.7时要谨慎使用IPC，以避免下肢受压而加重慢性缺血症状[3]。

4．药物治疗护理　目前对于下肢PTS的治疗手段相当有限，防止PTS发生最好的方式是有效地治疗DVT。下肢DVT在急性期是否行积极治疗和PTS的发生密切相关。药物治疗护理见本章第二节。

（二）介入治疗护理

肿瘤合并PTS患者，经过正规保守治疗后症状不缓解者，可以考虑介入治疗。PTS介入治疗的适应证为单纯髂静脉和股静脉闭塞或全肢型DVT静脉再通后遗留髂静脉和股静脉闭塞，同时存在严重症状者。可采用静脉穿刺，通过球囊扩张、支架置入的方法开通闭塞的髂静脉。

1．介入治疗前护理

（1）对患肢的护理

1）减轻患肢肿胀：患者应避免长时间行走、站立，行走时穿GCS或自踝向膝裹弹性绷带，原则为下紧上松。卧床时抬高患肢高于心脏，促进静脉回流至心脏，缓解肿胀，增加舒适感。

2）加强皮肤护理：合并下肢静脉曲张者，因静脉内膜受损，常常引起足部皮肤营养不良性溃烂，若合并霉菌感染时其分泌物还会刺激周围皮肤，加上搔抓等缘故多伴有湿疹。在护理中首先要保持皮肤清洁干燥。对于溃疡面较大，炎性分泌物较多的患者，应加强换药，在全身应用抗生素的基础上，溃烂处可用双氧水冲洗，1∶5 000高锰酸钾或聚维酮碘纱布湿敷。

3）控制血管病变：指导患者绝对戒烟，消除烟碱对血管的收缩作用。注意患肢保暖，防止在冷刺激下静脉痉挛血流淤滞而加重血管病变。

（2）心理护理：肿瘤患者合并PTS，往往会给患者造成很大的心理压力，患者可能会有不同程度的紧张、焦虑、恐惧、忧郁、烦躁等心理。应多关心、体贴患者，向患者说明病情及治疗方案，给予心理支持和心理疏导。

（3）备皮：PTS介入治疗的入路选择很多，主要有腘静脉、股静脉、对侧股静脉、颈静脉、大隐静脉、股深静脉等，但最常用的是腘静脉。清洗穿刺点皮肤，保持皮肤清洁。

2．介入治疗后护理

（1）一般护理：术后患者应卧床休息6 h。股静脉穿刺者，腹股沟穿刺点用绷带加压包扎。指导患肢伸直，禁弯曲6 h，防止穿刺点出血。穿刺点处若有渗血，应及时更换敷料。指导患者进行踝泵运动，避免穿刺侧肢体过度活动导致伤口出血。观察患肢有无肿胀、疼痛及肢端血运是否正常。

（2）饮食：宜清淡，食用高蛋白质、高膳食纤维的食物，忌油腻、辛辣食物。保持大便通畅，避免用力排便增加腹压。

（3）抗凝治疗护理：由于静脉血流速度慢，支架早期血栓形成导致再闭塞发生率高，大多出现在6个月左右。一旦静脉内膜修复完成，则闭塞率明显降低。所以早期抗凝十分重要，通常术后使用低分子肝素1周，再使用华法林进行桥接，抗凝时间在6～12个月，有高凝倾向者终生抗凝。要向患者说明抗凝的重要性，让患者能接受规范抗凝治疗。抗凝治疗护理措施见本章第二节。

3．出院指导

（1）按医嘱按时服用抗凝药，定期复查凝血功能，注意观察有无出血倾向和出血表现。

（2）避免久坐、久站，将患肢间歇性抬高，以免长时间下垂血流缓慢而促进新血栓形成，下床活动时穿GCS。

（3）术后1、2、3、6、12、18、24个月定期随访，术后2年后每年1次。随访过程中，如发现支架内再狭窄、闭塞，可早期干预以维持支架长期通畅率。

（三）手术治疗护理

如果PTS患者的临床症状严重，生活质量明显下降，尤其是静脉性跛行和（或）静脉溃疡持久不愈合，保守治疗失败，可选择手术治疗。手术方法包括大隐静脉交叉转流术和原位大隐静脉-腘静脉转流术、大隐静脉高位结扎术、小腿浅静脉血栓剥脱和交通静脉结扎术、静脉瓣膜成形术、自体带瓣静脉段移植术等。

1．术前护理　见本节介入治疗前护理。

2．术后护理

（1）体位：对健侧下肢行人工血管双侧股总静脉旁路移植术后的患者需去枕平卧，双下肢抬高，下肢呈斜坡，使足跟距床面 20 cm，保持 3 ~ 4 天。禁止取侧卧位及髋关节屈曲位。4 天后放平下肢。适当活动膝关节，3 ~ 4 次 / 日，每次 30 min。1 周后下床走动。患者卧床期间加强皮肤护理，预防压疮。

（2）病情观察：监测生命体征，尿量，观察患肢有无肿胀、疼痛及肢端血运是否正常，伤口有无渗血。

（3）保护移植血管：术后对肢体的包扎不宜过紧，以不妨碍关节活动并且能扪及动脉搏动为宜。血管吻合口处避免受压。对原位大隐静脉 - 腘静脉转流术者绝对禁止在腘窝处垫枕，以免妨碍下肢深静脉血回流。

（4）下肢功能锻炼：术后 6 h 指导并鼓励患者行踝泵运动，次日可以给予患者从跟腱起自下而上的比目鱼肌、腓肠肌挤压运动，使其沿静脉血流方向形成压力梯度。每日不少于 3 次，每次不少于 10 分钟。指导患者配合深呼吸和咳嗽锻炼，可加速下肢静脉血回流。下床后除必要的行走练习外，还可行踮脚尖运动，促进血液循环。

（5）并发症观察与护理

1）神经压迫：因大隐静脉与隐神经并行，手术创伤所引起的组织水肿可以压迫该神经，使皮肤麻木、感觉减退。一旦患者出现感觉异常，可以遵医嘱使用脱水药，行热敷、按摩、理疗，一般数天后可缓解。

2）出血：术中需全身及吻合血管内肝素化后方可结束手术，术后还必须常规抗凝 3 个月。用药期间需定期复查凝血功能，观察患者有无出血或出血倾向。指导患者刷牙时使用软毛牙刷，动作轻柔避免抠鼻。防止跌伤，多饮水，多进食新鲜蔬菜、水果，预防便秘引起肛裂或痔出血等。

（6）出院指导

1）按医嘱按时服用抗凝药，定期复查凝血功能，注意观察有无出血倾向和出血表现。

2）避免久坐、久站，将患肢间歇性抬高，以免长时间下垂血流缓慢而促进新血栓形成下床活动时穿 GCS。

3）遵医嘱使用 GCS。

4）如术中建立了动静脉瘘，对其标记性线头应注意保护，以保证 3 ~ 6 个月后能顺利进行结扎动静脉瘘手术。

5）当出现下肢肿胀，平卧或抬高患肢仍无法消退时及时就诊。

6）饮食：进食低脂、含丰富维生素和膳食纤维的食物，保持大便通畅。保持每日所需水量的摄入，降低血液黏度。肥胖者忌食高脂食物，合并糖尿病者按糖尿病的饮食原则进食。

二、慢性血栓栓塞性肺动脉高压（CTEPH）

CTEPH 的内科治疗包括使用抗凝药、利尿剂，氧疗等。外科治疗方法主要是肺动脉内膜剥脱术（PEA），经皮腔内肺动脉成形术（PTPA）近年来应用于临床并获得了良好的治疗效果。

（一）肺动脉内膜剥脱术（PEA）

PEA 需要在深低温间断停循环技术下完成，技术复杂，围术期需要呼吸科、危重症科、心血管科、麻醉科、体外循环科、影像科、护理团队等多学科团队密切协作。

1．PEA 适应证

（1）有明显慢性进行性呼吸衰竭症状，有低氧血症与低碳酸血症，经抗凝治疗 6 个月无效，心功能Ⅱ、Ⅲ级者。

（2）肺动脉平均压＞ 30 mmHg，肺循环阻力≥ 300 dyne·s/cm^5。

（3）肺动脉造影示阻塞范围＞ 50%，位于肺段以上动脉手术能达到者和位于肺动脉主支或肺叶动脉近端部位者尤为适宜。

2．PEA 术前护理

（1）病情观察：密切观察患者生命体征、血氧饱和度、心律、心率，记录出入量及体重变化，发现异常及时通知医生处理。

（2）心理护理：肿瘤患者合并 CTEPH，大多心理压力大，术后需留置气管插管和使用呼吸机。气管插管时会有口渴、咽痛、无法讲话等不适。需与患者和家属进行良好沟通，主动关心患者，告知患者可利用书写板、模仿动作图片示意等多种形式进行交流与沟通。及时评估患者的心理状态，给予心理安慰和心理支持，消除患者紧张、焦虑、恐惧心理。

（3）饮食护理：高维生素、高膳食纤维、低脂饮食，术前禁食 6 ~ 8 h，禁饮 2 h。

（4）药物护理：术前患者一般使用强心药（如地高辛）和降低肺动脉高压的药物（如卡托普利、前列地尔）等。用药期间注意观察强心药物中毒反应，心率低于 60 次 / 分时应停药。密切观察患者血压变化，警惕患者发生低血压。输注前列地尔时，局部出现疼痛、肿胀、发热、瘙痒感时，应及时减慢输入速度。

（5）备皮：肺动脉内膜剥脱术手术切口一般为胸骨正中切口，需要准备胸部皮肤，保持皮肤清洁干燥，无破损。

（6）指导患者进行呼吸功能锻炼，如吹气球、深呼吸等，为术后尽早脱离呼吸机做准备。

3．PEA 术后护理

（1）术后监护：术后转入 ICU。行心电监护，并监测神志、中心静脉压、肺动脉压和末梢血氧饱和度的变化。使用有创呼吸辅助装置维持心肺功能时，要定期监测血清电解质水平和血气分析指标，根据血气分析结果调整呼吸机参数。顺利脱机后，给予双鼻导管氧气吸入或面罩吸氧，病情平稳后逐渐由持续低流量氧气吸入改为间断吸氧，再逐渐停止吸氧。

（2）呼吸道管理：定时翻身、拍背，给予雾化吸入，行有效咳嗽，保持呼吸道通畅，注意呼吸道湿化，避免痰液黏稠；密切观察呼吸频率、节律和双肺呼吸音；观察有无口唇发绀、鼻翼翕动、点头或张口呼吸。

（3）引流管护理：妥善固定，预防意外脱落；避免引流管打折，保持引流管通畅；注意观察心包、胸腔引流液的颜色、性质和量。进行记录及对比，了解是否有明显出血。拔除引流管后继续观察伤口敷料有无渗血。

（4）预防压疮：保持床单位平整、干燥；病情不允许翻身时，骨隆突处使用泡沫敷料减压；水肿者使用减压气垫床。

（5）预防便秘：进食高维生素、高膳食纤维的食物；适量饮水；行腹部按摩，促进肠蠕动；必要时使用润肠、通便药物，保持大便通畅[4]。

（6）并发症护理

1）右心衰竭：术前右心功能长期受损较重者，由于术中心肌保护不够充分，术后肺血管床再灌注后产生反应性血管收缩，而肺动脉压未能迅即下降，为导致术后右心衰竭的主要原因。因此，术后应加强血流动力学监测，控制钠、水的入量，遵医嘱使用利尿剂，注意维持水电解质平衡，镇痛、镇静以降低氧耗。

2）再灌注性肺水肿：再灌注性肺水肿是术后的主要致死原因之一，表现为术后明显的低氧血症，可在术后立即或 3 ～ 5 d 后出现，发生率约为 20%，须行机械通气，必要时辅以呼气末正压通气（PEEP），在维持动脉血氧分压正常下使用尽可能低的氧浓度以减少自由基的产生，吸入氧浓度控制在 45% 以下控制肺水肿。数日后可逐渐恢复。手术结束时静注糖皮质激素，次日再用 1 次可减少肺水肿发生。严格液体管理对维持血流动力学稳定、减少再灌注性肺损伤非常重要。维持平均动脉压＞ 65 mmHg 的情况下，通常需要保持液体出入量适当负平衡。要准确记录每小时出入量，入量应分别记录晶体液和胶体液的入量，出量包括尿量、引流液量、气道分泌物或渗出液量，为医师控制液体平衡提供依据[5]。

3）双侧膈神经麻痹：由于术中解剖、牵拉、缺血、局部低温等因素所致，须呼吸支持待自然恢复。

（二）经皮腔内肺动脉成形术（PTPA）

PTPA 是近年逐渐发展起来的应用于 CTEPH 的一种介入治疗方法。PTPA 采用心导管技术，以球囊扩张的方法，通过解除肺段动脉的狭窄和（或）开通闭塞的肺段动脉，达到重建局部肺动脉血运，恢复局部肺组织的气血交换功能，降低肺动脉压力，并改善右心功能的目的。主要适用于不能行 PEA 的 CTEPH、PEA 术后残余或复发肺动脉高压的患者。

1. PTPA 术前护理

（1）心理护理：肿瘤合并 CTEPH 患者，对采取多次分阶段的治疗不了解，担心治疗效果、安全性及费用，常常会有焦虑、恐惧心理，故会心存疑虑，需要医生、护士耐心介绍治疗经过及效果，解答患者和家属的疑惑，消除其焦虑、恐惧心理[6]。

（2）生命体征观察

注意监测患者的血氧饱和度、血压、心率、心律及呼吸频率和节律，并做详细的记录，以便与术后进行比较。

（3）术前准备

1）建立静脉通路：术前建立 1 ～ 2 条静脉通路，以便治疗过程中给药及输血。

2）留置导尿：因 PTPA 手术时间较长，造影剂用量较大，为加速造影剂排泄，还需要使用利尿剂。

3）备血：术前一天进行血型检查、交叉配血试验，并常规备血 200 ～ 400 ml 以备术中发生肺动脉破裂时急救用。

4）备皮：PTPA 一般从股静脉穿刺置管，需要清洁置管侧腹股沟区的皮肤。

2．PTPA 术后护理

（1）术后监护：术后入心内科监护室，给予氧气吸入。密切观察神志、生命体征、血氧饱和度、心率、心律、呼吸频率与节律。监测电解质，记录出入水量，维持水电解质平衡。观察患者穿刺侧足背动脉搏动情况。

（2）体位与伤口护理：术后患者应卧床休息 12 h，术侧肢体制动 6 h。腹股沟穿刺点用绷带加压包扎，指导患肢伸直，禁弯曲 6 h，防止穿刺点出血。穿刺点处若有渗血，应及时更换敷料。指导患者进行踝泵运动，避免穿刺侧肢体过度活动导致伤口出血。观察患肢有无肿胀、疼痛及肢端血运是否正常。12 h 后下床活动后仍应观察穿刺点有无渗血。

（3）饮食：宜清淡，多食用高蛋白、高膳食纤维的食物，忌油腻、辛辣食物。保持大便通畅，避免用力排便增加腹压。部分患者使用造影剂后可能出现腹痛症状，可行腹部热敷，进食温流质，防止肠胀气。口服华法林的患者尽量少食富含维生素 K 的食物。

（4）药物治疗护理：PTPA 术后的药物治疗包括抗凝、利尿和强心治疗。在术中通常静脉给予 4 000 ～ 6 000 U 的肝素；术后 12 h，若无出血征兆，予低分子肝素皮下注射，次日叠用口服华法林治疗，待 INR 稳定在 2.0 ～ 3.0 后停用低分子肝素。使用抗凝药物需要监测患者有无皮肤黏膜、口腔黏膜及牙龈出血，有无血便、血尿等。由于 PTPA 术中使用了大量的造影剂，如处理不当有可能出现造影剂肾病。术后 12 h 静脉推注利尿剂，并观察给药后效果，做好出入量记录和电解质监测。强心治疗以地高辛为主，给药前需测脉搏，脉搏低于 60 次 / 分时停药，用药后注意观察患者有无心律失常、恶心、呕吐、腹痛、腹泻、嗜睡、昏睡、头痛、黄视、绿视或者复视等洋地黄中毒表现，发现异常及时通知医生。当患者因右心功能不全加重使用多巴胺时，注意观察心率、尿量和血压，依据上述指标调整多巴胺的泵入速度[7]。

（5）并发症护理：PTPA 术后并发症主要包括再灌注性肺水肿、右心衰竭，护理措施见本节 PEA 术后并发症护理。

（湖南省肿瘤医院　谌永毅　王玉花　谢彦云）

参考文献

[1] 李梅．深静脉血栓形成的诊断和治疗指南（第三版）[J]．中华血管外科杂志，2017，(04)：201-208．
[2] Debourdeau P，Kassab CD，Le Gal G，et al．2008 SOR guidelines for the prevention and treatment of thrombosis associated with central venous catheters in patients with cancer：report from the working group [J]．Ann Oncol，2009，20（9）：234-240．
[3] 候琴，高梅．下肢深静脉血栓形成的危险因素分析及护理 [J]．血栓与止血学，2020,26(05)：892-894．
[4] 李松梅．综合程序化护理对介入溶栓治疗下肢深静脉血栓患者生活质量、溶栓效果及心理状态的影响 [J]．国际护理学杂志，2020，39（18）：3393-3396．
[5] 王钰，马玉芬，邓海波，等．国内静脉血栓栓塞症护理研究热点的共词聚类分析 [J]．中华护理杂志，2020，55（07）：1001-1005．
[6] 李燕，郑雯，葛静萍．下肢深静脉血栓形成介入治疗护理规范专家共识 [J]．介入放射学杂志，2020，29（06）：531-540．
[7] 徐晓艳，郭慧玲，刘红利，等．静脉血栓栓塞症专科护理防控管理体系的建设及应用 [J]．血栓与止血学，2020，26（03）：484-487．

第十章

中医中药与肿瘤相关性血栓

第一节　中医角度的发病机制

一、血瘀证的概念与病因

血瘀证是中医的一种基本证，在多种疾病的发生及进展过程中发挥着至关重要的作用。凡离经之血不能及时排出和消散，停留于体内，或血行不畅，壅遏于经脉之内，及瘀积于脏腑器官组织，失去其生理功能的均称为瘀血。“瘀”字最早出现于《楚辞》的“形销铄而瘀伤”。《说文解字》中也提到“瘀，积血也。”《内经》中虽然没有直接提到瘀血，但有“恶血”“留血”“脉不通”“血凝泣”“凝血”“血聚”“血菀”等说法。张仲景是最早提出“瘀血”这一说法之人，并且在《金匮要略》中提到有关瘀血的多种治法；《诸病源候论》提到瘀血乃是“积血，血积于中之病也”；《千金要方》中提及“瘀血不祛，新血难以归经”；另外，还有《血证论》《证治准绳》《普济方》《医林改错》《儒门事亲》《名医别录》《温热论》《医宗必读》等都提及了瘀血的“结血”“污血”“败血”“离经之血”多种不同说法[1]。这些含义有其共性所在，那就是它们都是“静止之血”。瘀血有狭义和广义之分，狭义的瘀血是指血液运行不畅而致的血液停滞，例如“恶血”“留血”“积血”“死血”“败血”等；广义的瘀血不仅包括狭义的瘀血，还包括外邪、情志、饮食等多种原因导致的血液运行不畅，或积于经脉之内，或形成血栓。因瘀血而出现的这些证候成为血瘀证[2]。

血瘀证的病因包括感受外邪、情志失调、饮食不节、跌打损伤、年迈久病等[3]。“血气者，喜温而恶寒，寒则涩不能流，温则消而去之。”导致血瘀的主要外邪是寒邪，寒邪客于经脉，经脉不同而成瘀；热邪入血，血热互结，化火成毒，灼伤阴液，煎熬成瘀；风邪入血，造成气机紊乱，亦可引发血瘀。这些外邪入侵致使血脉不畅，停而为瘀。情志失调可导致血瘀，七情内伤，即喜、怒、忧、思、悲、恐、惊的异常，可以导致血脉运行失常，经脉不畅，血淤积于脏器组织，形成瘀血。气为血之帅，气行则血行，气止则血止。情志失调导致气结，致气机不畅，帅血无力，终致瘀血。人体的正常生理活动需要日常饮食提供的营养，饮食搭配不当，饮食厚味会导致脾胃损伤，脾胃运化失调，生湿化热，导致痰浊凝滞，经脉不通，气血不畅，进而导致血瘀。跌打损伤由外伤所致，离经之血不能及时消除，积存于体内，形成血瘀。年迈会致脏器逐渐衰弱，气血生化不足，脉不充盈，血流缓慢，形成血瘀[4]。

血瘀证的病机与血和脉密切相关，血和脉在气血的运行过程中均发挥着重要作用。气血运行通畅，脉道通利才可以保证血液的正常运行；血或脉的异常都会导致血行不畅，导致血瘀证的发生。血液组成成分的变化，使血不能正常运行，淤积于血脉中或溢出于血脉之外，蓄积于脏腑器官组织之中，形成瘀血。经脉闭塞不通或经脉破损也可造成血行不畅，或血溢脉外，导致血瘀证的发生。

二、肿瘤的发病机制

在传统中医学中，肿瘤是一种全身性疾病而不是局限性疾病，肿块是全身性疾病的局部表现。肿瘤发病机制论源头可以追溯到《黄帝内经》，其中提到的“瘤”“积聚”“石瘕”等都是对肿瘤的描述。《难经》中提到“积者，阴气也；聚者，阳气也”“积者五脏所生，聚者六腑所成”，并且对肝、心、脾、肺、肾之积发生的部位、形状进行了细致的描述，如“肝之积，名曰肥气”“心之积，名曰扶梁”“脾之积，名曰痞气”“肺之积，名曰息贲”“肾之积，名曰贲豚”等。《金匮要略》中提到的“积聚”“瘕病”也是对肿瘤进行的论述。最早将“癥”“瘕”“积”“聚”论述并区分的是《中藏经》中提到的“积者系于脏也；聚者，系于腑也；癥者，系于气也；瘕者，系于血也”，“癥瘕积聚”成为肿瘤的概称。《诸病源候论》《千金要方》《佛门事亲》《仁斋直指方论》《证治准绳》《景岳全书》等医家著作都对肿瘤展开了论述，这里不再一一赘述。

肿瘤的病因概括起来主要分为外源性和内源性两个方面，其中外源性病因主要是外邪和饮食，内源性病因主要是年老和情志失调[5]。感受外邪可致肿瘤的发生，风、寒、暑、湿、燥、火是中医中的6种外邪，在正常情况下，这些条件对人体无害，但当各种外界或内界因素导致身体免疫力下降时，它们会成为致病因素，侵袭机体而致病。饮食不节可伤及脾胃，脾胃运化失调，气机紊乱，浊湿内聚，气血受阻，会促使肿瘤的发生。饮食不节包括饮食偏嗜、饮食不洁、饮食不当、长期偏食、不注重饮食搭配均衡，这些会破坏脏腑之间功能的平衡，尤其是会导致脾胃损伤，蓄毒体内，郁热伤津，血行不畅，毒邪与痰瘀互结，促进肿瘤的发生。不注意饮食卫生，食用腐败霉变的食物，也会损伤肠胃，气机不利，邪滞不化，逐渐积累，终至肿瘤发生。暴饮暴食、饮食不规律、饮食过于油腻，都会造成脾胃失运化，气血流通受阻，最终可能导致肿瘤的发生。年老或久病体衰，正气内虚，脏腑阴阳失调；或劳累过度，外邪乘虚而入，气机不畅，会致血行淤滞，结而成块。情志失调也会导致疾病的发生，情志指喜、怒、忧、思、悲、恐、惊7种情绪，其中的任何一种情绪失调，都会影响机体的健康，正如《黄帝内经·素问》中提到的：“人有五脏，化五气，以生喜怒悲忧恐。故喜怒伤气，寒暑伤形。暴怒伤阴，暴喜伤阳。厥气上行，满脉去形。”五志伤内，脏腑失调，血瘀痰结，正气亏虚，免疫功能下降，外邪侵袭，会导致肿瘤的发生[6]。

肿瘤的种类繁多，临床病症错综复杂，总体而言，可归纳为：气滞血瘀、痰湿凝聚、热毒内蕴、正气虚弱4个方面。情志失调、外邪入侵等都可引起气机不畅，气滞不畅可引起血行不畅，形成血瘀，血瘀又可加重气滞，两者形成恶性循环，使气血不通。血液在局部淤积，结成肿块，肿块持续存在，位置固定导致肿瘤的发生。总之，血瘀的病机主要表现为血瘀气滞，血瘀形成瘀血积聚，进而发生肿块形成癌肿。由于外邪入侵、饮食、情志失调诸因素的影响，使肺、脾、肾等脏腑气化功能失常，水液代谢障碍，津液不能得到正常的布散，停滞而成“痰饮水湿”。“湿毒”等秽恶之物蓄积于体内，日积月累，使气血运行受阻，气血阻滞，气机不畅，脾胃运化失常，促进肿瘤的发生。热毒内蕴是由于外邪入侵所致，或由痰、湿、瘀血等病理产物久积体内，经络、脏腑气机阻碍，郁而生毒，热又与毒互结，内蕴机体导致癌肿发生。正气虚弱，病邪入侵，机体抗邪无力，不能抵挡外邪入侵，脏腑功能失调，瘀血、痰湿等病理产物就因此而自生，进而会促进肿瘤的发生。现在“癌毒”学说是一套相对完善的被广泛认可的中医肿瘤的病因病机学说，有医家认为外邪侵袭、情志失调、饮食不节、正气亏虚等因素均可导致“癌毒”病邪的产生，“癌毒”形成后，会对气血津液进行损耗，造成人体脏腑功能失调，诱发痰饮、瘀血、热毒、湿浊等病理因素，进而致使肿瘤的发生[7]。

三、血瘀证与恶性肿瘤

（一）血瘀证与恶性肿瘤的关系

血瘀与恶性肿瘤关系密切，互为因果，贯穿疾病始终。气血津液是构成人体的基本物质，也是维持生命活动的物质基础。气血失调，气机淤滞，血行不畅，导致气滞血瘀。气血瘀滞则是肿瘤发生的基本病因，日积月累，瘀结又将进一步阻碍气机的运行，必成瘤瘕积聚。凡是癌瘤，必正气虚弱，阴阳失调，气血功能障碍，导致气滞血瘀、湿聚痰凝、火毒内盛等相互连结的病理变化。因此肿瘤形成的基本发病机制可概括为：气滞血瘀，血瘀而致瘀血积聚，发为肿块而成癌瘤。

瘀血体质的人有更为明显的癌变倾向，并且肿瘤的恶性转移率和复发率较高，预后较差。这是因为癌前的血液高凝状态通过可促使癌细胞发展的微环境形成，来促进癌细胞的侵袭和转移，并协助癌细胞逃逸宿主的免疫监视，加速癌细胞的恶性转移[8]。值得注意的是，在经历无危险因素VTE发作的无癌患者中，约13%的患者在未来1或2年内被诊断为恶性肿瘤。越来越多的实验证据表明，凝血级联反应的过度激活除了会导致频繁的致命并发症外，还可能通过促进肿瘤的进展和转移而影响肿瘤的预后。近年的研究发现，肿瘤患者长期处于血液高凝状态的风险中，恶性肿瘤患者的血液高凝状态与肿瘤的增殖和转移密切相关。血小板和凝血因子在血液高凝状态中，起着至关重要的作用。当肿瘤细胞从原发病灶脱落进入血液后，可以激活血小板，释放血小板活化因子（platelet activating factor，PAF）、组织因子（tissue factor，TF）、凝血酶和金属基质蛋白酶（matrix metalloproteinases，MMPs）等。它们可以激活纤维蛋白原和血小板，使肿瘤细胞被纤维蛋白包裹在微血管中，形成血小板和纤维蛋白的混合癌栓，为肿瘤转移提供有利的条件。在多种黏附分子的参与下，血小板可以捕获肿瘤细胞，促进癌栓形成。一些研究表明，在不同的癌症中，凝血系统激活的生物标志物的表达与预后不良之间有很强的相关性。这些发现促成了一种新的观点，即高凝状态应被视为肿瘤发展和进展的一个积极决定因素，而不仅仅是一个次要现象，许多实验数据表明，高凝状态在不同程度上影响原发肿瘤的发展[9]。

（二）血液高凝状态对恶性肿瘤的影响

Boccaccio 等的研究提供了高凝状态与原发肿瘤发展之间的直接联系。他们在研究中表明，在成年小鼠肝中，癌基因 *Met* 的过度表达导致了肝癌的发生，并且在高凝状态综合征出现之前肝癌便已经发生。这项研究不但提供了癌基因激活引起高凝的实验证据，而且表明了凝血级联的过度激活可以直接影响肿瘤的生长。通过靶向 PAI-1 和 COX-2 治疗，可见肝癌组织周围有大片坏死区域，可以证明血液高凝状态为肿瘤生长创造了有利环境，而破坏这种有利环境，可以抑制肿瘤生长。此外，凝血成分增加导致血液供应减少和缺氧，这是与肿瘤生长和转移相关的关键因素。一项着重于凝血系统成分和肿瘤早期发展之间相互作用的研究表明，纤维蛋白原主要是通过募集建立炎症环境所必需的免疫细胞而影响肿瘤生长。这项研究表明，即使纤维蛋白原保持其凝血特性，纤维蛋白原缺乏小鼠在炎症驱动的结直肠癌模型中结肠息肉的发生率也较低。凝血酶在炎症驱动的大肠癌小鼠模型中的作用已经被证实，通过抑制循环凝血酶原，不仅可以有效地减少腺瘤，还可以减少腺瘤发生前的异常病灶。有研究在 APC（Min/+）小鼠的血凝块中发现高水平的转化生长因子 -β（TGF-β），为凝血级联的促肿瘤作用提供了一个解释机制，即血凝块可以通过减少活性氧（ROS）的产生和诱导向以高水平精氨酸酶表达为特征的促肿瘤表型的转变，直接影响中性粒细胞的功能。Vossen 等在一项大样本研究中也证实了促凝血因子和癌症发展的因果关系，他们发现，遗传性血栓形成前突变，如 V-Leiden 因子的多态性，会显著增加大肠癌的发生风险，同时，他们还发现抗凝血因子 XIII 的多态性与大肠癌风险显著降低相关[10]。

血液高凝状态对肿瘤转移也会产生影响，早期有研究先静脉注射肿瘤细胞，然后用各种抗凝剂治疗。结果表明这些抗凝血剂，如维生素 K 拮抗剂（VKA）、肝素和凝血酶抑制剂治疗可以显著减少肿瘤肺转移。后来的研究使用了更多的生理模型，还原了转移是由原发肿瘤产生的这一事实，比起在血流中注射癌细胞而直接肺定植的研究方式更有说服力，证实了血液高凝状态在肿瘤转移过程中的重要作用。血液高凝状态在肿瘤转移灶形成中的作用可能是通过以下几点来实现的：第一，凝血酶可以抑制肿瘤细胞中转移抑制基因如 *SERPINB5* 的转录和表达。第二，血小板在肿瘤远处转移中起着关键作用，血小板、纤维蛋白和凝血酶可以通过在循环肿瘤细胞和血管内皮细胞之间形成桥接来保护它们免受血管内剪切力的影响。第三，血小板可通过释放生长因子（如 VEGF）和激活 TGF-β/SMAD 和 NF-κB 途径直接刺激肿瘤生长、血管生成和上皮 - 间质转化（EMT）。第四，血小板是癌栓形成最关键的因子，它能捕获循环肿瘤细胞，促进癌栓形成。多种黏附分子共同参与了这一过程：血小板通过 P- 选择素直接捕获循环肿瘤细胞，通过凝血系统间接捕获循环肿瘤细胞，还能通过免疫补体黏附循环肿瘤细胞。第五，肿瘤细胞周围的血栓形成是炎症性单核细胞 / 巨噬细胞募集的重要决定因素，它们通过促进肿瘤细胞存活来维持转移过程 [11]。

Trousseau 综合征不仅指隐匿性癌症确诊之前的血栓形成，还可表示肿瘤患者中发生的所有血栓形成异常。Trousseau 综合征的病因是多方面的，而且非常复杂。血管壁损伤、血流紊乱和血液高凝被称为 Virchow 三联征，可以总结这种综合征的病因。晚期恶性肿瘤或外科手术或使用导管进行治疗，可能导致血流紊乱，从而激活凝血级联。化疗和抗肿瘤药物会导致内皮损伤，从而导致凝血系统失衡。例如，以顺铂为基础的化疗诱导内皮细胞凋亡，导致肿瘤内凝血 [10]。最常见的临床表现包括静脉血栓栓塞（VTE）、深静脉血栓形成（DVT）、弥散性血管内凝血（DIC）和肺动脉栓塞症（PE）。

（三）促进高凝状态的机制

一些已知的促进肿瘤相关高凝状态的机制包括肿瘤相关因素，如血管内皮的损伤、血小板的活化、凝血系统的激活、抗凝活性的降低、纤溶系统的抑制、血流动力学的改变、肿瘤细胞黏蛋白的表达和癌基因的激活。恶性肿瘤对内皮细胞造成损伤的机制包括直接浸润损伤，局部挤压引起血流缓慢以致缺氧损伤，产生或诱导单核 - 巨噬细胞分泌炎性细胞因子导致损伤（如肿瘤坏死因子 -α、白细胞介素 -1），且新生血管的内皮细胞更易受损伤。恶性肿瘤使促进血小板活化黏附的物质分泌增多，抑制血小板黏附聚集的物质生成减少。损伤的内皮细胞释放的 vWF，使内皮下的胶原黏附血小板，黏附后的血小板被激活，血小板在 ADP、Ca^{2+}、5- 羟色胺和血栓素 A_2 等作用下，彼此不断黏附聚集成堆。而损伤的内皮细胞生成抑制血小板黏附聚集的物质明显减少，如 ADP 酶、前列环素、一氧化氮等，会导致血液的高凝状态。肿瘤细胞合成黏蛋白，其与 P- 选择素配体结合，促进血小板黏附。凝血系统的激活，主要是凝血酶原激活物、凝血酶和纤维蛋白的形成，释放组织因子、癌性促凝物质等。肿瘤、血小板和免疫细胞如中性粒细胞和单核细胞表达的 TF 和 TF^{+} MP 可通过外源性途径激活凝血级联反应。TF-FⅦa 复合物的产生导致 FⅩa 的产生，从而诱导凝血酶的产生最终导致血栓的形成。在肿瘤发生过程中，补体激活也可以通过多种途径促进高凝状态。抗凝系统中包括以下重要的抗凝物质：抗凝血酶Ⅲ（AT Ⅲ）、组织因子途径抑制物（TFPI）、蛋白 C（PC）、蛋白 S、凝血酶调节蛋白（TM）、肝素。损伤的内皮细胞无法生成拮抗凝血酶或凝血因子的物质，被激活的凝血因子大量消耗抗凝物质；肿瘤细胞分泌或诱导单核巨噬细胞产生的 TNF-α、IL-1、基质金属蛋白酶、氧自由基，进而影响蛋白 C 系统抗凝，并增加内皮黏附分子表达。这些均会导致抗凝活性的降低。恶性肿瘤可以抑制纤溶系统的激活，损伤的内皮细胞释放的组织型纤溶酶原激活物（t-PA）明显少于纤溶酶原激活物抑制物（PAI），使局部纤溶功能降低；肿瘤细胞也可分泌 PAI，其抑制 t-PA 和尿激酶型纤溶酶原激活物（u-PA），从而减弱了纤溶功能。恶性肿瘤患者红细胞、血浆蛋白及凝血因子成分升高，血小板聚集性高，可引起血流动力学发生改变，从而加重高凝状态。肿瘤上糖基化黏蛋白的改变可与血小板和中性粒细胞相互作用，最终导致血小板聚集和血栓形成。癌基因的二级激活（如 *Met*）可通过产生 PAI-1 等促血栓介质诱导高凝状态。

（四）肿瘤微环境

肿瘤微环境（tumor environment，TME）是由肿瘤细胞及其周围的间质细胞（血管内皮细胞、成纤维细胞、免疫细胞、炎性细胞等）、细胞外基质、微血管构成的，是肿瘤细胞发生、发展的内环境。现代医学发现恶性肿瘤产生、血液凝固、新血管生成三者之间有三角关系。肿瘤的生长和发展常伴有血液黏度增高，这种微环境高凝状态会促进肿瘤的增殖和转移。血液黏度增高及血流缓慢，可诱发内皮细胞缺氧和损伤，上调 TF 和 PAI-1 水平，诱导血管内皮生长因子（VEGF）分泌，促进新生血管生成、肿瘤血管增生，导致癌栓形成。肿瘤细胞为了在宿主体内增殖和转移，必须与凝血系统、抗凝系统、纤溶系统相互配合，促进新血管生成，建立癌前血液恶性循环。肿瘤细胞也会通过血管内皮损伤、血小板活化、凝血系统激活、抗凝活性减低、纤溶系统抑制以及血流动力学改变等途径对血液凝固产生影响。新血管生成是血液凝固和恶性肿瘤转移的中心环节，凝血系统的关键因子如组织因子、凝血酶和非水溶性蛋白质可通过凝血途径和非凝血途径而诱导新血管生成，从而滋养肿瘤细胞的生长。

（首都医科大学附属北京世纪坛医院　饶本强　潘国凤　杨振鹏）

参考文献

[1] 艾华，刘海英，王守岩，等.《金匮要略》瘀血证研究 [J]. 吉林中医药，2009，29（5）：454-455.

[2] 何文彬."瘀血"与"血瘀"辨 [J]. 北京中医药大学学报，2000，23（6）：14-15.

[3] 葛红颖，陈利国. 试论《黄帝内经》对血瘀证的认识 [J]. 四川中医，2003，21（012）：14-15.

[4] 王瑞明，郦永平指导．瘀血证证治初探 [J]．河北中医，2007，29（1）：35-36.
[5] Lu X，Li B．Exploration of the effect and mechanism of activating blood circulation and stasis-removing therapy on tumor metastasis [J]．Chinese journal of integrative medicine，2009，15（5）：395-400.
[6] 付亚斐．中医情志因素与乳腺癌发生的相关性研究 [D]．广州：广州中医药大学，2009.
[7] 邓凯文．活血化瘀法在恶性肿瘤治疗中的应用研究 [D]．南京：南京中医药大学，2009.
[8] 沈宜君．血液高凝状态促进肿瘤患者发生转移的研究进展 [J]．心理医生，2015，21（017）：4-5.
[9] 符丹丽，陈培丰．恶性肿瘤高凝状态的中西医发病机制 [J]．肿瘤防治研究，2018，45（3）：61-64.
[10] Guglietta S，Rescigno M．Hypercoagulation and complement：connected players in tumor development and metastases [J]．Seminars in Immunology，2016，28（6）：578-586.

第二节　中药角度的预防与治疗

“虚”“滞”“瘀”“毒”是肿瘤基本病机，活血化瘀药能煦阳养阴、化瘀通络、补气祛毒，是 CA-VTE 的重要治则。与其他类抗肿瘤中药相比，活血化瘀药能明确杀灭肿瘤，消除血栓，并且具有“固本清源”“扶正祛邪”“防治并重”等优点。“传舍学说”认为，瘀证是癌瘤病机，气血瘀滞，经络受阻，孔窍难通，积久则瘤发，活血化瘀可以抑制肿瘤生长和转移 [1]。活血化瘀可以使淤阻的络脉再通，改善血瘀状况，亦可以通过化瘀消除癌瘤产生的病理因素，达到抑癌缩瘤、控制肿瘤发展的目的。血液高凝状态是癌变的先行诊断指标，亦是引起癌变和恶性转移的重要环节。癌变与血瘀证密切相关，可采取治疗血瘀证的法则来消除癌瘤产生的因素，活血化瘀法当是其他兼治法的前提。活血化瘀在改善微循环通畅之际，亦调整与强化机体免疫功能，有助于对肿瘤的抑制，有些活血化瘀方药更可直接杀灭肿瘤细胞。活血化瘀可以发挥活血通络、化瘀散结、清泄毒邪、消肿止痛、祛湿逐水等作用，还可以调整阴阳，即调节肿瘤患者的内分泌功能，维持体内环境稳态。因此，除早期手术切除、放疗、化疗、热疗和生物治疗外，开展活血化瘀中药治疗是 CA-VTE 治疗中不可缺少的调控措施。活血化瘀治疗是指用以疏通血管内血流，促进血液循环，疏通淤血的中药疗法。与补气、益气、清热、解毒、温经、祛风、祛湿、滋阴、化痰、化瘀、泻脏腑等治疗方法配合使用时，对肿瘤和血栓栓塞症有着积极的干预作用。

一、活血化瘀药治疗 CA-VTE 的具体作用机制

现代研究表明，活血化瘀药在治疗 CA-VTE 过程中具有以下具体作用机制 [2]：

1．扩张血管，改善微循环　活血化瘀药能够加快血流、有效地改善血液流缓

和堵塞的现象、改善组织缺氧状态，进而能够改善患者的身体功能，延长患者的生存时间。

2．降低血液黏度　活血化瘀药可以抑制血小板聚集、防止肿瘤细胞滞留、降低纤维蛋白含量、增加纤维蛋白的溶解、抑制肿瘤细胞的侵袭和黏附，从而减轻血液高凝状态，抑制血栓形成。

3．降低血脂水平　活血化瘀药可以改善肿瘤患者脂质代谢物的比例失衡，恢复不饱和脂肪酸、饱和脂肪酸正常水平，降低血脂水平，纠正异常的脂质代谢。

4．抑制肿瘤细胞增殖，调控肿瘤细胞基因表达　活血化瘀药可以降低肿瘤细胞对身体功能的侵袭力。这既可以通过遏制癌细胞基因的表达，也可以通过改变其黏附细胞的基因表达来达到。

5．影响肿瘤细胞周期，诱导肿瘤细胞凋亡　活血化瘀药可以使 G0/G1 期肿瘤细胞比例显著增大，G2/M 期肿瘤细胞比例减小；或者阻滞细胞周期，使肿瘤细胞周期停滞，从而延缓肿瘤细胞生长。

6．抑制肿瘤血管的形成　活血化瘀药可以对血管生成因子、内皮细胞或者微血管起作用，从而达到抑制肿瘤血管形成的目的。

7．调节免疫功能　活血化瘀药能提高患者抵抗力。它既可以直接增强器官的抵抗力，促进免疫系统对肿瘤细胞的杀伤和清除，抑制癌栓的形成和浸润；也可以通过增强一些激素和细胞的活力，进而达到对癌细胞的抵抗。

8．抑制肿瘤转移　肿瘤转移与血液高凝状态密切相关，血液高凝状态会使癌细胞中含有大量的纤维蛋白原，并分泌一些促血小板聚集的物质。癌细胞脱落的微囊泡中的组织因子产生的凝血酶可以结合血小板，促进血小板聚集形成癌栓。活血化瘀药可以溶解纤维蛋白、抑制血小板聚集，降低血液黏度，从而抑制肿瘤转移。

二、常用活血化瘀单药对 CA-VTE 的作用

凡能通畅血行、消散瘀血，以治疗瘀血证为主要作用的药物，称为活血化瘀药。活血化瘀药种类很多，包括三棱、莪术、三七、灯盏细辛、红花、赤芍、当归、姜黄、丹参等多种药材[3]。

（一）三棱

三棱（*Sparganii Rhizoma*，SR）属黑三棱科植物，味苦、性平，入肝、脾经，三棱可以对血流动力学产生影响，可以发挥抗血小板聚集和抗血栓形成的作用，三棱同时还有重要的抗肿瘤作用。对三棱抗肿瘤活性成分研究较多的是三棱黄酮类[4]。

1．三棱可以对血流动力学产生影响　有研究表明三棱可通过降低血细胞压积、减慢红细胞沉降率来降低血液黏度，起到活血化瘀的作用。三棱能够有效提高红细胞变形指数，改善红细胞变形性，降低平均血小板容积以抑制血小板活化，降低血液黏度以改善血瘀症。莪术也有同样的作用，但三棱在同等剂量下效果优于莪术。

2．三棱可以抗血小板聚集和抗血栓形成　胡旭光等采用血小板聚集试验、小鼠体内血栓形成动物模型对三棱水煎液、总黄酮及乙酸乙酯与正丁醇提取物的抗血小板聚集和抗血栓形成作用进行了研究。结果发现，它们均具有显著抗凝血及抗血栓形成作用，从而限制肿瘤的转移，其中以总黄酮作用最为显著。还有研究表明，三棱中的3个环二肽类成分：环-（酪氨酸-亮氨酸）、环-（苯丙氨酸-酪氨酸）、环-（苯丙氨酸-苯丙氨酸）均具有较好的抗凝活性，以环-（苯丙氨酸-酪氨酸）的抗凝效果最为显著，且具有一定的量效关系；但其量效关系均不明显，具体作用机制也不是十分清楚，还需进一步的研究[5]。

3．三棱有抗肿瘤作用　三棱水提物对人胃癌SGC-7901细胞有抑制增殖和促进凋亡的作用，它可通过阻断NF-κB信号通路影响周期蛋白D1表达，促使*p16*基因表达上调，启动细胞周期的负反馈调节，诱导胃癌细胞凋亡，抑制胃癌细胞增殖。三棱也可通过提高血浆中肿瘤坏死因子-α（TNF-α）、白细胞介素-2（IL-2）的水平，增强H22荷瘤小鼠的免疫能力，进而抑制肿瘤转移。三棱总黄酮可以通过诱导S/G2细胞周期停滞来抑制A549细胞与MCF-7细胞的增殖，通过干扰有丝分裂抑制Hela细胞的增殖，从而发挥抗肿瘤作用。

（二）莪术

莪术（*Curcumae Rhizoma*，CR）属姜科植物，味辛、苦，性温，归肝、脾经。莪术有抗血小板聚集、抗血栓形成，以及抗肿瘤作用，其主要抗肿瘤活性成分有姜黄素、β-榄香烯、γ-榄香烯、莪术醇、莪术酮、吉马酮、异莪术烯醇等。目前姜黄素、β-榄香烯和莪术醇的相关研究较多。

1．莪术有抗血小板聚集和抗血栓形成的作用　莪术可有效提高红细胞变形指数以改善红细胞变形性，降低平均血小板容积以抑制血小板活化，降低血液黏度以改善血瘀症。莪术的有效成分姜黄素能最有效地抗花生四烯酸诱导的血小板聚集。此效应是通过减少血栓形成介导的，有明显的量效关系，并且明显受到环氧合酶（COX）的影响。姜黄素可以通过抑制COX活性、阻断钙信号传导，以及抑制肾上腺素发挥抗血小板聚集的作用[5]。

2．莪术有抗肿瘤作用　姜黄素的抗癌作用机制是复杂多样的，其靶点是细胞生长和凋亡过程中的多个调控环节。由于姜黄素对各种转录因子、癌基因和信号蛋白的垂直作用，它也作用于癌变的不同阶段——从最初的损伤导致DNA突变到肿瘤发生、生长和转移的过程。研究发现姜黄素可以通过激活抑癌基因DnaJ样热休克蛋白40（HLJ1）来抑制癌细胞的侵袭和转移。用姜黄素处理人肺腺癌细胞CL1-5后，其细胞迁移、侵袭和转移能力呈浓度依赖性下降。姜黄素通过激活JNK/JunD通路诱导HLJ1，调节E-钙黏着蛋白的表达，抑制肺癌细胞的侵袭和转移。在肿瘤细胞的侵袭和转移过程中，金属基质蛋白酶（MMPs）起着关键性的作用。它能降解细胞外基质中的各种蛋白质成分，破坏肿瘤细胞侵袭组织的组织学屏障。将姜黄素使用于高转移性小鼠黑色素瘤B16F10细胞，发现它显著抑制了MMP-2的活性，进而使膜型基质金属蛋白酶 1（MT1-MMP）和细胞内信号途径中的黏着斑激酶（FAK）的表达下降，减少肺腺癌细胞的增殖、侵袭和转移。另外姜黄素的抗肿瘤转移作用还涉及对肿瘤内血管生成的抑制作用。姜黄素对 NF-κB 和激活蛋白 -1 的激活均有抑制作用，抑制肿瘤细胞中 NF-κB 信号通路，降低 TNF-α 表达，来抑制 TNF-α 控制的血管内皮生长因子（VEGF）的表达，进而抑制肿瘤血管的生成。β- 榄香烯可通过诱导肿瘤细胞凋亡来抑制肿瘤转移。有研究表明，β- 榄香烯在膀胱癌细胞中可以下调凋亡抑制基因表达，可以降低细胞增殖水平，与胱天蛋白酶结合能诱导肿瘤细胞凋亡。β- 榄香烯可以通过抑制 VEGF 诱导的血管生成对黑色素瘤的生长起到抑制作用，通过下调 u-PA、尿激酶型纤溶酶原激活物受体、MMP-2 和 MMP-9 的表达抑制黑色素瘤细胞的转移。有研究表明莪术醇能显著抑制荷瘤小鼠皮下肿瘤结节形成，阻止胃癌细胞的肺转移，延长其生存时间 [6]。

（三）三七

三七（*Pseudo Ginseng*，PG）属五加科植物，味甘、微苦，性温，归肝、胃经。三七可以发挥改善血流动力学、抗血小板聚集、抗血栓形成和抗肿瘤作用，三七中的化学成分包括总皂苷、黄酮和挥发油。大量证据表明总皂苷是其主要的活性成分 [7]。三七对机体的作用有以下两点：

1．三七对血流动力学和血脂的影响　三七总皂苷能降低血脂、甘油三酯、总胆固醇和低密度脂蛋白水平，提高高密度脂蛋白（HDL）水平，进而改善血流动力学，降低血脂水平。在大鼠急性血瘀证模型中，给予三七总皂苷后，血液黏度、血细胞比容、纤维蛋白原含量明显降低，凝血酶原时间延长。三七总皂苷可以降低血液黏度，防止血栓形成；还可以改善内皮细胞功能，从而实现对血小板表面活性最大程度的控制；能够有效地抑制血小板的活化因子、凝血酶等能够使血小板聚集的因素，对血小板的聚集和黏附起到有效控制，从而降低血液黏度，使微循环得以改善，避免血栓形成 [8]。

2．三七的抗肿瘤作用　三七可以通过以下几个机制来发挥抗肿瘤作用：①三七可以直接抑制肿瘤细胞的增殖。研究表明三七总皂苷对胃癌 MKN-28 细胞、肝癌 HCCLM3 细胞增殖有明显的抑制作用，且呈浓度依赖性。三七总皂苷可以抑制宫颈癌 Hela 细胞增殖；还可以阻断 mToR 信号通路，降低蛋白质翻译效率，抑制蛋白质翻译起始复合物的形成，从而发挥抗肿瘤作用。②三七总皂苷可以诱导肿瘤细胞凋亡。人参二醇是三七总皂苷的主要成分。一些报道表明，人参二醇在与伊立替康和氟尿嘧啶一同治疗人类结直肠癌细胞过程中，具有明显的抗增殖和诱导肿瘤细胞凋亡的作用。三七总皂苷可诱导人胃癌细胞株 MKN-28 细胞凋亡，使细胞周期阻滞于 Gl 期。有研究表明三七总皂苷对肝癌细胞具有明显的促凋亡作用，它能抑制肝癌细胞 *MCL-1* 基因的表达，上调 *Bak* 基因的表达，使肿瘤细胞增殖受到抑制。③三七总皂苷中的人参皂苷 Rb1 能显著逆转肿瘤细胞分泌的 IL-10 对 NK 细胞杀伤功能的抑制作用，提高机体的抗肿瘤免疫能力。④另外，人参皂苷 Rb1 可通过激活 ERa 通路发挥其雌激素样作用从而抑制血管生成[9]。

(四)灯盏细辛

灯盏细辛(*Erigeron Breviscapus*，EB)属菊科飞蓬植物，味辛、微苦，性温，归心、肝经。灯盏细辛可以抗血栓形成，调节血脂，并且可以发挥抗肿瘤作用，它的主要活性成分是灯盏花素，灯盏花素是从灯盏花中提取的黄酮类化合物[10]。

1．灯盏细辛有抗血栓形成作用 活化血小板在致病性血栓形成中起着关键作用，血小板活化过程中，血栓素 A_2(TXA_2)、腺苷二磷酸(ADP)、凝血酶等特异性激动剂与血小板表面相应的受体相关。研究表明灯盏花黄酮能显著抑制 ADP、花生四烯酸(AA)和血小板活化因子(PAF)形成血栓的作用。血管内皮细胞损伤可导致多种血管功能紊乱，常伴有内皮细胞损伤、氧自由基生成和炎性细胞因子释放。研究表明，灯盏细辛注射液(主要成分为灯盏花素)通过抑制炎症反应，减轻 TNF-α 对微血管内皮细胞的损伤；灯盏花素对氧化低密度脂蛋白(ox-LDL)诱导的内皮细胞损伤具有保护作用，可能与其抗氧化作用和抑制 NF-κB 活化有关。灯盏花素可以降低糖尿病大鼠的血脂水平，还可以抑制内膜增生和动脉粥样硬化的进展，但不能降低血清胆固醇水平[11]。

2．灯盏细辛有抗肿瘤作用 灯盏花素对白血病、淋巴瘤、骨肉瘤、软骨肉瘤、盲肠癌、脑胶质瘤、宫颈癌、结肠癌、卵巢癌、胃癌、肺癌、肝癌和骨髓瘤等 35 种人恶性肿瘤细胞株有抑制作用。它通过抑制癌细胞的生长和侵袭，并且诱导癌细胞凋亡来抑制癌症。有研究表明，灯盏花素通过抑制 STAT3/Girdin/Akt 信号通路，诱导肝癌细胞凋亡，抑制肝癌细胞的迁移和侵袭。p53 作为一种重要的凋亡蛋白，可以直接介导下游的胱天蛋白酶 -3 和胱天蛋白酶 -8 的裂解。灯盏花素通过 p53 等途径诱导癌细胞凋亡。灯盏花素联合博来霉素能显著增强腹水中 H22 细胞和体外 H22 细胞中 p53 的表达。有研究表明，两种药物联合使用能显著提高胱天蛋白酶 -3 和胱天蛋白酶 -8 的水平。它还通过增强胱天蛋白酶 -6 的活性诱导结肠癌细胞凋亡。灯盏花素可抑制 Namalwa、U937、Raji、H9、Jurkat 和 CCRF 6 种人淋巴瘤细胞系的生长。它通过诱导 G0/G1 期细胞周期阻滞和胱天蛋白酶激活相关的凋亡增加，在体外有效地抑制了 Namalwa 细胞的增殖，抑制了小鼠淋巴瘤的生长[12]。

(五)红花

红花(*Flos Carthami*)属菊科植物，味辛、甘、微苦，性温，归心、肝经。红花可以发挥抗血小板聚集和抗血栓形成的作用，另外它还具有抗肿瘤作用，主要的抗肿瘤成分为黄酮类，主要包括红花黄色素(safflor yellow，SY)、羟基红花黄色素 A(hydroxsafflor yellow A，HSYA)和红花多糖(safflower polysacaccharudes，SPS)。

1．红花有抗血小板聚集和抗血栓形成作用 红花水提物和乙醇提取物(醇提物)在体内外均能抑制 ADP 诱导的血小板聚集。红花的活性成分红花黄色素在体内抑制了 ADP 诱导的血小板聚集，延长了大鼠血浆凝血酶原时间（PT）、凝血酶时间（TT）和活化部分凝血活酶时间（aPTT），降低了血浆纤维蛋白原含量。红花黄色素作为 PAF 受体拮抗剂，可以抑制血小板黏附，释放 5- 羟色胺，提高 PAF 诱导的血小板内游离钙离子水平。红花水提物在体内也有抗血栓形成的作用 [13]。

2．红花有抗肿瘤作用　红花可以通过抑制肿瘤细胞增殖、抑制肿瘤血管生成、诱导肿瘤细胞凋亡、增强免疫功能等方面来发挥抗肿瘤作用。羟基红花黄色素 A 可以抑制细胞增殖相关基因，如 *CCND1*、*c-myc*、*C-FOS* 的表达；红花多糖可诱导 ROS 的产生，破坏 DNA 的完整性，使细胞增殖阻滞，进而起到抗肿瘤的作用。红花醇提物可抑制血管内皮生长因子、碱性成纤维细胞生长因子来实现抑制肿瘤血管内皮细胞的增殖和新生血管形成的作用。红花提取物可以降低血液黏度，缓解肿瘤患者体内的血液高凝状态，从而发挥抗肿瘤作用。红花注射液能够抑制 HepG2 细胞 *Bcl-2* 和凋亡抑制蛋白的表达，从而诱导 HepG2 细胞凋亡。另外，红花多糖可通过提高荷瘤小鼠的 NK 细胞和 CTL 细胞的杀伤活性来增强免疫功能，发挥抗肿瘤作用 [14]。

（六）赤芍

赤芍（*Radix Paeoniae Rubra*，RPR）属毛茛科植物，味苦，性微寒，归肝经。赤芍包含萜类及其苷、黄酮类及其苷、挥发油类等多种化学成分，具有抗血栓形成和抗肿瘤作用 [15]。

1．赤芍有抗血小板聚集和抗血栓形成作用　赤芍总苷可显著减少血小板和红细胞聚集，增强红细胞变形能力，延长 PT、aPTT，降低切变率下全血黏度，从而减少血栓的生成。有研究表明赤芍总苷能显著延长小鼠 aPTT，降低肺动脉栓塞症死亡率，缩短尾血栓的长度比值，延长动脉血栓形成时间。还有研究表明，赤芍总苷能降低血液黏度，延长大鼠 PT、aPTT 以及降低血浆纤维蛋白原浓度、抑制血小板聚集。赤芍总苷还可以保护血管内皮细胞免受损伤，降低血液黏度，改善血流动力学 [16]。

2．赤芍有抗肿瘤作用　赤芍可以抑制肿瘤细胞的生长和转移、减少肿瘤细胞 G0/G1 期比例及抑制其向 S 期细胞转化、下调肿瘤细胞中抗凋亡基因及上调拮抗促凋亡基因的表达、诱导细胞凋亡、增强免疫系统的调节能力等。赤芍总苷能提高细胞内的钙离子浓度，可引起线粒体的膜电位下降，并释放细胞色素 C 到细胞液中，还可抑制 *Bcl-2*、*c-myc* 基因的表达，从而诱导细胞凋亡。赤芍总苷可上调 *p21*、*p27*、*p53* 基因表达和下调增殖细胞核抗原、周期蛋白 D 基因表达，从而抑制黑色素瘤的增殖。另外，赤芍总苷可下调 MMP-2、MMP-9 及上调组织金属蛋白酶抑制物 -2（TIMP-2）水平，抑制黑色素瘤细胞迁移和侵袭。有研究表明赤芍总苷不仅能诱导肿瘤细胞凋亡，而且使荷瘤鼠的胸腺指数和脾指数都增加，还可以调节荷瘤鼠的免疫功能，从而发挥抗肿瘤作用。注射用赤芍的有效成分没食子酸丙酯具有改善荷瘤小鼠血液黏度、增强机体免疫功能、抗肿瘤转移等作用 [17]。

（七）当归

当归（*Radix Angelica Sinensis*，RAS）属伞形目伞形科植物，味甘、辛，性温，归肝、心、脾经。当归成分除当归多糖（*Angelica* polysaccharide，APS）、挥发油外，其他成分也有一定的抗血栓形成作用和抗肿瘤活性 [18]。

1．当归有抑制血小板聚集和抗血栓形成作用　当归可以抑制 ADP 和胶原诱导的大鼠血小板聚集，这主要是通过抑制磷脂酰肌醇（phosphatidylinosotol，PI）激酶的活性，抑制 PI 向磷脂酰肌醇磷酸盐（phosphatidylinositol phosphate，PP）转化来发挥作用的。当归还可以通过降低血浆纤维蛋白原浓度，增加细胞表面负荷，促进细胞解聚，降低血液黏度。有研究通过探究当归对血管内皮细胞纤溶酶原激活物抑制物 -1（plasminogen activator inhibitor，PAI-1）的表达及活性的影响，来探讨当归抗血栓作用的分子机制。结果表明，当归可以降低血管内皮细胞 PAI-1 例 mRNA 表达、抗原水平与活性，从而发挥其抗血栓形成作用。当与黄芪联用时效果更佳 [19]。

2．当归有抗肿瘤作用　当归多糖是当归的有效成分之一，当归多糖显示出良好的抗肿瘤效应。有研究表明 APS 对人白血病 K562 细胞的增殖有显著抑制作用，并可降低 K562 细胞 *c-myc* 表达水平，促进其向红细胞、粒细胞方向分化，这与 APS 阻止 K562 细胞由 G0/G1 过渡至 S、G2 + M 期，影响参与 K562 细胞增殖与分化的相关基因而产生的抗肿瘤作用有关。当归内酯（ASDL）是当归挥发油成分的一种，有研究探究了当归内酯在荷瘤小鼠 H22 肝癌模型中的抗肿瘤效应，结果表明当归内酯可以通过增加胸腺指数和脾系数，增强淋巴细胞增殖、巨噬细胞吞噬功能、细胞毒性 T 淋巴细胞（CTL）和 NK 细胞活性，显著抑制肝癌移植瘤的生长，有良好的抗肿瘤作用。当归水提液可通过提高 E- 钙黏着蛋白表达、降低 MMP-9 和 FN 表达，显著抑制小鼠黑色素瘤 B16-BL6 细胞增殖，减少肺转移结节数，降低肺转移程度 [20]。

（八）姜黄

姜黄（*Curcuma Rhizoma*，CR）属姜科植物，味辛、苦，性温，归脾、肝经。姜黄素是一种多酚类化合物，是从姜黄根茎中分离出来的次生代谢产物，通过调节不同的分子调节因子，具有多种治疗作用，包括抗血栓形成作用和抗癌特性。

1．姜黄有抗血栓形成作用　由许多生理激动剂（如花生四烯酸、胶原、血小板活化因子或凝血酶）激活的血小板经历一系列复杂的事件，导致自身形状的改变、颗粒物质的释放增多、花生四烯酸代谢产物的形成和聚集。有研究表明，姜黄素可抑制花生四烯酸、肾上腺素和胶原诱导的血小板聚集。姜黄素对花生四烯酸向 12- 环氧合酶（12-COX）途径重新定向的影响可导致 12- 羟基二十碳四烯酸（12-HETE）的产生增加。12-HPETE 作为 12-HETE 的前体，可以抑制血小板聚集；并且在较高浓度下，它能抑制血栓素的形成，从而发挥抗血栓作用。

2．姜黄有抗癌作用　姜黄素是姜黄的重要成分，对鼻咽癌、肺癌、肝癌、胆管癌、乳腺癌、胃癌、结直肠癌、前列腺癌、宫颈癌等多种肿瘤具有明显的抑制作用。姜黄素能抑制人结肠腺癌细胞株的生长，并诱导细胞凋亡，促使核碎裂、浓缩和DNA碎裂。它还可以下调已糖激酶Ⅱ的表达和活性，已糖激酶Ⅱ从线粒体中分离导致线粒体介导的细胞凋亡。早期生长反应-1（EGR-1）因子有调节黏附分子和Wnt信号通路之间的串扰，和调节细胞的增殖和迁移的作用。姜黄素可诱导EGR-1降低，从而表现出对非小细胞肺癌细胞的抗增殖和抗迁移作用。结直肠癌对氟尿嘧啶（5-FU）的耐药是上皮间质转化所致，姜黄素和5-FU联合应用可促进5-FU耐药细胞的凋亡，并抑制其增殖。另外，姜黄素可直接抑制肿瘤血管内皮细胞增殖，下调VEGF表达，减少细胞VEGF水平，抑制MMP活性，从而抑制肿瘤的病理性血管生成[21]。

（九）丹参

丹参为唇形科植物丹参（*Radix Salviae*，RS）的干燥根和根茎，味苦，性微寒，归心、肝经。丹参具有多种化学成分，不仅发挥血栓形成的作用，还能发挥抗肿瘤作用[22]。

1．丹参有抗血栓形成作用　丹参联合低分子肝素可明显改善乳腺癌术后患者血管内皮细胞功能和血流动力学异常状态，能有效预防血栓形成。丹参可以降低血液内皮素-1（ET-1）、t-PA、TXA_2和PGI_2水平，同时也可以改善血细胞比容、血浆黏度比、红细胞电泳时间和纤维蛋白原水平等指标，并且丹参注射液联合低分子肝素使用比单纯使用低分子肝素效果更好。还有研究表明，丹参注射液能够明显改善肿瘤患者微循环，降低血液黏稠度，增加红细胞变形能力，以及抗血小板聚集，可有效预防CA-VTE。丹参中的丹酚酸主要通过改善血液流变学、抗血小板聚集和靶向P2Y1或P2Y12受体发挥抗血栓作用。咖啡酸可以通过抑制ADP诱导的血小板聚集、P-选择素表达、ATP释放和Ca^{2+}动员，减弱p38、胞外信号调节激酶（ERK）、整合素αⅡbβ3和C-Jun N端激酶（JNK）的激活来抑制血小板介导的血栓形成。

2．丹参有抗肿瘤作用　丹参含有多种化学成分，并具有广泛抗肿瘤的生物活性，它们通过诱导肿瘤细胞凋亡、调节免疫功能、逆转肿瘤细胞的耐药性、靶向肿瘤微管抑制其增殖和分裂、抑制癌细胞转移等途径来防止肿瘤细胞的侵袭。其主要成分之一丹参酮ⅡA可抑制肿瘤细胞增殖、侵袭和迁移，诱导肿瘤细胞凋亡。研究表明，丹参素能抑制胃腺癌NGCC细胞的生长，还能抑制乳腺癌MCF细胞增殖，对子宫内膜癌KLE细胞生长同样有抑制作用。丹参素能够明显抑制STAT3的转录活性，同时抑制STAT3的磷酸化激活。这提示阻断STAT3相关的信号通路可能是丹参素抑制肿瘤增殖的作用机制之一[23]。有研究表明，丹参素作用于肝癌SMMC7721细胞后，使用倒置显微镜和透射电子显微镜观察不同阶段的细胞凋亡形态学变化，发现凋亡早期细胞皱缩，细胞核膜周边形成新月体；凋亡晚期核质浓缩，形成典型的凋亡小体，故丹参素可以诱导肿瘤细胞的凋亡。另外，丹参素还可以下调基质金属酶MMP-2、MMP-9和VEGF的表达，从而抑制肿瘤新生血管的生成；促进白介素-2、IFN-γ的分泌，增强机体免疫功能；同时抑制内毒素诱导的TNF-α、

IL-6、IL-8 等细胞因子的分泌，发挥抗肿瘤作用[24]。

三、活血化瘀药的促癌悖论

活血化瘀是肿瘤中医治疗主要法则，因其能抑制肿瘤生长而广泛应用于临床，但它也引起了以活血化瘀促癌悖论为焦点的长期争议。由于活血化瘀疗法具有促进侧支循环建立、改善局部血供和器官功能、促进血管生成等作用，可能会增加肿瘤血管数量，为肿瘤细胞提供丰富的营养，增强其活性；也会使一些肿瘤转移相关因子的数量增加，有助于肿瘤向其他组织或器官转移。活血化瘀促癌悖论认为，血瘀是机体癌变自我保护机制和正邪相争的一种弱平衡状态，高黏状态可以阻止肿瘤迁徙，但活血化瘀却破坏了这种平衡，促进肿瘤浸润或转移。

促癌悖论是肿瘤活血化瘀治疗中客观存在的现象，甚至同一药物或复方对同一肿瘤也产生结果迥异的促癌、抑癌效应，如大黄蛰虫丸抑制原发瘤生长却促进肿瘤肺转移[25]。破血之品莪术、水蛭等，能软坚散结，抗肿瘤，但使用过久或用量过大会导致肿瘤扩散。有研究以水蛭、莪术和三棱为君药组成活血化瘀复方 JC734 治疗肿瘤，临床较大剂量应用未发现其会促进肿瘤转移，对血栓、癌栓亦有防治作用；但细胞实验发现小剂量能促进肿瘤生长[26]。有研究在辨证论治基础上采用活血化瘀法联合放疗、化疗治疗 300 例肿瘤患者，发生肿瘤转移者明显高于未接受活血化瘀法治疗患者[27]。“辨证论治”和“活血与驱邪联用”等不足以避免活血化瘀治疗促癌转移的作用。

人们一直试图揭示促癌悖论的实质。活血化瘀药剂量过大或使用过久可促进肿瘤转移，但小剂量或初次应用也可引起肿瘤转移，证明剂量因素并非是促癌悖论的直接原因[28]。有研究认为活血化瘀药的促癌抑癌效应与药物功能基团有关，富含芳香酸类成分的活血化瘀药（如丹参）与阿司匹林类似，作用于环氧合酶，抑制肿瘤新生血管形成和肿瘤转移；含尿激酶样功能基团的活血化瘀药物（如地龙）则可促进血管芽生和癌转移。但临床发现丹参同样有促癌作用，而地龙亦可抑制肿瘤进展，所以效应成分也并非促癌悖论的根源[29]。还有研究将肿瘤的血瘀证等同于外周血高凝状态，活血化瘀能降低肿瘤细胞诱导的血小板聚集、改善凝血功能，而抑制肿瘤转移，但研究发现活血化瘀药的促癌抑癌效应与血小板数量下降没有一致性[30]。以活血化瘀药为研究主体，难以完整诠释活血化瘀药促癌悖论的实质，也没能明确活血化瘀药促癌转移的预警标志物，临床应用时无法避免其促癌转移的发生。

最近，有学者从肿瘤代谢的角度研究活血化瘀药促癌悖论的成因，如基于 Warburg 效应的活血化瘀药促癌转移研究，虽然单纯从糖代谢角度未能解释其对肿瘤血瘀证两个重要病理特征（肿瘤血管异常增生和血液凝固）的影响，但初步明确促癌悖论与肿瘤能量代谢有关[31]。还有研究发现，活血化瘀药作用于不同的肿瘤代谢微环境可以产生促癌、抑癌双相调控效应，并提出了“活血化瘀药可以通过调控肿瘤微环境代谢促进或抑制肿瘤转移”的观点[32]。以肿瘤代谢为切入点，为揭示促癌悖论的科学内涵提供一个可行的方向，有望帮助解决目前悬而未决的问题，即如何合理使用活血化瘀药，从而发挥其对 CA-VTE 的抑制作用。

（首都医科大学附属北京世纪坛医院　饶本强　潘国凤　杨振鹏）

参考文献

[1] 张兆洲，李琦．癌毒传舍的中医病机初探 [J]．中华中医药杂志，2018，033（11）：4839-4843．

[2] Wilken R，Veena MS，Wang MB，et al．Curcumin：a review of anti-cancer properties and therapeutic activity in head and neck squamous cell carcinoma [J]．Molecular Cancer，2011，10：12．

[3] 吴娟，温红红，许梓轩．活血化瘀抗肿瘤中草药作用机制的研究进展 [J]．现代养生，2018，33（10）：47-48．

[4] 谭静，林红强，王亚茹，等．三棱的化学成分、药理作用及临床应用研究进展 [J]．特产研究，2018，40（04）：113-117．

[5] 倪雯婷，潘燕红，王爱云，等．破血消癥中药抗肿瘤转移研究进展 [J]．中草药，2016，47（24）：4472-4477．

[6] Keihanian F，Saeidinia A，Bagheri RK，et al．Curcumin，hemostasis，thrombosis，and coagulation [J]．Journal of Cellular Physiology，2018，233（6）：4497-4511．

[7] 陈娟，倪军，王艳艳．三七药理作用的研究进展 [J]．双足与保健，2017，26（19）：186-187．

[8] 张福鹏，赵晓燕，王晞星，等．三七总皂苷抗肿瘤作用研究进展 [J]．2015，22（1）：110-112．

[9] Zhang S，Chen C，Lu W，et al．Phytochemistry，pharmacology，and clinical use of Panax notoginseng flowers buds [J]．Phytotherapy Research：PTR，2018，32（11）：2155-2163．

[10] Gao J，Chen G，He H，et al．Therapeutic Effects of Breviscapine in Cardiovascular Diseases：A Review [J]．Frontiers in Pharmacology，2017，8：289．

[11] Nie J，Yang HM，Sun CY，et al．Scutellarin Enhances Antitumor Effects and Attenuates the Toxicity of Bleomycin in H22 Ascites Tumor-Bearing Mice [J]．Frontiers in Pharmacology，2018，9：615．

[12] Feng Y，Zhang S，Tu J，et al．Novel function of scutellarin in inhibiting cell proliferation and inducing cell apoptosis of human Burkitt lymphoma Namalwa cells [J]．Leukemia & Lymphoma，2012，53（12）：2456-2464．

[13] 付萍．中药红花的现代药理作用分析及新用 [J]．世界最新医学信息文摘：电子版，2015，17（2）：5-7．

[14] 宋浩然，白咸勇．红花组分抗肿瘤作用机制研究进展 [J]．中国民康医学，2016，24（51）：141-142．

[15] 陆小华，马骁，王建，等．赤芍的化学成分和药理作用研究进展 [J]．中草药，2015，46（4）：595-602．

[16] 王琳琳，丁安伟．赤芍总苷对大鼠血瘀证模型的影响 [J]．南京中医药大学学报，2011，27（06）：552-554．

[17] 董国菊．赤芍总苷药理作用的研究进展 [J]．环球中医药，2017，10（9）：1157-1160．

[18] 柳永青．当归的化学成分与生物活性 [J]．航空航天医学杂志，2009，20（11）：127-128．

[19] 韩涛，胡鹏斌．当归提取物抗肿瘤研究进展 [J]．中医临床研究，2014，29（29）：139-141．

[20] 杨长春，马增春．黄芪、当归对血管内皮细胞纤溶酶原激活物抑制剂 -1 的影响 [J]．第三军医大学学报，2010，32（11）：1149-1151．
[21] Zheng J，Zhou Y，Li Y，et al．Spices for prevention and treatment of cancers [J]．Nutrients，2016，8（8）：495．
[22] Wang J，Xu J，Gong X，et al．Biosynthesis，chemistry，and pharmacology of polyphenols from Chinese salvia species：a review [J]．Molecules（Basel，Switzerland），2019，24（1）：155．
[23] 沈莹，胡晔，蒋树龙．丹参抗肿瘤作用的临床研究进展 [J]．天津中医药，2015，32（009）：574-576．
[24] 徐丽静，王颖．丹参素抗肿瘤作用机制的研究进展 [J]．浙江中医杂志，2016，51（009）：700-701．
[25] 倪子惠，曹可馨，刘晓，等．大黄？虫丸抗癌作用的基础理论及临床治疗研究进展 [J]．中国中医基础医学杂志．2019，
[26] 杨振鹏，潘国凤，石汉平，等．活血化瘀方 JC734 联合 mFOLFOX-6 方案治疗消化道肿瘤的临床研究 [J]．中国中西医结合消化杂志，2020，28（02）：65-69．
[27] 毕良妍，杨秀婷，姜家康，等．活血化瘀法不宜应用于恶性肿瘤的临床治疗 [J]．中医药学报，1997，(2)：5．
[28] 唐德才．活血化瘀药在抗肿瘤及转移中的运用思考 [J]．南京中医药大学学报，2019，035（1）：1-4．
[29] 王爱云，韦忠红，余苏云，等．基于血管新生探讨活血化瘀中药对肿瘤转移的影响 [J]．世界科学技术 - 中医药现代化，2019，21（9）：1884-1888．
[30] 杨雯靖．活血化瘀法抗肿瘤治疗机制探索 [J]．辽宁中医杂志，2019，46（11）：2311-2314．
[31] 徐方名，倪文婷，王爱云，等．基于有氧糖酵解的破血药化瘀散结抗肿瘤及肿瘤转移的分子基础探讨 [J]．南京中医药大学学报，2020，36（01）：125-128．
[32] 邓丽，靳帅，饶本强．正、反 Warburg 效应与肿瘤活血化瘀治疗 [J]．肿瘤代谢与营养电子杂志，2018，5（2）：99-104．

第三节　康复锻炼预防肿瘤相关性血栓

肿瘤患者康复期是指确诊为恶性肿瘤的患者在手术、放疗、化疗等大型治疗结束后处于身体功能恢复期至完全康复的患者。肿瘤本身容易引起血液高凝状态的发生；肿瘤术后凝血系统的变化，及术后恢复期需要休息，会导致血液流速缓慢，更容易引起血栓形成。从中医护理的角度看，康复期护理与中医养生有一定重合，分别要注重生活起居、饮食调养、情志调摄、药物调养和功能锻炼（或称体能锻炼、运动疗法）。在众多的锻炼方法中，健身气功八段锦是较为合适的一种锻炼方法 [1]。

一、八段锦

（一）八段锦的运动特点和使用人群

选择合适的运动疗法对肿瘤康复期患者非常重要：运动量太低达不到促进康复

的效果；运动量太大患者难以耐受，安全性受到影响，则得不偿失；学习、操练难度较大的则会影响患者练习的积极性而使其产生不愿学的想法。八段锦简便易学、动作舒缓，在开始锻炼前不需要热身，初学者也极易上手，所以是肿瘤患者康复期较为适宜的运动方法。因八段锦习练时重心较低、平稳，个人也当天可以根据体质控制运动强度，患者在院每日习练时，也未发生过头晕、跌倒等不良反应，进一步证明八段锦对于肿瘤康复期患者来说是一个安全的康复功法。

八段锦是中国传统气功中应用最广泛的一种，距今已有近 2 500 年的历史。八段锦的运动方式包括 8 个单独的动作，其特点是身体姿势和动作对称、呼吸控制、冥想状态和精神集中。与传统的运动方式（如阻力训练、肌肉耐力训练、以强身健体为重点的力量训练）不同，八段锦通常包括身心结合练习，最大限度地增进身心健康，并且更适合体质较弱、老年患者 [2]。八段锦被广泛应用于治疗各种疾病，包括高脂血症、缺血性脑卒中、睡眠障碍、膝关节骨性关节炎、骨质流失等。有研究结果表明，八段锦能有效改善健康人群（如大学生、中年妇女和老年人）的身体状况，对各种临床疾病患者群（如帕金森病、慢性颈部疼痛、心理疾病、慢性阻塞性肺疾病和经前期综合征等）也有明显的改善作用 [3]。

（二）八段锦对 CA-VTE 的作用

八段锦每招每式都针对一定的脏腑，或三焦，或为脾胃，对相应内脏及气血和经络起到调理和保健作用。它从中医学角度，从整体出发，讲求整体观。通过“调身”“调息”和“调心”，在生理上疏通人体经络，保证人体气血畅通，骨正筋柔，具有保精、养气、存神的作用。“精”“气”“神”是人体生命中的三宝，也是免疫活动的物质基础。同时，它在心理上还可调节改善人们的不良心理状态。八段锦可以调节肿瘤患者的情绪、免疫力、食欲等各个方面，提升患者生活质量。肿瘤患者由于受到生理、心理的连续打击，睡眠障碍的发生率很高，中医病机学说认为失眠最大的病机总属阳盛阴衰，阴阳失交，心肾不交。肿瘤患者在术后及放疗、化疗后，体质虚损，有研究表明，在治疗后癌因性疲乏（cancer related fatigue，CRF，癌相关性疲乏）的发生率为 19% ~ 38%，是由于癌症及相关治疗引起患者长期紧张和痛苦而产生一系列主观感受，如虚弱、活动无耐力、注意力不集中、动力或兴趣减少等。有研究表明，八段锦在临床中的推广对增进肠癌手术患者在化疗过程中的食欲有积极作用，可调理脾胃、改善体质、提高患者生命质量、减轻肿瘤化疗的不良反应 [4]。

八段锦可以用于 CA-VTE 的主动预防。有研究表明，八段锦与无干预措施相比，可以显著降低患者的收缩压、舒张压、体重指数，血糖、甘油三酯和低密度脂蛋白胆固醇水平，提高高密度脂蛋白胆固醇水平，改善生活质量。八段锦属于有氧运动，其强度与动作均符合生理学规律，可以调节脏腑循环，促使气血正常运行，促进阴阳平衡，扶正祛瘀。有研究表明，八段锦可改善患者心功能，降低 TNF-α、IL-6 等炎症因子产生，从而抑制动脉粥样硬化，抑制 IL-6 对血管的损伤作用，来抑制血栓形成。八段锦作为一种运动，可以减少血液凝滞的机会，还可以降低血脂水平，在一定程度上可缓解血液高凝状态，防止肿瘤患者血栓的生成，是一种切实可行、简单、易操作的 CA-VTE 主动预防措施 [5]。

（三）八段锦的动作

八段锦由 8 个动作组成，动作要领概括为八句口诀："两手托天理三焦，左右开弓射大雕。调理脾胃须单举，五劳七伤往后瞧。摇头摆尾去心火，两手攀足固肾腰。攒拳怒目争力气，背后七颠百病消。"

预备势：左脚开步，与肩同宽，屈膝下蹲，掌抱腹前，中正安舒，呼吸自然，心神宁静，意守丹田。动作要领：两臂侧起时掌心向后，在体侧 45° 时转掌心向前。合抱于腹前时立项竖脊，舒胸实腹，松腰敛臀，放松命门，中正安舒，如坐高凳。

第一式：两手托天理三焦。动作要领：两掌向上至胸部时，翻掌上托，舒胸展体，抬头看手。抻拉时下颏微收，头向上顶，略有停顿，脊柱上下对拉拔长，力由夹脊发，上达两掌。两掌下落时要松腰沉髋，沉肩坠肘，松腕舒指，保持上体中正。

第二式：左右开弓似射雕。动作要领：两腕交搭时沉肩坠肘，掌不过肩。开弓时力由夹脊发，扩胸展肩，坐腕竖指，充分转头。侧拉之手五指要并拢屈紧，臂与胸平，八字掌侧撑需立腕、竖指、掌心涵空。略停两秒，保持抻拉，有开硬弓射苍鹰之势。

第三式：调理脾胃须单举。动作要领：单臂上举和下按时，要力达掌根，舒胸展体，拔长腰脊，要有撑天拄地之势。

第四式：五劳七伤往后瞧。动作要领：两掌伏按时立项竖脊，两臂充分外旋，展肩挺胸，转头不转体。

第五式：摇头摆尾去心火。动作要领：马步扶按时要悬项竖脊、收髋敛臀、上体中正；侧倾俯身时，颈部与尾闾对拉拔长；摇头时，颈部尽量放松，动作要柔和缓慢，摆动尾闾力求圆活连贯。

第六式：两手攀足固肾腰。动作要领：双手反穿经腋下尽量旋腕，俯身摩运时脊柱节节放松，至足背时要充分沉肩。起身时两掌贴地面前伸拉长腰脊，手臂主动上举带动上体立起。

第七式：攒拳怒目增气力。动作要领：马步下蹲时要立身中正，马步的高低可根据自己腿部的力量灵活掌握。左右冲拳时怒目瞪眼，同时脚趾抓地，拧腰顺肩，力达拳面，旋腕要充分，五指用力抓握。

第八式：背后七颠百病消。动作要领：提踵时脊柱节节拉长，脚趾抓地，脚跟尽量抬起，两腿并拢，提肛收腹，头向上顶，略有停顿，保持平衡。下落时沉肩。颠足时身体放松，咬牙，轻震地面。

收势动作要点：体态安详，周身放松，气沉丹田，心情愉悦 [6]。

八段锦气功从编排的基本思路上遵从气功锻炼的固有规律，重视"意""气""形"的综合锻炼，体现"天人合一"的思路内涵。功法运动强度和动作编排次序符合运动学和生理学规律，属有氧运动，安全可靠，在 CA-VTE 的预防中能发挥重要作用。

二、其他康复锻炼方法

有研究表明，使用康复锻炼的物理治疗措施，具有一定的临床效果，其主要作用有：①对患者的肌力进行练习。选择性地使用抗阻力锻炼及肌电生物反馈，辅助被动运动、传递运动等，使患者尽早进行起床活动，可适当地选择轮椅、拐杖等作为辅助装置。②对患者的平衡和协调能力进行练习，包括坐立、起立、站立和步行平衡 4 种练习，辅助睁眼、闭眼时的指鼻练习等训练，都有很大的作用。③辅以中医特色治疗具有较好的临床效果。针灸具有温经通络、调和气血的作用，推拿具有疏通经络、推行气血、祛邪扶正和调和阴阳的疗效，按摩具有加强循环、理筋通淤的功效。此外各种活血化瘀中药组成的方剂具有活血、化瘀、通经络等作用[7]。

综上所述，对于肿瘤患者施以康复功能锻炼配合中医特色针灸、推拿、按摩和中药汤剂进行治疗，或配合简单易行的八段锦运动锻炼，能够推动气血畅行，预防 CA-VTE 发生；同时可提高机体免疫力，对肿瘤有抑制作用，有较好的临床效果，可推广使用。

（首都医科大学附属北京世纪坛医院　饶本强　潘国凤　杨振鹏）

参考文献

[1] 柏亚妹，宋玉磊，王秋琴，等．住院患者对中医护理认知及需求调查 [J]．护理研究，2013，27（35）：3996-3999.

[2] Zou L，Pan Z，Yeung A，et al．A review study on the beneficial effects of baduanjin [J]．Journal of alternative and complementary medicine（New York，NY），2018，24（4）：324-335.

[3] 张晓群，朱晓丹，陈乐．八段锦应用于肿瘤患者康复期的临床护理观察 [J]．湖南中医药大学学报，2018，38（01）：540-541.

[4] 李岩松，夏静雯，居海宁，等．八段锦结合药物治疗对急性心肌梗死患者心脏康复的作用 [J]．心血管康复医学杂志，2018，27（3）：20-24.

[5] 吴仲华，林静，江火玉．八段锦对肠癌术后化疗过程中患者食欲及睡眠质量的影响 [J]．世界睡眠医学杂志，2018，5（2）：92-95.

[6] 常京津．《常京津自我保护按摩法》[M]．北京：中医古籍出版社，2015.

[7] 赵梓旭．脑血栓后遗症的康复功能锻炼及中医特色治疗效果分析 [J]．世界最新医学信息文摘，2015，15（38）：21.